心理学の世界　専門編　**17**

神経心理学

高次脳機能研究の現状と問題点

河内十郎 著

培風館

本書の無断複写は,著作権法上での例外を除き,禁じられています.
本書を複写される場合は,その都度当社の許諾を得てください.

「心理学の世界」へのご案内

　このシリーズ35巻は，現代人の心理学に対するさまざまな期待や要望に，できるだけきめ細かく，適切に応えようとして企画されたものです。

　現代の社会は複雑かつ急速に変化するようになり，いわゆるバーチャル空間の影響も加わって，人心のあり方がこれまでになく多様化し，相互理解が難しくなってきています。予想もしなかったような事故や犯罪が続発するようになって，誰もが人間の心のはたらき方に，疑問や関心を抱かざるをえなくなってきた感があります。

　一方，そうした疑問・関心になんらかの答えを用意すべき心理学はというと，過去1世紀のあいだに多様な領域に分化して発展しており，その成果を適切なバランスで把握することが，非常に難しくなっています。関心を抱く人々の側の要求も予備知識も多様であることを考え合わせ，このシリーズでは，ねらいの異なる3つのグループに区分けして，編集することにしました。

　第1のグループは「教養編」5巻です。これは心理学というのはどんな学問か，とにかく気楽に，楽しく勉強してみたいと考えている読者を対象に，心理学の興味深い側面を紹介して，より組織的な学習への橋渡しをしようとするグループです。

1．心理学の切り口　　森正義彦 編著／藤永 保・海保博之・松原達哉・織田正美・繁桝算男 著
2．認知と学習の心理学　　海保博之 著
3．発達と教育の心理学　　麻生 武 著
4．人間関係の心理学　　齊藤 勇 著
5．パーソナリティと臨床の心理学　　杉浦義典・丹野義彦 著

第2のグループは「基礎編」12巻です。これは学部レベルで開講される各種心理学の講義の受講者，心理学関係の資格試験を受験しようとする学習者を対象に，各分野の代表的な理論的・経験的研究を適度の詳しさで解説するグループです。心理学の標準的な領域・知識を網羅し，各種心理学試験の受験に必要となる大学学部レベルの基礎学力を養成することを，主目標としています。

1. 心理学研究法　　森正義彦・篠原弘章 著
2. 学習心理学　　森 敏昭・岡 直樹・中條和光 著
3. 認知心理学　　太田信夫・邑本俊亮・永井淳一 著
4. 知覚心理学　　佐藤隆夫・茅原拓朗・北﨑充晃 著
5. 発達心理学　　無藤 隆・若本純子・小保方晶子 著
6. 教育心理学　　新井邦二郎・濱口佳和・佐藤 純 著
7. 社会心理学　　大坊郁夫・堀毛一也・竹村和久 著
8. 臨床心理学　　鑪 幹八郎・川畑直人 著
9. パーソナリティ心理学　　杉山憲司 著
10. 組織心理学　　古川久敬 著
11. 感情心理学　　遠藤利彦 著
12. 生理心理学　　堀 忠雄 著

第3のグループは「専門編」18巻です。これは基礎知識を習得した上で，より専門的知識を深めようとする心理学専攻の学部学生や大学院生，ひととおりの予備知識を背景に，興味を抱いた分野のより高度な知識を得ようとする一般読者を対象に，最新の研究成果や特化したテーマについての詳細な知識を紹介するシリーズです。

1. 健康心理学　　織田正美・津田 彰・橋本 空 著
2. 老年心理学　　原 千恵子・中島智子 著
3. カウンセリング心理学　　松原達哉・松原由枝・宮崎圭子 著
4. 犯罪心理学　　大渕憲一 著
5. ジェンダーの心理学　　鈴木淳子・柏木惠子 著

> 6. 産業心理学　　宮城まり子 著
> 7. リスクの心理学　　広瀬弘忠・土田昭司・中畝菜穂子 著
> 8. スポーツ心理学　　中込四郎・山本裕二・伊藤豊彦 著
> 9. 文化心理学　　増田貴彦・山岸俊男 著
> 10. 進化心理学　　長谷川寿一・平石 界 著
> 11. 経済心理学　　竹村和久 著
> 12. **法と倫理の心理学**　　仲 真紀子 著
> 13. アセスメントの心理学　　橋本忠行・島田 修 著
> 14. **計量心理学**　　岡本安晴 著
> 15. **心理統計学**　　繁桝算男・大森拓哉・橋本貴充 著
> 16. **数理心理学**　　吉野諒三・千野直仁・山岸侯彦 著
> 17. **神経心理学**　　河内十郎 著
> 18. **遺伝と環境の心理学**　　安藤寿康 著

　現在，日本の心理学界では，心理学関係の各種資格制度をより信頼性の高いものに改変しようと検討を重ねています。このような折，本シリーズは，

① これまでの心理学研究の主要な成果をまとめること
② 心理学という視点からいまという時代をとらえること
③ 時代の要請や問題に応え，未来に向けての示唆・指針を提供すること

をめざすものです。

　これらの目標を「質とまとまりのよさ」という点からも満足できる水準で達成するために，各分野で定評のある代表的な研究者に執筆を依頼するとともに，各書目ごとの執筆者数をできるだけ抑える方針を採用しました。さらに，監修者会議を頻繁に開き，各巻の執筆者とのコミュニケーションを密にして，シリーズ全体としてのバランスと統合性にも配慮しました。

この心理学書シリーズが，より多くの読者に親しまれ，関心と期待に応える形で結晶することを，心から願っております。また，このシリーズの企画実現に機会をくださった，培風館の山本　格社長をはじめ同社編集部のみなさん，なかんずく企画から編集・校正など出版に至る過程の実質的なプロモーターとしてご尽力くださった小林弘昌氏に，紙面を借りて厚く御礼申し上げます。

　　　　　　　　　　　　監修者
　　　　　　　　　　　　　森正　義彦　　松原　達哉
　　　　　　　　　　　　　織田　正美　　繁桝　算男

まえがき

　言語など人間が営む高次機能は，脳の損傷によって障害が生じることからも脳の働きに依存していることは早くから認められていたが，それがどのような仕組みで生じてくるのかを解明する直接の手段は，長い間，神経心理学に限られていた。動物の脳を破壊して行動に及ぼす効果を調べる生理学的研究も早くから行われていたが，それは人間の脳の仕組みを解明する補助的な手段に過ぎない。19世紀の後半から本格的にスタートした神経心理学は，自然が提供してくれた研究対象ともいわれる脳損傷事例の検討を続けながら，対象が人間であることに由来するさまざまな制約を受けながらもそれなりの知見を積み重ねてきたが，その間の経過は，異なる考え方の論争の歴史とみることができる。スタート時点から存在していた局在論と全体論の対立がさまざまにかたちをかえて，ある時期は全体論が，その後は局在論が，そしてまた全体論が，さらにその後はまた局在論が優勢になるといった経過をとりながら今日まで続いている。

　そうした中で，20世紀の後半から始まった脳を画像化する技術の進歩，特に機能画像法の出現は，神経心理学が置かれる状況に大きな変化をもたらすこととなった。機能画像法は，人間の脳に侵襲を加えることなく脳の機能を明らかにしてくれるので，適切な実験パラダイムさえ用意すれば，脳損傷患者の出現を待たなくても健常者を対象に人間の脳の仕組みにアプローチすることが可能になった

からである。その結果今日の脳研究は，健常者を対象とした研究の方が活況を呈している状況にあり，その中には，これまで蓄積されてきた神経心理学の知見に反する結果も出現している。しかし，機能画像法を用いた研究も数が増えるにつれて互いに対立する結果も明らかになり，多数の研究の結果の共通点を見いだすためのメタアナリシスも盛んに行われるようになっている。また，個体差の処理など，機能画像法自体の問題点もあり，端的に言えば，近年報告された膨大な数の研究の結果は，脳の高次機能について何か確実なことを明らかにしたというよりも，新たな対立と論争が生み出されたともいえる状況にある。

　本書では，人間の脳の研究の現状を，そうした対立点を明確にしながら損傷研究を中心にみていくことにしたい。脳の構造と機能の複雑さと，それに由来する人間の脳の研究の難しさを理解していただけたら幸いである。

　2013年9月

河内　十郎

目 次

1章　神経心理学とは　　1
神経心理学の定義，歴史，方法と現状
1-1　神経心理学の成立　1
1-2　神経心理学の展開　3

2章　対象の知覚・認知の障害　　39
感覚情報の処理と認知
2-1　視知覚と視覚認知の障害　39
2-2　聴覚認知の障害　96
2-3　体性感覚認知の障害　101

3章　言語の障害　　107
言語の脳内機構研究の問題点
3-1　失語症　107

4章　読み書きの障害　　165
書字言語の神経心理学
4-1　さまざまな読み書きの障害　165

5章　視空間認知機能の障害　　175

空間知覚と空間行動の神経心理学

5-1　半側空間無視　175
5-2　地誌的障害　190
5-3　バリント症候群　193

6章　動作・行為の障害　　195

単純な動作から社会行動まで

6-1　失行症　195
6-2　前頭葉損傷と脳梁損傷による手の行為障害　207
6-3　行為解体症候群　211
6-4　遂行機能障害　212

7章　記憶の障害　　215

憶えることと忘れることの神経心理学

7-1　記憶の分類　215
7-2　健忘症候群　218
7-3　記憶の神経心理学的研究の流れ　222
7-4　記憶障害研究を巡るコントロバシー　236
7-5　特異な記憶障害　241

8章　半球機能の側性化と半球間離断症候群　　245

左右大脳半球の離断に生じる病態

8-1　半球機能の側性化と半球優位性　245
8-2　半球間離断症候群　248

引用文献　253
索　引　285

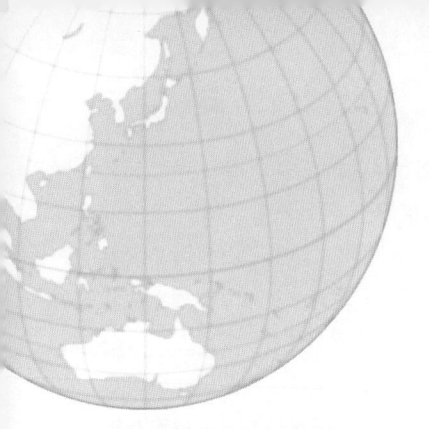

1章

神経心理学とは

神経心理学の定義，歴史，方法と現状

【キーワード】
ブローカ，ウェルニッケ，病巣局在法，CT，MRI，機能画像法，脳の個体差，DTI

1-1 神経心理学の成立

　神経心理学(neuropsychology)は，脳の損傷によって生じた高次機能の障害の様相を，さまざまな検査や実験的手法を通じて正確に把握して患者の療育に役立てるとともに，損傷部位との関係から言語や認知，意図的行為，記憶などの高次機能の神経機構の解明を志す学問分野で，神経学，精神医学，リハビリテーション医学，神経生理学，神経解剖学，心理学などが交錯する学際的領域にあたる。脳の高次機能の障害を扱っているところから，最近では高次脳機能障害学(study of the higher brain function disorder)と呼ばれることもある。

1

神経心理学の研究が本格的にスタートしたのは，1861年にフランスの外科医で人類学者でもあったブローカ(Broca, P.)が，前頭葉第三前頭回の損傷により構音言語機能の障害が生じた症例2例を相次いで報告したことによるとされているが，当初は大脳病理学と呼ばれ，医学，特に神経学の一部として位置づけられていた。しかし，第一次，第二次世界大戦を通じて多数の頭部損傷患者が出現し，戦後それぞれの国家がそうした患者のリハビリテーションに取り組む過程の中で，心理学者や言語病理学者など，医学の周辺領域の関係者が参加するようになり，神経心理学という用語が次第に定着するようになった。この用語が最初に用いられたのも，第一次世界大戦で頭部に損傷を負った多数の患者を研究して大きな業績を上げたゴールドシュタインの著書(Goldstein, K., 1939)と言われている。しかし20世紀に入っても，脳の高次機能に関する研究は，医学の世界では厳密さに欠けるとみられてなかなか評価されず，後述するように，神経心理学に今日の隆盛をもたらした最大の功労者の一人として高く評価されているゲシュヴィンド(Geschwind, N., 1965)は，「長い間，論文を投稿しても神経学の専門誌への掲載は困難で，学会ではほとんど聴衆のいない会場で発表しなければならず，研究費の獲得にも非常に苦労した」と書いている。こうしたなかで神経心理学が一つの独立した学問領域として認識される契機となったのは，1963年の専門誌 *Neuropsychologia* の発刊であり，翌1964年にはイタリアで同じ傾向の *Cortex* も発刊されている。その翌年の1965年には，ゲシュヴィンドが，1878年に創刊された神経学の分野では最も古く権威のある雑誌と言われている *Brain: A Journal of Neurology* に二度に分けて長大な論文「動物と人間における離断症候群」(Geschiwind, 1965)を発表したが，これは医学の世界の中

での神経心理学の地位を確立させた画期的な論文であった。また，1960年代前半からスペリー(Sperry, R.)らによって行われた「分離脳患者」に対する一連の研究は，世間に左脳・右脳のブームを巻き起こし，神経心理学の隆盛に大きく貢献している。

以上，神経心理学が今日に至った経過の概要を述べたが，その過程の中には，脳の基本的働きに関する考え方に変化をもたらす画期的な出来事がいくつか含まれている。その中には今日まで続いている考え方の対立もあり，現在の神経心理学を理解するには，そうした考え方の対立に関わる出来事を理解しておくことが重要なので，以下にそれについて触れておくことにしたい。先に述べたように，神経心理学は失語症の研究からスタートしているので，これから述べる出来事の多くも，失語症研究の中で生じたものである。

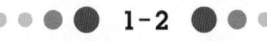

1-2 神経心理学の展開

(1) ブローカ以前

先に神経心理学は1861年のブローカの報告に始まると述べたが，脳の損傷による高次機能の障害に関する記述は古くからあり，最古の文献は，紀元前2500年頃に書かれたとされているエデュウィン・スミス(Edwin Smith)外科パピルスとみられている。これは，軍隊に同行した外科医による戦傷者のカルテとされており，48例の戦傷者が損傷部位別に記載され，その重症度が治療可能，治療困難，治療不可能の3段階に分けられている。その中の20番目の症例がこめかみの骨を打ち抜く傷を受けた兵士で，「その男に具合はどうかと尋ねても何もしゃべることができない」と記載されている。

まさに，後に述べるブローカの症例と同じ前頭葉損傷による構音言語機能の障害に該当している。

その後もブローカの症例に似た事例はかなり報告されており，また文学の分野でも，言語障害の事実は知られていたようで，1795年に出版されたゲーテの大著『ウイルヘルム・マイスターの遍歴時代』には，脳卒中後，言語を喪失した老人についての記述があり，その内容は今日の失語症学からみてもきわめて正確であるとされている。

(2) ブローカ出現の背景

このように，ブローカの報告以前にも，脳の損傷の結果，言語の喪失が起こることは知られていたが，ブローカの報告の意義は，前頭葉という脳の特定部位の損傷と言語喪失とを対応づけた点にある。しかしこれとても，ブローカが最初に行ったというわけではない。本来外科医で脳と言語の関係などにはあまり関心がなかったブローカが歴史に残る重要な報告を行った背景には，当時脳の働きに関する2つの考え方の対立があって，それが学会で熾烈な論争を繰り返していたという事実があったのである。それは，大脳皮質は特定の部位が特定の機能を持つとする皮質機能局在論と，皮質には機能の局在はなく，全体として機能しているとする全体論との対立で，この対立は，さまざまに形を変えて今日まで続いている。

局在論の最初の提唱者としての栄誉は，今日では骨相学(phrenology)の創設者として知られているガル(Gall, F. J.)に与えられている。ガルは優秀な神経解剖学者で，白質と灰白質とを区別し，第2, 3, 4, 6脳神経の起始部を明らかにするなど優れた業績を残しているが，なかでも有名なのは，心の座は大脳皮質であることを明確に

1-2 神経心理学の展開

主張し,しかも皮質の各部位にそれぞれ特定の機能を局在させたことである。ガルの皮質機能の局在は,言語機能を前頭葉に局在させたことからスタートしているが,その契機となったのはガル自身の子どもの頃の体験で,暗唱など言語機能に優れた子どもは,眼が牛の眼のように大きく飛び出ており,これをガルは,眼の後ろに位置する皮質の発達が良く,その結果眼球が前に押し出されたと考え,眼の後ろの皮質,すなわち前頭葉に記憶を含めた言語機能が局在していると結論したのである。その後,他のさまざまな機能もそれぞれ皮質の特定の部位に局在させたが,特定の機能に優れている人物は,その機能が局在する皮質の発達が良く,その結果その上の頭蓋骨が隆起してくるとの発想に達し,人の頭蓋骨を調べれば,その人物の精神の発達状態と性向がわかるという骨相学を唱えるようになった。

骨相学は世間に広く受け入れられ,人々はガルに頭を見てもらおうと殺到し,ガルは大金を手にしたが,学問の世界からは,偽科学であるとして排斥され,骨相学につながる皮質局在論も批判された。なかでも実験的事実に基づいて局在論を批判したのは生理学者フルーラン(Flourens, M. J. P.)で,イヌやハトの大脳皮質を刺激あるいは破壊する実験を行い,大脳皮質は運動に関係していないとの結論に達したが,同様に他のさまざまな機能も,皮質の特定の部位の損傷によって喪失することはなく,皮質機能の局在は認められないとして,局在論を強く批判した。学問の世界では,実験に基づくこのフルーランの説が広く受け入れられた。

しかしこうした状況の中でも,学問の世界で,ガルの考え方を支持する人物が存在していた。それが当時,優れた診断力が高く評価され,後にパリ大学医学部長になるブイヨ(Bouillaud, J. B.)である。

ブイヨは 1925 年 29 歳の時に,自身が経験した発話喪失事例の剖検の結果に基づいて,「言葉の喪失は前頭葉病変に対応することを示し,話し言葉の器官の座についてのガル氏の説を確証するための臨床研究」と題する論文を発表した。この論文が発表されると,直ちに学会の有力者たちから反対の声が上がった。反対の主たる根拠は,剖検で前頭葉の損傷が確認された症例でも言語喪失を起こしていない例がいる,という点であった。これは,前頭葉の中でも特定の部位だけが言語に関係しているという言語野の概念がまだ確立していない時点ではやむを得ないことであった。こうした反対にもかかわらず,ブイヨの確信は揺らぐことはなく,1839 年には,「言葉の主たる統括能は大脳前頭葉にあるとする意見を支持する新事実の提示」という題の論文を書き,その中では,他の医師が発表した興味深い症例を引用している。それは,ピストル自殺を図ったが手が震えたためか弾が額の骨を掠めて前頭葉が無傷のまま露出した男性で,話している最中に舌圧子で露出した前頭葉を圧迫するとぴたりと話が止まり,舌圧子を離すとまた話し出すというものである。

こうした証拠にもかかわらず,ブイヨの主張は,偽科学である骨相学につながっていることもあってなかなか認められず,学会では,言語機能は前頭葉に局在するのではなく,脳に大きな損傷が起これば,それがどこであれ,言語喪失を起こす,という全体論的な考え方が大勢を占めていた。そうした状況下でもブイヨは,娘婿にあたるオービュルタン(Auburtin, E.)とともに,構音言語機能が前頭葉に局在することを主張し続けたのである。

支持者はブイヨとオービュルタンのみともいえる局在論と,学会の主流を占めていた全体論とは,その後パリ人類学会を舞台に熾烈な論争を繰り返していく。

当時のブローカは脳に対する関心も深く，バイラルジェ(Baillarger, J. G. P.)が考案した方法を駆使して大脳皮質の層構造が部位によって異なることに気づいており，大脳皮質が一つの器官であるとする全体論には疑問を感じていたが，1861年3月21日の人類学会の席上で，全体論者であるグラティオレ(Gratiolet, P.)の「思考を司る脳のいろいろな部分は同じような権限を持っているかどうか」という題の発表を巡って，持っているとするグラティオレに反対して議論を戦わせている。

4月4日の集会には，局在論者オービュルタンが登場し，「前頭葉に損傷が生じても話すことができる症例の存在は認めるが，話せなくなりながら前頭葉が無傷の症例はいない」という主旨の発表を行っている。

(3) ブローカの第1例と第2例の出現——第3前頭回の理論の成立

オービュルタンの発表から受けた印象がまだ消えやらない8日後の4月11日に，1月にビセートル(Bicetre)病院の外科医長に就任したばかりのブローカの前に，失語症だけではなく神経心理学の研究史上あまりにも有名なブローカの第1例ルボルニュ(Leborgne)が登場して来る。ルボルニュは，30歳のときに発話を喪失して「タン・タン」としか言えなくなったために，ビセートル病院ではムッシュウ・タンと呼ばれ続けてきた51歳の男性で，7年ほど前から寝たきりの状態になり，そのため生じたいわゆる床づれがひどくなったために，外科医であるブローカのもとに手術による治療を求めて送られてきたのである。ブローカは，手術前の問診でルボルニュが「タン・タン」としか言えないことに気づくと，8日前のオービュルタンの発表を思い出してルボルニュの重要性を認識し，

自身で詳しい検討を開始した。幸いルボルニュはビセートル病院に20年以上入院していたので,古くから知っている職員もいて,多くのことが明らかとなった。①幼少期からてんかん発作を起こしていたが,31歳までは靴職人として生計を立てていた,②タン・タンとしか言えなくなった20年前は,健康で知能も保たれており,構音言語の喪失がある以外は,健常人と変わりなく,発話の理解も良かった,③本人は,「タン・タン」と言いながらジェスチャーで何とか伝達を試みたが相手が理解しないといらだった,④20年間に精神病棟に移そうという話は一度もなく,一貫して責任能力のある人物とみられていた,⑤入院後10年で新しい症状が始まり,右腕の筋力低下が進行し,歩行も困難になって,ブローカと出会う7年前からは寝たきりの状態になった,などである。

ルボルニュは4月17日に死亡したが,ルボルニュの脳の重要性を認識していたブローカは,脳を取り出し切断を一切加えずにそのままアルコール漬けの状態にして翌18日に人類学会に持ち込んで臨床像と脳所見を報告している。

ブローカは,8月にルボルニュについての詳しい報告を解剖学会報に提出しているが,それによると,脳は両半球に萎縮が認められるが,特に左半球に顕著で,左半球はさらに前頭−側頭領域に腔所があり,そこを中心に広範な領域に軟化が認められた。ブローカは,腔所を損傷が最初(20年前)に生じた部位と考え,それが前頭葉第3前頭回後部に位置していることから,そこに構音言語機能が局在すると考えたのである。

ブローカの報告は,人類学会の場合も解剖学会報の場合もさしたる反響を呼ぶことはなく,ブローカ自身も症状が20年も前に生じており,脳の損傷も広い範囲に及んでいたことから,第3前頭回

と構音言語機能との関係については慎重な議論を展開し，可能性を示唆するのみで確信を持つまでには至らなかった。しかしこの関係を確信にまで高めたのが，同じ年の10月のブローカの第2例ルロン(Lerong)の出現である。

大腿部骨折の治療のためにブローカのもとに送られてきたルロンは84歳のもと土工で，老人性衰弱のために8年前からビセートル病院に入院していたが，1860年4月に意識喪失を伴う脳卒中を起こし，以後発話の障害を示していた。骨折の治療に当たって発話喪失に気づいたブローカは，病院に付き添っていた家族(娘)から事情を聴くとともに，自らも調査にあたり，①人の言うことはすべて了解した，②精神的に健全であった，③数も2桁まではわかっていた，④言えるのはウイ(oui；肯定，同意)，ノン(non；否定，不同意)，トワ(tois；trois＝3の誤り；数すべて)，トウジュール(toujours；上記3つ以外すべて)の4つの音節のみだが，これらを適切に使い分けている，などが明らかとなった。「入院前はどんな仕事をしていたのですか？」と尋ねると，「トウジュール」と言いながら，シャベルで土を掘る動作をし，「土工だったのですか？」と尋ねると，「ウイ」と言いながら首を縦に振る。年齢を尋ねると，「トワ」と言いながら両手で指を8本立て，さらに4本立てる，などである。ブローカは，長年寝たきりで弱々しく「タン・タン」と繰り返すだけであったルボルニュと，質問に明確に答えるルロンとの違いに強く印象づけられたという。ルロンは11月8日に死亡し，直ちに剖検に付されている(ルロンの場合もアルコール漬けにされただけで切断されていない)。その結果，右半球に異常はなく，左半球は，前頭葉に1フラン貨大の陥凹があり，そこに漿液が貯留していることがわかったが，その下が第3前頭回の後部にあたるこ

とから，第3前頭回の損傷と結論している。ブローカは，ルロンの脳に，ルボルニュの脳と同じ場所にきわめて限局した病巣が有るのを見たときには，仰天にも近い驚きを感じたと書いている(Broca, 1861)。ここに至ってブローカは，構音言語機能の成立には第3前頭回が健全であることが不可欠であるとの結論に達し，この時点で，150年後の今日に至るまで賛否両論が渦巻き続けている第3前頭回の理論がスタートすることとなったのである。

既にブイヨは，言葉を記憶し産生する働きにあたる内的言語と言葉を実際に音として発する働きにあたる外的言語とを明確に区別していたが，ブローカも，前者を普遍的言語機能，後者を構音言語機能と呼んで区別しており，ルボルニュもルロンも人の話を理解することができたことから普遍的言語機能は残っていることは明らかで，構音言語機能のみを喪失した二人の病態を，アフェミー(aphemie)と名付け，これを「言葉を発するためにたどられるべき運動の記憶の喪失」と規定している。この規定に従えば，ルボルニュとルロンの病態は，今日の失語症学の概念でいえば，運動性失語ではなく，皮質性構音障害(cortical dysathria)，構音不能症(anarthria)，純粋語唖(pure word dumbness)，発語失行(verbal apraxia)など，さまざまに呼ばれている病態にあたることになる。後に，トルソー(Trousseau, A.)は，「アフェミーの患者は言語の表出機能全体の障害で，話せないだけではなく書くこともできない」と主張したが，ルボルニュとルロンの障害が話すことだけに限られていたかどうかは，二人の書字に関する記述が，ルボルニュは右手の麻痺のために書くこともできない，とあるだけなので確認することはできない。

ブローカの意義は，ブイヨが構音言語機能を前頭葉という一つの脳葉全体に局在させたのに対して，第3前頭回という特定の脳回

に限って局在させた点にあるが，この考え方は，学会で次第に関心を持たれるようになり，以後，賛成する立場の研究者も反対する立場の研究者も症例の収集に努め，ブローカ自身も1863年には先の2例と他の研究者の症例も含めた8例について検討した結果を人類学会で報告している。その中で，損傷はすべての症例で左半球にあったことを指摘しているが，さらに新しい事実を待つ，として言語の半球優位に関してはまだ明確な結論を避けている。

　ブローカの報告は，それまでは全体論に押されていた局在論の優位を一気に導いたことになるが，そのために，ブローカ自身さまざまな攻撃の的となってくる。① 1864年にトルソーが，アフェミーという用語はギリシャ語の汚辱，不名誉(infamie)の意味に通じるので学問の世界では使うべきでなく，失語症(aphasie)を用いるべきであると主張して，ブローカの反論にもかかわらず以後それが定着したこと，② 1863年の段階では慎重に結論を避けた言語の半球優位に関して，その後の研究でも話せなくなっ症例の病巣はすべて左半球にあったことから，1865年にブローカが「私たちは左半球で話す」と明言したのに対して，ギュスタヴ・ダックス(Gustave Dax)が父親のマルク・ダックス(Marc Dax)が1836年にこの事実に気づいて地方の学会で発表しているのにブローカはそれを意図的に無視している，という主旨の手紙をパリのアカデミーに送り，それがブローカの人格を傷つけるために利用された，などである。

　ブローカが第3前頭回の理論を確かなものにしようと努力を続けていた中で生じた大きな出来事は，シャルコー(Charcot, P. M.)の症例の剖検に立ち会ったことであった。それは，アフェミーなのに前頭葉は全く無傷で，第2，第3側頭回後部と島後部，頭頂葉の角回，縁上回，外包，レンズ核に軟化が認められた症例である。こ

の剖検に立ち会ってブローカはショックを受けたとされているが，既に15例の蓄積によって第3前頭回の理論を固めつつあったブローカは，「1つの陰性例が一連の陽性例を打ち破ることはない」として，第3前頭回から側頭・頭頂葉を含むシルヴィウス裂周辺領域が構音言語機能に関係するという構想を打ち出している。

(4) ウェルニッケの出現と失語の古典論の成立

　ブローカに始まった局在論優位の傾向を決定づけたのは，1874年のウェルニッケ(Wernicke, C.)の出現である。ウェルニッケは，上側頭回後部の損傷と言葉を理解できなくなる感覚性失語症(ウェルニッケ失語)との関係を明らかにしたことで知られているが，ウェルニッケの意義は，それまでは言語障害として認められることがなかったウェルニッケ失語を，言語障害として明確に規定した点にある。今日では広く知られているように，ウェルニッケ失語では，言語理解が障害されているだけではなく，発話にも異常があり，言い間違い(錯語)や文法の誤り，実在しない言葉(言語新作)を多く含み，聴き手がほとんど理解できない発話を流暢に話すので，言語障害とみられることはなく，精神障害あるいは知能障害と診断されてきた。そのためブローカの時代には，言語障害といえば言語産生のみが問題にされていたのである。先のシャルコーの症例も，剖検の結果からみると言語症状は今日のウェルニッケ失語と思われるが，アフェミーとのみ記述されており，言語理解に触れられていないのはこうした事情によっている。

　ウェルニッケが短期間ウィーン大学に在籍していたときの師にあたるマイネルト(Meynert, T. H.)は優れた神経解剖学者で，大脳皮質の中心溝より前は運動機能，後ろは感覚機能を持つと主張したこ

とや，大脳の線維を投射線維，連合線維，交連線維に分けたことなどで知られているが，マイネルトも1866年に，突然言語障害を起こして発症後1週間で死亡した24歳の女性を記載している(Whitaker & Ettlinger, 1993)。剖検の結果，頭頂弁蓋，島，第1側頭回後部などに病巣が確認されたが，今日ではこの病巣から予想される言語理解の障害については記載はなく，発話は流暢だが錯語が多い点のみが記載されている。

マイネルトのもとで失語症について学んだ弱冠26歳のウェルニッケは，1874年に，失語症研究史上最も重要とされている著書『失語症候群：解剖学的基礎に立つ心理学的研究』(Wernicke, 1874)を出版した。この著作は，第1部：理論的立場の展開，第2部：理論の失語への適用，第3部：症例研究による例証，の3部構成である。第1部では，ブローカの第3前頭回は，反対する研究者もいるがもはや言語中枢であることは疑う余地はないが，これが唯一の言語中枢ではないとして，シャルコーの症例とマイネルトの症例を例にあげて，上側頭回後部をもう一つの言語中枢とし，第3前頭回は運動領域に近いので発語運動の運動表象が，上側頭回は聴覚領域に近いことから，言葉の聴覚心像が貯蔵される部位であると主張しており，これら2つの言語中枢とその間を結ぶ連合線維(74年の論文では，側頭葉から前方に向かい島を介しての経路を考えており，20世紀に入ってからの教科書(Wernicke, 1906)で，今日と同じ弓状束に訂正している)を基にした言語の脳モデルが提唱されている。第2部は第1部で提唱されたモデルのさまざまな部分に障害が生じたときに起こる失語症のタイプの予測で，第3部がウェルニッケ自身が経験した症例によるモデルの例証となっている。

ウェルニッケにとって処女作に当たるこの著書が高く評価された

のは，理論構成がきわめて緻密で見事な点によるとされているが，第3部で記載されている10例の自験例の中で剖検で病巣が確認されているのは4例にすぎず，この論文は，理論が事実に先行するかたちになっている。その点は，ウェルニッケの最も重要な業績とされている感覚性失語に関しても例外ではない。ウェルニッケは，感覚性失語の病態を，① 言葉の聴覚心像が貯蔵されている場所は聴覚の受容領域とは別なので，ここが損傷されると話された言葉の理解や復唱ができなくなるが聴覚自体は障害されていない，② 発語の運動表象は障害されていないので自由に話すことができるが，発話のフィードバックがきかないために言い誤りが生じる。③ 上側頭回後部は運動領野とは離れているので，身体の麻痺は生じない，と考えている。こうした臨床像が先に想定されて，それに該当する患者を探した結果出会ったのが，1874年3月1日に発症してウェルニッケが勤務する病院に入院中の59歳の女性スザンネ・アダム(Susanne Adam)であった。アダムは言語理解が障害されているうえに無意味な言葉を発するだけだったために，錯乱状態と診断されていたが，ウェルニッケは，① 状況判断は的確であること，② 物品を正しく使用できること，③ 礼儀正しく落ち着いていること，④ 聴き手が理解できたときの発話は内容が適切であること，などを確認して，錯乱状態ではなく言語障害であると診断したのである。聴覚的理解はまったくだめで，正しくできたときは他に手がかりがある場合に限られていた。たとえば，回診のときに「舌を出して下さい」というと舌を出すが，これは前の患者の行為を真似ただけで，「眼を閉じて下さい」と言っても舌を出している。復唱もまったくできていない。アダムは次第に回復し，3月25日には反復すれば復唱が可能となり，4月20日には，反復すれば理解も可能となっ

ている。ウェルニッケの著書が出版された12月の時点では，失書のみが顕著な障害で，まだ生存していたので，当然剖検は受けていない。

もう1例は，75歳の女性スザンネ・ロター(Susanne Rother)で，臨床像についてはアダムに類似していた，という以外ほとんど記述されていないが，剖検に付されており，左シルヴィウス裂動脈の一部の血栓のため，上側頭回の後部に軟化が確認されている。ウェルニッケは，アダムとロターの臨床像の類似性から，アダムの病巣も上側頭回後部にあったと推測したのである。

ブローカが2例の自験例をひっさげて失語の世界に登場してきたのとは対照的に，ウェルニッケは症例よりも理論をひっさげて登場してきたと言えるが，ウェルニッケの出現以前から，フリッチュ(Fritsch, G.)とヒッチッヒ(Hitzig, F.)のイヌの皮質の電気刺激による運動野の前頭葉中心前回への局在の発見(Fritsch & Hitzig, 1870)など，局在論を支持する資料が次々に報告されていたこともあって，ウェルニッケの機能局在論に基づく皮質連合説は広く受け入れられ，全体論に対する局在論優位の状況が確立されていった。その傾向を失語症の分野で確定したのは，リヒトハイム(Lichtheim, L.)による失語図式(図1・1)の提唱である。ウェルニッケの著作の中の言語モデルでは，複数の中枢とその間を結ぶ線維によって成立する連合作用を示す図式がいくつも提示されているが，リヒトハイムの図式はこれらをまとめたもので，図中Aはウェルニッケ中枢にあたる言語の聴覚心像の座，aはAに入る聴覚の入力系，Mはブローカ中枢に当たる発語運動の運動表象の座，bはそこから出る発話の運動系，Bは概念中枢に相当するもので皮質の言語器官(AやB)を刺激して活動させる皮質の広範な部位の図式的表示で，特定の部位に局在さ

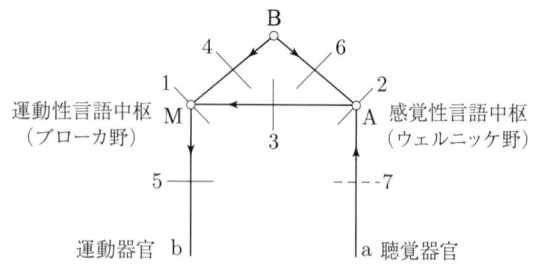

図中の番号のついた直線は,その部位の損傷または線維の切断を示し,番号は,それによって生じる失語のタイプを示す。
1：皮質性運動性失語（ブローカ失語），2：皮質性感覚性失語（ウェルニッケ失語），3：ウェルニッケの伝導性失語，4：超皮質性運動性失語，5：皮質下性運動性失語，6：超皮質性感覚性失語，7：皮質下性感覚性失語

図1・1　リヒトハイム—ウェルニッケの失語図式

れてはいない。さらにこの失語図式では，これらの中枢の損傷とその間を結ぶ連絡の切断によって起こる失語症が7種あげられている（図中1～7）。

　この図式は，失語症の病態を容易に理解することができる有用な図式として広く受け入れられ，ここに至って今日失語の古典論と呼ばれている理論が確立したのである。さらにリッサウエルの失認論（Lissauer, H., 1890），デジュリンの失読・失書論（Dejerine, J., 1891; 1892），リープマンの失行論（Liepmann, H., 1900）など，ウェルニッケの弟子たちによる局在論と皮質連合説を基礎にする理論が次々に提唱され，19世紀の最後の数十年間は，まさに局在論の時代といえるものであった。

(5) マリーによるブローカ批判と失語の知性論の成立

　こうした中でも，特に失語症の分野で考え方の変換に繋がる動き

が徐々に生じ始めていた。それは，実際に失語症患者を相手にした医師たちが，リヒトハイムの図式では説明することができない症例に出会う機会が多いことであった。既にウェルニッケは1874年の著書の中で，実際に生じる脳の損傷はさまざまな領域に及んでいることが多いので，純粋型の症例の出現はきわめてまれなことを明確に述べているが，失語症の研究者たちは，分類不明な症例を前にして，リヒトハイムの図式に疑問を感じ始めていたのである。しかし，誰もがそれを口にすることができなかったときに，それを勇気を持って口にしたのがマリー(Marie, P., 1906)である。

マリーは，失語の古典論を打破するには，その出発点となったブローカを徹底的に批判すればよい，との考えで，デュピュイトラン博物館にアルコール漬けの状態で保存されていたルボルニュとルロンの脳を持ち出して，再検討を加えている。その結果，ルボルニュの脳については，病巣が側頭葉までを含む広い範囲に及んでおり，この脳から下前頭回をルボルニュの症状の責任病巣とすることはできない，と結論し，ルロンの脳については，漿液の貯留は皮質の萎縮によって生じる老人の脳では一般にみられるものであり，その下の皮質が萎縮しているだけで損傷されていないことは，老人の脳に詳しい医師なら誰でも知っているが，ブローカは健常脳についての知識はあっても老人の脳についての知識がなかったために，漿液の下が損傷されていると誤った結論に達してしまった，と批判している。ルロンは臨床的には言語障害ではなく，老人性痴呆(認知症)であるというのがマリーの結論である。こうしたマリーの批判を巡って，デジュリンとの間で熾烈な論争が繰り返されたことはよく知られている(大橋・濱中，1985を参照)。

こうしたマリーのブローカ批判は，ルボルニュの脳については発

症後20年が経過していたために，ブローカ自身も結論には確信が持てなかったこともあってさほどの説得力を持つものではなかったが，マリーは全く別のかたちで失語症研究に大きな影響を残している。それは，マリーが「失語症はただ1つ，ウェルニッケ失語のみで，ブローカ失語と称されるのは，ウェルニッケ失語に構音の障害である失構音（anarthrie）が加わったものにすぎない」とし，さらに「ウェルニッケ失語の理解障害を，言語障害ではなく知能障害によるものである」と主張したことである。この時点で，失語症は，話す，聴いて理解する，書く，読むといった言語機能の各側面の障害なのではなく，その本質は知能障害でそれが言語行動に表れているに過ぎないとする，失語の知性論がスタートしたのである。ブイヨ以来続いてきた失語に関する局在論と全体論の対立は，以後は知性論（全体論）と反知性論（局在論）とかたちを変えて続いていくことになるが，この対立は失語症の分野に限らず，失認症など他の高次機能障害も含めた神経心理学全体の中で続いていくことになる。

　マリーが種を蒔いたとも言える失語の知性論は，ピック（Pick, A.）によるジャクソン（Jackson, J. H.）の再評価（Pick, 1913），連合主義者たちを「図式作成者」と呼んだヘッド（Head, H.），ゲシュタルト心理学の創設にも参加したゴールドシュタイン（Goldstein, K.）などの出現により，着実に定着していった。

　ヘッド（1926）は失語症を「象徴的態度の定式化と表現の障害」と規定し，ゴールドシュタイン（1948など）は，「抽象的態度の喪失」と規定しているが，こうした抽象的な表現による失語症の規定は，いくつかの中枢とその間の連合から人間の最も高等な機能とされている言語を説明しようとする皮質連合説が単純すぎるとして批判する人たちに受け入れられ，哲学者たちの理論にも取り入れられ

ている。しかし，脳との関係となると具体的なことは何も述べられておらず，ブロードマン(Brodmann, K.)，やエコノモ(von Economo, C.)らによる人の大脳皮質の細胞構築学的区分の発表(Brodmann, 1909; von Economo, 1927)など，脳に関する解剖学的，生理学的知識の蓄積が進む中では，不満を感じる研究者も多かった。

(6) マグーンの網様体賦活系とペンフィールドの皮質下言語中枢説

こうした反局在論，反連合説が優勢な20世紀前半に，局在論 対 全体論とは異なる新しいかたちの対立が生まれてくるが，その契機となったのは，脳の研究法自体に大きな変化をもたらしたベルガー(Berger, H.)による脳波の発見と，脳定位固定装置の発明である。脳波は，頭皮上や脳内に設置した電極によってとらえられる微弱な電流を目視可能なまでに大きく増幅したもので，睡眠と覚醒など脳の活動レベルの指標に使用することができた。

脳定位固定装置は，脳を一定の方式で固定する装置で，そうして固定した脳の切片から脳の深部に埋もれている組織のアトラスを作成しておけば，所定の位置に正確に電極を刺入することができるので，直接見ることはできない脳の深部に刺激や破壊，記録などの操作を正確に加えることが可能となった。

カリフォルニア大学の解剖学者マグン(Magoun, M. H.)は，イタリアから留学していたモルッチ(Morruzzi, G.)とともに，間脳から中脳，橋，延髄にかけて脳の中心部に分布し，視床を介して皮質全体に線維を送っている網様体に注目した。網様体は，灰白質と白質，すなわち神経細胞と神経線維とが混じり合った組織で，ニューロンが短い軸索で連絡しあっている部分に相当している。マグーンは，皮質に慢性的に電極をセットしたネコで網様体を刺激すると，寝て

いたネコは目覚め，目覚めていたネコはさらに活動性を高め，同時に皮質全域から記録される脳波も低振幅速波の覚醒パターンを示すことを明らかにした。一方，網様体を破壊すると，ネコは睡眠状態となり，刺激を加えても全く反応せず，脳波も睡眠パターンを示し続けていたが，その刺激による誘発反応は所定の皮質電極から記録されるので，刺激情報が皮質に到達していることは明らかであった。この結果をマグーンらは，網様体は皮質全体の活動レベルを支配しており，網様体の活動によって皮質全体の活動が一定以上のレベルに保たれていないと刺激を感じることもない，と解釈した(Moruzzi & Magoun, 1949)。これがマグーンの網様体賦活系の構想である。この構想は，当時の脳の研究に大きなインパクトを与えた。それまでは脳の系統発生の状況などからみても，脳の中では高等な動物ほどよく発達している大脳皮質が最高の存在とされ，脳の高次機能はすべて大脳皮質に帰せられていたのに対して，その大脳皮質を支配している組織が皮質下にある，と主張しているからである。

これと同様の考え方を失語症研究に取り入れたのが，カナダの脳外科医ペンフィールド(Penfield, W.)である。ペンフィールドはロバーツとの共著(Penfield & Roberts, L., 1959)の中で，皮質下の組織も重要な言語機能を持つと主張している。ペンフィールドは，てんかんの治療のために脳の一部を切除する手術を多数の症例に行っているが，言語野の周囲の皮質や言語野の間の皮質を切除しても失語にならないことに気づき，ブローカ野とウェルニッケ野という離れた位置にある2つの言語野は，ウェルニッケらが主張するように皮質間の線維連絡で結ばれているのではなく，皮質下の組織を介して結ばれているとする考え方を提唱したのである。

ペンフィールドは，「皮質言語野と皮質下の部位との間でインパ

ルスのやりとりが行われることにより、言語が錬成される」という抽象的な表現で言語の機構を説明しているが、それでも皮質下言語中枢説は、当時の失語症研究に大きなインパクトを与え、急速に受け入れられていった。その理由としては、皮質下を介しての言語野間の連絡という考え方が、古典論の皮質連合説を明確に否定しているからで、古典論には賛成できなくてもそれに代わる脳モデルを持てなかった反古典論の立場の研究者たちが、やはり皮質連合説は間違っていたと拍手喝采をもって迎えたためと考えられる。

ペンフィールドらの著書の出版と時期を同じくして、人間に対しても脳定位固定装置が用いられるようになり、パーキンソン病の治療のために大脳基底核や視床の運動核を破壊する手術が実施され、その際に皮質下の組織の電気刺激も行われ、左半球の破壊や刺激の場合でのみ失語症や言語障害が起こるなど、皮質下言語中枢説を支持する資料が蓄積されたが、さらに、これまでは皮質のみに関心が向けられていたためにほとんど記載されていなかった皮質下組織の病変による失語症例も次々に報告されるようになった。しかし、皮質下組織の破壊や刺激、病変で起こる言語障害が真の失語かどうかを問題にする見解も出てきて、皮質下組織の損傷で失語症など高次機能の障害が起こるかどうかの議論は、言語に限らず半側空間無視や健忘症など、他の高次機能の障害にまで広がり、現在でも賛否両論が渦巻いている。

(7) ゲシュヴィンドによるウェルニッケの復興

このように、20世紀の前半から後半にかけて長い間否定されてきた皮質機能局在論に基づく連合説に再び光を当て、復興させたのは、先に述べたゲシュヴィンドの長大な論文(Geschwind, 1965)で

ある。

　皮質機能局在論に基礎をおく皮質連合説は，大脳皮質を多少とも機能的に特殊化されたニューロンの集合のいくつかと，それらの間の比較的明確な線維結合から成るものとしてとらえることからスタートしており，一連の臨床症状も，その観点から演繹されている。このモデルに従うと，臨床症状は，機能的に特殊化されたニューロンの集合である灰白質の損傷によるものと，特殊な機能を持つニューロンの集合相互の間を連絡する線維にあたる白質の損傷によるものとに区別される。すなわち皮質性症候群と，離断症候群(disconnection syndrome)との区別である。デジュリンによる純粋失読の成立機序の説明(Dejerine, 1892)も，リープマンによる失行症の成立機序の説明(Liepmann, 1900)も，ともに離断症候群の概念を取り入れたもので，特に脳梁損傷による半球間離断が重視されている。しかし，離断症候群は，それぞれの中枢の機能は正常に保たれた状態で，連合のみの障害を想定しているが，そのような症状は実在せず，詳しく検討すれば必ず連合以前の中枢の損傷による障害もとらえられるとの批判を受け，連合説自体の衰退とともに離断症候群の概念も忘れ去られていったが，それを決定的にしたのがアケライティス(Akelaitis, A. J.)らによって行われた脳梁切断手術を受けたてんかん患者に関する一連の研究である(Akelaitis, 1942など)。この研究は，脳の正中矢状断で鎌のように見える大きな組織で左右の大脳皮質を連絡している脳梁を外科的に切断しても，術後の行動には切断の効果がほとんどみられないというもので，これだけの大きな組織はいったい何をしているのかが問題となり，単に左右の大脳半球がだらりと垂れ下がらないように支えているに過ぎないとすら議論されたほどであった。その結果半球間の連合線維に当たる脳梁の

役割は否定され，同時に半球内の連合線維の重要性を説く連合説も基盤を失ってしまったのである。

こうした中でゲシュヴィンドが脳梁の役割に関心を持つきっかけとなったのは，検査法さえ適切であれば，脳梁切断による劇的な行動変化をとらえることができることを示したスペリーたちの動物実験であった(Myers & Sperry, 1953 など)。この研究に示唆されたゲシュヴィンドは，1961年に同僚たちと，古い臨床文献の再検討と，高次機能に障害を持つ患者たちの再評価を開始したところ，幸運なことに数週間のうちに，臨床症状が脳梁に関係していると思われる患者2例を発見することができた。その内の1例は，デジュリンの症例(Dejerine, 1892)と同じで，失書を伴わない純粋失読の症状を呈していた(Geschwind & Fussilo, 1964)。この2例に刺激されたゲシュヴィンドたちは，自験例のいっそうの分析と文献例の再検討を続け，その結果の集大成が1965年の長大な論文となったのである。

この論文は，神経心理学，特に失語症研究の方向を180度転換させる重要な役割を果たし，以後ゲシュヴィンドを中心にグッドグラス(Goodglass, H.)などを含むボストン学派が世界の失語症研究をリードしていくことになる。

ゲシュヴィンドは，自分の考え方はウェルニッケの復興にすぎないと謙虚に述べているが，これが大きな成功を納めたのは，絶好のタイミングという幸運にも恵まれていた。それは，先に述べたようにスペリーの分離脳患者の研究が時を同じくして開始されたことである。分離脳(split brain)は，脳梁などの交連線維が外科的に切断されて左右の大脳半球の連絡が絶たれた状態にあたり，まさに半球間離断に相当していたからである。先のアケライティスらの場合と

は異なり,スペリーは,視覚刺激を一方の半側視野に瞬間提示して一方の手で反応させるなど,入出力の回路を一方の半球だけに限定する方法を用いて,脳梁切断の効果を明確にとらえることに成功し,まさに離断症候群を実現させたのである。

(8) X線CTスキャンの出現と画像診断技術の進歩

ゲシュヴィンドやスペリーらの功績により,神経心理学は一気に隆盛期を迎えることになるが,さらにこれに拍車をかけたのが,1970年代に入ってスタートしたX線コンピュータ断層撮影法(Computed Tomography: CT)スキャンの実用化である。

神経心理学は,脳損傷患者の臨床像と病巣とを対応づけることによって成立するが,病巣の局在は,患者の死後の剖検がほとんど唯一の手段であった。しかし,すべての患者で剖検が許されるわけではなく,また剖検が行われた場合でも,臨床像を把握した時期と剖検の時期との関係が大きな問題となっていた。ブローカの第1例ルボルニュの場合がまさにそれにあたり,きわめて特徴的な臨床像が正確にとらえられた場合でも,患者が生存を続ければ,その後さまざまな症状が加わった後で剖検が行われ,細胞レベルにまで及ぶ精密な知見が得られたとしても,その結果と何年も前の臨床像とをどこまで関係づけてよいのかが問題になっていた。結局神経心理学は,臨床像が正確に捉えられた症例の剖検がたまたま時期をおかずに行われるという,きわめてまれな症例に依存せざるを得ない状況にあり,進歩も遅遅としたものにならざるを得なかったのである。

CTの登場は,この問題を一挙に解決してくれた。検査や観察によって把握した患者の臨床像を,すぐに病巣と対応づけることができるようになったからである。その後の画像診断技術の普及と進歩

はめざましく，CTの改良も進み，さらにCTより空間分解能の高い磁気共鳴画像法(magnetic resonance imaging: MRI)が実用化されると，神経心理学の研究は，いっそう活気を呈するようになった。

CTの場合もMRIの場合も，当初は病巣は目視で判断するという人為的な手段が用いられていたが，病巣を信頼性の高いかたちで捉える統計的手法も種々工夫されており，VBM(Voxel Based Morphometry)などがよく使われている。Voxelというのは，CTやMRIでは画像に厚みがあることから，体積を意味するVolumeと2次元の画素を意味するPixelとを合成して作られた用語で，体積を持つ正規格子単位(Voxel)によって構成されている画像の中で，各Voxel内の灰白質，白質，髄液などの状態を自動的に分析して病巣をとらえる方法である。

CTもMRIも，急性期の病巣をとらえることはできないという欠点を持っていたが，最近では，発症後数分でも梗塞巣をとらえることができる拡散強調画像法(Diffusion-Weighted Imaging: DWI)も実用化され，急性期の画像診断に役立っている。また，毛細血管のレベルでの血流の微弱な動態をとらえる灌流強調画像法(Perfusion-Weighted Imaging: PWI)も用いられている。さらに，脳や脊髄の白質線維では髄鞘が水分子の透過を制限するために，白質に垂直な方向の水分子の拡散が水平な方向の拡散に比較して低下する現象を利用して線維の走行状態をとらえる拡散テンソル白質描画法(Diffusion Tensor Imaging: DTI)も実用化され，太い線維に限られるが，生きている人間の脳内のさまざまな部位間の線維結合の様相の可視化が可能となり，臨床症状の理解や脳の機構の解明に大きく貢献している。

(9) 認知神経心理学の勃興

　前節で述べた神経画像技術の進歩に加えて1980年代に入ると，コルトハート(Coltheart, M.)らによる読みの障害の研究からスタートした認知神経心理学(cognitive neuropsychology)も，神経心理学に大きな影響を及ぼしてくる。認知心理学(cognitive psychology)は，人間を一種の高次情報処理システムとしてとらえ，相互に関連するいくつかの情報処理系を仮定して，そこにおいて実現している情報処理過程を解明することによって人間の心の活動を理解しようとする学問で，この認知心理学が，脳損傷事例を精密に観察すれば，健常者を観察するだけではとらえられない認知システムの構造や機能単位が明確にとらえられることに気づき，脳損傷事例の観察を重視するようになったのが認知神経心理学である。

　認知神経心理学の特徴は，単語認知や読みなどそれぞれの認知機能に関して，脳の損傷が及ぼす影響を調べて脳の機能単位を明らかにし，それらを組み合わせて各種の認知機能のモデルを構築するが，このモデル構築に当たっては脳における局在を無視するところからスタートしている点にある。具体的には，さまざまな機能単位や処理システムを配置して線で結ぶフローチャートを作成するが，そこで配置されている機能単位や処理システムの脳内の局在は問題にされていない。しかし，損傷事例の精密な観察から脳の機能単位をとらえるという，認知神経心理学のもう一つの特徴は，神経心理学にも影響し，脳損傷事例のさまざまな角度からの観察や検査を通じて臨床像をより精密にとらえようとする流れが生じてきたのである。1984年には，認知神経心理学の専門誌 *Cognitive Neuropsychology* が発刊されたが，この雑誌は掲載されている論文の一つ一つがかなりの頁数に及んでいる点が特徴となっている。

(10) 機能画像法の出現と神経心理学の現状

　先に述べたさまざまな画像法は，すべて脳の構造を可視化するもので，静止画像法にあたるが，その後登場した陽電子断層撮影法（Positron Emission Tomography: PET）や機能的磁気共鳴画像法（functional Magnetic Resonance Imaging: fMRI）などは，特定の課題遂行時の脳の活動状況を可視化する機能画像法にあたり，この技術の出現によって脳研究の様相は一変した。人間の脳の高次機能の研究は，損傷事例を対称とした損傷研究，すなわち神経心理学が唯一の手段であったのに対して，機能画像法は，健常者を対象にした高次機能の研究を可能にしてくれた。それまでの損傷研究以外の脳研究は動物実験が主体で，動物の脳の破壊や刺激，電気現象の記録などの研究成果から人の脳のメカニズムを推測することが行われていたが，人間の脳が何ら侵襲を加えることなく研究することができることになったのである。機能画像法は，与えられた課題に関連した脳の部位の代謝活動の上昇のために起こる血流の増加をとらえるので，賦活研究（activation study）とも呼ばれるが，この技術が登場してすぐに *NeuroImage*, *Human Brain Mappinng* といった専門誌が発刊され，また損傷研究の報告が主であった専門誌にも機能画像法を用いた研究論文が次々に登場するようになり，既に膨大な数の研究が報告されているが，こうした賦活研究の勢いは，神経心理学にも影響を及ぼしている。自然が行う実験とも言われている人間に生じた脳損傷は，限局された領域だけに生じることはきわめてまれで，複数の機能領域を含むかなり広い範囲に及んでいることが多いが，機能画像法，特に fMRI などは空間分解能が高く，課題を適切に設定すれば，特定の機能に関連する領域を損傷研究よりは，はるかに正確にとらえることができるので，損傷研究より細分化された

領域での機能局在の議論が進められるようになっている。

　機能画像法には，他に脳磁図(Magneto Encepharo Graphy: MEG)や近赤外分光法(Near InfraRed Spectroscopy: NIRS，光トポグラフィとも呼ばれる)，単一光子放出型コンピュータ断層撮影法(Single Photon Emission Tomography: SPECT)，誘発電位法(Evoked Potential: EP)などがあり，それぞれの特性を生かして目的によって使い分けられている。頭部の周囲に，多数の超伝導量子干渉素子(Super-conducting Quantum Interference Device: SQUID)を配置して，地磁気の1億分の1程度のきわめて弱い磁気を検出してその発生源をとらえる MEG はきわめて高い時間分解能を持つ点に特徴がある。血中の酸化ヘモグロビンと脱酸化ヘモグロビンでは，近赤外領域の光に対する吸収スペクトルが異なる点を利用して，複数の近赤外線を頭皮上のレーザーダイオードで照射し，反射してくる光を同じく頭皮上のフォトダイオードで計測して，酸化ヘモグロビンと脱酸化ヘモグロビンの濃度変化を検出する NIRS は，他の方法と比較して空間分解能に劣るという欠点はあるが，他の方法が頭部の動きに対する感受性が高く，頭部が動くと画像が乱れるために被検者に対する拘束条件が強いのに対して，頭部の多少の動きは問題にならないので，比較的自由な状況で測定が可能という長所がある。しかし NIRS で測定できるのは皮質表面に限定されており，脳深部の測定はできない。

　こうした脳画像技術の進歩に加えて，脳を刺激して高次機能に対する効果を調べる方法もめざましい進歩を遂げている。先にも述べたように，ペンフィールドらが覚醒下開頭受術者の脳を刺激して大きな成果をあげたことはよく知られているが，最近では，感染予防法と電極材料の進歩により，硬膜下に規則的に配置された多数の電

極を慢性的に留置して電気刺激を行う方法が可能となっている。この方法は，研究対象がてんかんや脳腫瘍など，脳に異常を持ち手術を必要とする事例にのみ適用できるなどの欠点があるが，① 限局した小さな部位の機能を知ることができること，② 反復刺激によって正確な判定が可能なこと，③ 刺激電極と受信電極を使い分けることによって領域間の機能的関係を知ることができること，などの長所があり，多くの成果をあげている。また，頭蓋上に設置したコイルに電気パルスを流して磁場を発生させて大脳皮質を刺激する経頭蓋磁気刺激(Transcranial Magnetic Stimulation: TMS)は，刺激された皮質部位の機能が妨害されることを前提としているが，健常者を対象とした研究が可能なことから，最近ではしばしば用いられている。

さらに機能画像法の特殊なものに，異なる脳領域間の安静時 fMRI の活動の相関関係に基づく機能的結合法(functional connectivity)がある。これは，何も課題を与えられていない安静時 fMRI にみられる低周波成分が，左右の運動野で時間的相関関係を示すことが発見されたことに由来する概念で，一側の運動野での相関関係の時間経過を追跡すると，その分布が指のタッピング運動で明らかにされた運動に関連する領域のネットワークとほとんど一致することが確認されたために，安静時 fMRI を測定してさまざまな領域間の相関関係を追跡すれば，領域間を結ぶネットワークがとらえられると考えられるようになった。この機能的結合はあくまでも操作的概念にすぎないが，解剖学的線維結合をとらえる DTI との比較も行われ，かなりの一致がみられることも明らかにされている。

(11) 脳の個体差の問題

このように機能画像法や刺激法の進歩はめざましく，最近では複数の方法を並行して用いることも行われており，また，脳損傷事例に適用した研究も行われて多くの成果を上げている。脳の損傷部位と失われた機能との関係から脳の機能局在を明らかにしようとする損傷研究は，モナコフ(von Monakow, C.)が提唱した遠隔機能障害(diaschisis)の概念によって常に批判を受けてきた。脳の損傷は，損傷を起こした部位と関係のある遠隔の部位にも影響が及ぶので，損傷部位の機能のみが失われるわけではない，とする考え方である。これに対して，特定部位の損傷によって失われた機能に関係した課題によって活性化した部位が損傷部位と一致していれば，機能局在を確実なものにすることができるのである。

機能画像法は空間分解能が高いので，損傷研究よりはるかに小さな領域をとらえることができる点に特徴があるが，そのことによって生じてくる新たな問題を抱えている。それは近年特に注目されている脳の個体差の問題である。

脳の大きさに個体差があることは広く知られているが，大脳皮質の脳回と脳溝については，人間を通じてほぼ一定とされ，個々の脳回や脳溝に名前がつけられて，皮質機能の局在も，脳回の名称で行われている。これまで再三述べてきたブローカ野は第3前頭回後部，ウェルニッケ野は上側頭回後部，運動野は中心前回，中心後回は体性感覚野，などである。また，ブロードマンの細胞構築学的差異に基づいて作成された脳地図は，図から特定の番号の部位と脳回を対応づけることができるので，損傷部位や賦活研究で活性化した部位をブロードマンの番号で表記することも行われている。ブローカ野は44野と45野，ウェルニッケ野は22野の一部，などである。

しかし近年脳回や脳溝のかたちにもかなりの個体差があることが明らかにされている。Onoら(Ono, M. et al., 1990)は，左右各25体の健全な大脳半球の脳溝の走り方を写真にとって分析し，主要な脳溝の走り方を分類している。例えば視覚投射野がその中に埋もれているとされている後頭葉の鳥距溝の走り方は，ピークが1つのタイプ，高原型，ピークが2つのタイプ，S字型，ピークが3つのタイプの5つに分類され，左右それぞれの半球での出現率が表示されている(図1・2)。

しかし，こうした脳回の個体差が，機能の個体差とどのように関係しているかは明らかではない。大脳皮質で機能と直結しているのは，脳回や脳溝ではなく，細胞構築(cytoarchitecture)だからである。細胞構築は，厚さ2～3mmの大脳皮質の中にさまざまな種類の細胞が層をなして配列しており，その配列の様相が部位によって異なることを意味している。ブロードマンが，さまざまな動物の大

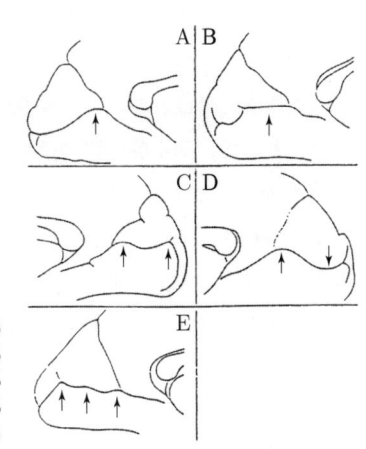

出 現 率
A：1ピーク型　右：38%　左：32%
B：高原型　　　右：26%　左：28%
C：2ピーク型　右：16%　左：20%
D：S字型　　　右：12%　左：16%
E：3ピーク型　右： 8%　左： 4%

図1・2　ヒトの鳥距溝の個体差
出典) Ono et al. (1990)

脳皮質の部位による細胞構築の違いを丹念に調べ，調べていった順に番号をつけて人間では52の領域(12～16, 41～51は欠番)に分けて脳地図を作成したことはよく知られている。

一般に大脳皮質は6層に分けられるとされているが，そうした層の中にも明確な機能分化が認められる。一番上の1層は線維のみでニューロンはほとんど無く，2, 3層は出力層で，そこにある錐体細胞の軸索が，まっすぐ下に伸びて皮質を出て，白質となって他の皮質領野に達している。中には運動野のように，この軸索が遠く脊髄の運動ニューロンにまで達している場合もある。4層は受容層で，樹状突起に多数の棘を持つ有棘星状細胞が，末梢や他の皮質領野から入ってくる情報を受けとり，軸索を上に伸ばして2, 3層の錐体細胞に送っている。5, 6層は，皮質下の部位との連絡に当たっているとされている。このように大脳皮質は，4層の有棘星状細胞に他の部位からの入力が入り，それを2, 3層の錐体細胞に伝え，錐体細胞が出力を外に出すという基本的な回路で機能しているが，他に入力を外から受けることもなく，出力を外に出すこともない介在細胞と呼ばれるニューロンが多種類あり，これらが抑制ニューロンとして，基本的回路の活動を修飾している。

図1・3は，ヒト，サル，ネコ，ラット，マウスの5種類の動物の視覚投射野(17野)と運動野(4野)の細胞構築を比較したものである。網膜からの情報を受け取る視覚投射野は，どの動物でも受容層の4層が厚く，運動の指令を末梢の筋肉に送り出す運動野では，出力層の，2, 3層が厚くなっており逆に4層はきわめて薄い。動物種によって皮質の厚さは異なるが，皮質各層の厚さの割合は，視覚投射野の場合も運動野の場合も5種の動物すべてでほぼ一致している。この点は他の皮質部位でも同じで，機能が同じ部位の細胞

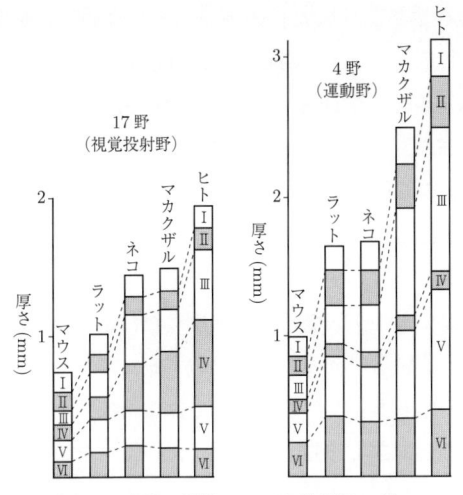

図1・3 皮質の機能による細胞構築の違い
出典）河内（2012 d）

構築は，動物種を超えて類似していることが知られている。この事実からも，細胞構築が皮質の機能を反映していることは明らかで，皮質の個体差を機能の個体差と結びつけて問題にする場合には，脳回や脳溝ではなく，細胞構築を調べることが必要なのである。

この点に関しては，すでにステンサース（Stensaas, S. S., 1974）が貴重な資料を明らかにしてくれている。ステンサースは52個の大脳半球の後頭葉皮質の細胞構築を詳細に検討して17野の面積を計算してすでに報告されている同様の報告の結果と比較しているが，その中で一番小さいのは 15.23 cm^2，一番大きいのは 45.01 cm^2 で，最小と最大では1対3の違いがあることを明らかにしている。

賦活研究では，こうした個体差の問題を，複数の被験者で得られた結果を標準脳に変換することによって解決している。標準脳とし

ては，60歳のフランス人女性の剖検脳に基づいて作成されたタライラック(Talairach, J.)の脳図譜(Tarailach & Tournoux, 1988)や，モントリオール神経学研究所が152人のMRIのデータを平均化した画像などがあり，データ解析のためのソフトも開発されている。タライラックの脳図譜では，大脳皮質はブロードマンの脳地図との対応が明らかにされているので，それが使われることも多い。しかしこうした標準脳への変換は，どの方法を用いた場合でも，誤差を避けることはできず，損傷研究よりはるかに小さな領域を問題にすることができる賦活研究の利点と矛盾するかたちとなっている。

　こうした問題もあって，賦活研究では，結果の不一致もかなり目立つようになってきており，多数の研究の結果をまとめて解析するメタアナリシスも盛んに行われている。類似した課題を用いた多数の研究の賦活部位から共通する部分を取り出そうとするものである。この方法は，最近では損傷研究でも用いられており，特定の機能の障害を示した多数の症例の損傷部位を重ね合わせて，最も共通点の多い部位を明らかにしようとするのである。

　このような状況の中で，最近では，皮質の区分をさらに精密なものにするために，細胞構築の他に，皮質各層の線維の分布をみる髄鞘構築(mieloarchitecture)や，シトクロムオキシダーゼやアセチルコリンエステラーゼなど，ニューロン内に含まれる物質や受容体を染め出す方法を用いて皮質内の分布を調べて部位による違いをとらえる方法なども用いられている。なかでもアムンツ(Amunts, K.)らのグループは，ニューロン密度と相関の高い灰白質レベル指数(grey level index: GLI)を数量化してその皮質の深さによる違いから各部位のプロフィールを作成し，これを細胞構築と同等とみなしている。さらにこのプロフィールが急激に変化する位置を自動的に

とらえる方法を開発して，皮質の区分を観察者の眼から独立に客観的に決定する手法も考案している。アムンツら(Amunts et al., 2004)はこの手法を10例の剖検脳のブローカ野の44野と45野に適用して，それぞれの結果を脳を切断する前に撮影した対応する脳の3次元像にプロットしており，44野と45野の皮質表面での大きさと位置および前頭葉の複雑な脳溝の中への埋もれ方に大きな個体差があることを明らかにしている(**図1·4**)。この結果からも，少数

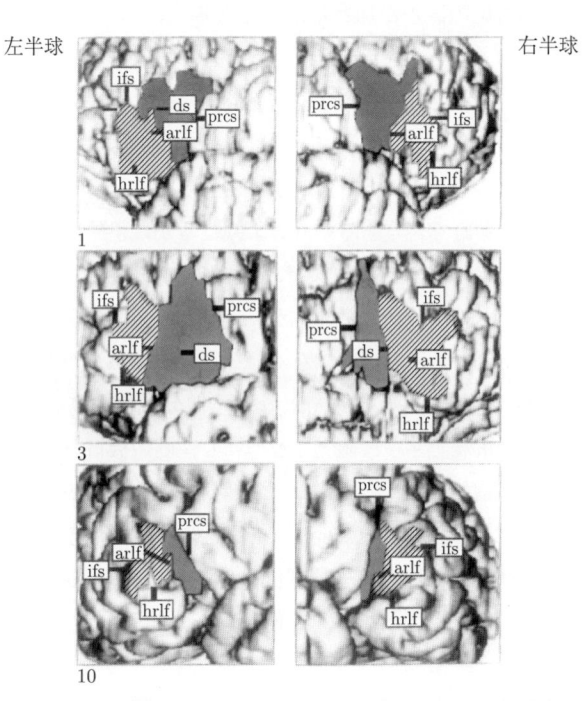

図1·4　皮質表面でみるブローカ野(44野と45野)の個体差

Amunts et al. (2004)の10例の中から3例を提示。■：44野，▨：45野，arlf：外側溝上行枝，ds：対角溝，hrlf：外側溝水平枝，ifs：下前頭溝，prcs：中心後溝。
出典) Amunts et al. (2004)

の脳をもとに作成されたブロードマンの脳地図における脳回と細胞構築学的領野との対応をそのまま用いた議論には問題があることは明らかで，複数の被験者を対象とした賦活研究において，特定の課題によって活性化した脳の部位をそれぞれ標準脳に変換し，その結果から細胞構築学的な領野が決定されたとしても，その信頼性に問題があることは否定できない。標準化の過程で生じる誤差に，もともと存在していたブロードマンの脳地図における脳回と細胞構築学的領野との対応の誤差が加わるからである。こうした状況の中で，アムンツらは，自分たちが分析した 10 例の剖検脳の結果から，統計的な手法を用いて独自の標準脳を作成し，それを自分たちが行った賦活研究の結果に当てはめている(Amunts et al., 1999 など)。これは，一人だけのデータから作成されたタライラックの標準脳から細胞構築学的領野を規定するやり方よりはるかに正確ではあるとしても，それでも 10 例から構成された標準脳での結果にすぎず，被験者一人ひとりの活性化した部位が一人ひとりの細胞構築学的領野と対応づけられているわけではなく，そこになにがしかの誤差が生じる可能性は否定できない。fMRI など空間分解能が高い機能画像研究の結果の解釈をさらに確実なものにし，脳の機構を精密な資料に基づいて議論していくためには，賦活研究の被験者が賦活研究に参加する同じ時点で ROI(Region of Interest；その研究で関心がもたれ，活性化が予測される皮質部位)の細胞構築をとらえることができる方法の開発が待たれるのである。

(12) 脳研究におけるコントロヴァシー

既に述べたように，神経心理学の真のスタートにあたる 1861 年にブローカが出現した時点で全体論と局在論の対立があったが，そ

れはさまざまにかたちをかえて今日まで続いており，確実な知見と思われている現象に関しても，必ずといっていいほど異論がつきまとっている。近年盛んになった賦活研究においてもその点は同様で，いくつかの問題に関しては，かなり一致した結果が得られているものもあるが，その解釈になると，さまざまな見解が提唱されているのが現状である。こうしたことは，構造，機能ともに，きわめて複雑な脳の研究にあっては避けることができない問題とも言えるが，現在の脳研究は，まさにコントロヴァシーの学問といえるのである。次章からさまざまな高次機能の障害について具体的に述べていくことになるが，そこでは，このコントロヴァシーを重視したアプローチをとっていくことにしたい。

◀まとめ▶
☐ 神経心理学は，対立する考え方が交互に隆盛と衰退を繰り返しながら今日に至っている。
☐ 脳画像技術の進歩は，神経心理学に大きな影響を及ぼしている。
☐ 機能画像法の登場は，人間の脳の研究の唯一の手段であった神経心理学の地位を危うくしているが，脳の個体差の処理の点で機能画像法の欠陥も否定できない。
☐ 今後は損傷研究(神経心理学)と賦活研究(機能画像法)の統合が期待される。

◀より進んだ学習のための読書案内▶
(1章に限らず本書のすべての章に関わる内容の参考図書)
Geschwind, N. (1965). Disconnection Syndromes in Animals and Man. *Brain*, **88**, 237-294, 585-644. (河内十郎(訳) (1984). 『高次脳機能の基礎　人間と動物に於ける離断症候群』新曜社)
☞ 神経心理学の流れを大きく変えた論文の翻訳。

山鳥　重　(1984).『神経心理学入門』医学書院
☞我が国で出版された神経心理学の古典的なテキスト。

Kertesz, A. (Ed.)(1994). *Localization and Neuroimaging in Neuropsychology*. Academic Press.（田川皓一・峰松一夫(監訳)（1997).『神経心理学の局在診断と画像診断』西村書店）
☞画像診断による病巣局在を重視した神経心理学のテキスト。

Denes, G., & Pizzamiglio, L.（Eds.）（1999). *Handbook of Clinical and Experimetal Neuropsychology*. New York: Psychological Press.
☞多数の大家が執筆している大項目主義の優れた神経心理学のハンドブック。

Goldenberg, G., & Miller, B. L.（Eds.）（2008). Meuropsychology and Behavioral Neurology. Aminoff, M. J., Boller, F. & Swaab, D. F.（Series Eds.）*Handbook of Clinical Neurology*, Vol 88. New York: Elsevier.
☞神経心理学の最も新しいテキスト。

石合純夫(編)（2008). 高次脳機能障害のすべて　神経内科　Vol.68, Suppl. 5, 科学評論社
☞我が国の第一線の神経心理学者多数が執筆しているテキスト。神経心理学研究の全貌を知ることができる。

河村　満・高橋伸佳　(2009).『高次脳機能障害の症候辞典』医歯薬出版
☞本書で述べられているさまざまな病態を解説する用語辞典。

本村　暁他　(2012). 神経内科　特集Ⅱ　神経心理学―まだこんなとがわからない　Vol.77, No.5.　科学評論社
☞本書で多くのページを割いている失認症，失語症，失行症，健忘症，などについて，現在問題になっている点を知ることができる。

◀ 課題・問題 ▶

1. 神経心理学の研究史の中で，対立する考え方がどのような変遷を経て今日に至っているか。
2. 脳画像技術の進歩は神経心理学にどのような影響を及ぼしたのか。
3. 機能画像法の問題点は何か。

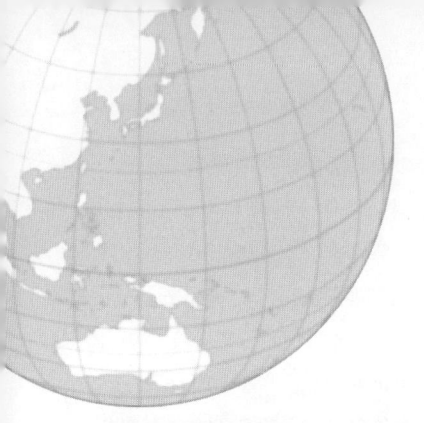

2章

対象の知覚・認知の障害

感覚情報の処理と認知

◀キーワード▶
中枢性視覚障害,特定の視覚機能の喪失,視覚性失認,顕在認知と潜在認知,聴覚性失認,触覚性失認

2-1
視知覚と視覚認知の障害

(1) 中枢性視覚障害

a. 視野欠損

網膜から視覚皮質までは,網膜部位局在性が保たれているので,視覚伝導路の一部に損傷が生じると,損傷部位に対応した視野の情報が伝わらなくなるため,視野のその部分が見えなくなる視野欠損(visual field defect)が起こる。視野の一部が欠けたかたちの小さな欠損は暗点(scotoma)と呼ばれるが,左右の視野のどちらかの上または下 1/4 が欠ける場合や,視野の半分がすべて欠ける場合も多く,それぞれ 1/4 盲(quadrantanopia),半盲(hemianopia)という。視交

差より後の損傷では左右の眼で視野の同じ部分に欠損が起こるので，同名性(homonymous)1/4盲，同名性半盲などと呼ばれている。1/4盲の場合も半盲の場合も，視野の中心部に当たる黄斑部が小さく残っていることがあり，その場合は黄斑回避を伴う(with macular sparing)半盲などという。これに対して黄斑部が残っていない場合は黄斑回避を伴わない(without macular sparing)半盲という。左右の視野とも上半分の欠損あるいは下半分の欠損が起こることがあり，これはそれぞれ水平性上半盲，水平性下半盲という。この場合も，黄斑回避を伴う場合と伴わない場合とがある。黄斑回避は，視野欠損の原因となる損傷が視放線や17野など，外側膝状体より後にある場合に起こる。黄斑回避が起こる理由としては，黄斑部は外界を詳細に分析する機能を持った重要な部分なので，血管支配が2重になっていて脳血管障害が起こりにくいとする説が有力となっている。後頭葉の外科的切除などによって半盲が生じた場合は黄斑回避が起こらない事実がこの説を支持している。

b. 皮 質 盲

視覚伝導路が両側完全に破壊されると，視野全体が欠損する盲の状態となり，これを大脳性盲(cerebral blindness)と呼ぶが，損傷が大脳皮質にある場合は，皮質盲(cortical blindness)という。

純粋な皮質盲は視覚投射野の両側性の損傷で起こるが，実際にはそうした損傷はほとんど無く，損傷が周囲の視覚連合野まで及んでいるか，あるいは視覚投射野の部分的損傷の急性期に一過性に生じる場合が多い。そのため臨床像もさまざまで，盲の状態も，視野全体が暗いと感じる場合や，見えないが暗くは感じていない場合などがある。通常は明暗の弁別もできないが，暗い部屋で電気が点滅するなど，急激な明暗の変化はわかる場合もある。瞳孔反射は残って

いるが，視覚運動性眼振は，あるとする報告とこれを否定する報告とがある。

行動上盲であることは明らかなのに，当人は盲を否定する場合があり，これをアントン症候群(Anton's syndrome)という。アントン症候群では，物品を触れば正しく呼称できるのに見ての呼称では誤るが，その原因を盲のためとはせずに，「部屋が暗かったから」とか「眼鏡をベットに忘れてきた」などの作話(comfabulation)で説明しようとする。アントン症候群は，意識障害を随伴しているときに起こりやすいとされている(Gassel, 1969)。

一過性の皮質盲からの回復過程は通常一定しており，視野内の位置の判断を伴わない未分化な明るさの感覚から始まって，静止と運動の区別，運動方向の知覚，形の知覚と続き，色の知覚は最後に回復する。しかし病因が一酸化炭素中毒の場合はこれとは異なり，色が最初に見えてくる。回復は，周辺視より中心視が先行する場合が多い(Gloning et al., 1968)。

皮質盲になって視覚イメージも喪失する場合もあるが，イメージや夢は通常と変わらない例が多いとする説もある(Gassel, 1969)。

c. 欠損部視野の視覚機能——盲視

皮質盲も含めて視野欠損の場合，欠損部が全く視覚機能を持たないかどうかは古くから議論されている。例えばリドック(Riddoch, G., 1917)は，皮質盲の患者が，動いている対象の形や色はわからない状態で運動自体は意識的に知覚できることを報告しており，この状態はリドック現象(Riddeoch phenomenonn)と呼ばれている。1970年代に入ると，外側膝状体より高次のレベルの損傷により生じた視野欠損の場合は，欠損部でも刺激の定位や運動の検出が意識的体験を伴わずに可能なことが次々に明らかにされてきた(Poppell et al., 1973 ; Weiskrantz et al., 1974 ; Perenin & Jeannerod, 1975 など)。同名性半盲や 1/4 盲の患者に注視点を凝視してもらい，視野の欠損部内のさまざまな位置に光点を瞬間的に提示して，その位置を指差してもらうなどの方法で調べると，被験者は光点が見えないために推測のみによって反応しているにもかかわらず，反応がかなり正確なことが示されたのである。この現象は，被験者には刺激を見たという意識的な体験がないのに刺激に正しく反応しているところから，盲視(blindsight)と呼ばれている(Weiskrantz et al., 1974)。

盲視の現象は，光が健全な視野に漏れたためにすぎないとの主張もある(Campion et al., 1983 など)が，この主張は，視索が外側膝状体と上丘に分かれるより前の損傷による半盲では盲視が起きない事実(Perenin & Jeannerod, 1975)や，生理的盲点の刺激では生じないこと(Weikrantz, 1986 ; 1987)などによって否定されている。盲視の成立機構については，外側膝状体から有線野を経ないで直接視覚連合野に投射する線維がサルで発見された(Yukie & Iwai, 1981)ことから，人にも同様の投射があるとする説も提唱されたが，網膜から上丘，視床枕を経て，視覚投射野を介さずに直接視覚連合野に達する第二視覚系(second visual system ; 外側膝状体と有線野を通らないことから，外膝状体有線野系 ; extrageniculostriate system と呼ばれることもある)によって成立すると見る説が有力となっている(河内，1982)。

d. 残存視野の機能障害

視放線や有線野の損傷の場合は，欠損部の周囲の視野でもさまざまなかたちで機能が変化していることが多い。臨界融合頻度(Critical Fusion Frequency: CFF)の低下，知覚閾の上昇などはほとんど常に認められる。見えの明瞭度が変動し，重度の場合は消滅と再現

を繰り返すこともある。消滅したまま再現しないこともあり、眼前で動かしていた手が数秒で見えなくなった例も報告されている(Bender, 1963)。注視点の移動によってまた見えてくることが多いが、その場合もまたすぐに見えなくなる。こうした状態は、脳の損傷によって視覚機能が疲労しやすくなったためと解釈され、大脳性眼精疲労(cerebral asthenopia)と呼ばれている。

刺激が単独で提示されれば見えるのに、視野内に他の刺激が出現すると見えなくなることがある。この現象は、消去(extinction)と呼ばれるが、刺激の大きさや強さには関係なく、視野の欠損部に近い刺激が消えることが多い。複雑な刺激の一部のみが消えることはほとんどなく、それまで見えていた刺激が他の刺激の出現によって現象的なまとまりを保ったまま消失する点に特徴がある。軽度の場合には、刺激は完全には消えず、見え方が不明瞭になる。

消去とは反対の現象に補充(completion)がある。これは、図形の一部が視野の欠損部に位置するように提示されても図形全体が知覚される現象で、円や四角形など単純でかつ左右が対称な図形でよく起こる。半円など実際に半分が欠けている図形でも円として知覚されることがあるので、この現象を欠損部の残存機能や眼球運動による図形全体の健全な視野への投射などによって説明することはできないとされている(Bender & Teuber, 1946 など)。ワリントン(Warrington, E. K., 1962)は多数の患者の検討から、補充を起こす患者は、自己の持つ視野欠損を認めようとしない傾向が強いことを明らかにしている。

後頭葉の損傷により、残像が生じなくなったり、逆に異常に長くはっきり生じたりすることがある(Bender & Kahn, 1949)。実際の刺激を見ているときには補充が起こらず、視野の欠損部に当たる刺

激の部分が欠けて見えているのに，残像では補充が生じて刺激全体が見えることもある(Bender & Teuber, 1946)。残像が実際の知覚と区別できないほど明瞭に生じ，壁にドアが見えたので開けようとしたり，テーブルが見えたので食器を置いたらテーブルはなくて食器が壊れた(Kinsbourne & Warrington, 1963)など，日常生活に混乱を来す場合もある。こうした現象は，単なる残像の異常とは区別され，パリノプシア(palinopsia：視覚保続(visual perseveration)ともいう)と呼ばれる。パリノプシアは，オリジナル刺激と同じ明るさや色で出現すること，投影面の距離によって大きさが変化しないこと，オリジナル刺激の強さに依存しないこと，などの点で残像とは区別される。持続時間は多くは数分以内で，数秒で消失することは少ない。まれに1日続くようなこともある。次第に色が褪せ，輪郭が不鮮明になって消失する。

　パリノプシアでは生じた視覚像が現実の外界に適切に組み込まれていることがあり，クリスマスパーティーの入り口で見たサンタクロースの見事な白いひげが，会場に入ったら出席者のすべての顔について見えた(Meadows & Munro, 1977の症例1)，出かける前に新しい服を見た鏡の中の自分の姿に満足して家を出たら，道を行く女性すべてが自分と同じ服を着ていた(Mitchel & Troost, 1980の症例1)などが報告されている。パリノプシアは，直前に見た刺激の一部が再現する場合が多く，その点が単なる幻視との相違とされているが，出現までにかなりの遅延が見られることもある。パリノプシアの症状は数日から数週間の間に一過性に出現して消失することが多いが，6年間毎日のように生じた症例(Cummings et al., 1982)もある。

e. 幻　視

　脳損傷者が頻繁な幻視(visual halluchination)を報告する例も多い。幻視の内容はさまざまで，閃光，光点，ジグザグな線，星形，簡単な幾何図形など単純なものは，要素的(elementary)，非有形(nonformed)幻視と呼ばれる。眼球を機械的に圧迫したときなどに生じる網膜への光刺激によらない光感覚を意味する閃光感覚(phosphene：眼閃ともいう)なる用語が用いられることもある。明るい刺激として見えることが多いが，小さな暗点が生じる場合もあり，陽性暗点(positive scotoma)という。幻視の内容は時間とともに変化することが多く，フリッカー光(15秒)，光の噴射(60秒)，星(30秒)の系列が，15分から20分ごとに繰り返し生じた例もある(Bender, 1963)。要素的幻視は静止している場合と動く場合とがあり，動く場合はジグザグ運動，円運動，振動などが多い。ほとんどが水平方向の運動で，垂直方向は少ない。色つきの場合と無色の場合とがあるが，色つきの場合は，赤，緑，黄色，青などの主要色が鮮明に見える。後頭葉の損傷で損傷側とは反対の視野に見えるが，健全な視野に生じる場合と視野の欠損部に生じる場合とがある。

　幻視の内容が，単なる閃光や光点よりは複雑で，具体的な場面や状況ほどは複雑ではない場合を複雑型(complex)・有形(formed)幻視というが，要素的幻視との境界は必ずしも明確ではない。人間や動物が出現することが多いが，大きさはかなり小さく，小びと幻視(lilliputian hallucination)，小動物幻視(zoopsia)などと呼ばれている。子どもの場合は，てんかんの前兆として数字や文字，単語が見えることが多い。視野欠損とは関係なく出現することもあるが，暗点や半盲部に出現することもある。

　着ている物も同じ自分自身の分身が，鏡を見るように鮮明に見え，

動作も忠実に再現する場合があり，自己像幻視(autoscopy または heautoscopy)と呼ばれている。

意味のある状況や場面が現れる幻視は，経験性(experiential)・複合(compound)幻視という。過去に経験したことがある状況が多いが，記憶にない場面のこともある。状況が変化する場合もあり，左の視野に雪で覆われた見慣れた山が見え，その見え方が患者自身が登って行くかのように変化し，数秒後に頂上にたどり着いたと思われる場面に達して消失した例も報告されている(Russell & Whitty, 1955)。要素的幻視や複雑型幻視は半側視野に生じるが，経験性幻視は視野全体に生じることもある。

幻視はてんかん発作の前兆として生じることが多いが，発作に至らない場合でも，損傷部位近辺に生じた皮質活動が原因とみられており，この見解は，皮質の電気刺激によっても同様の幻視が生じる事実によって支持されている。

損傷が後頭葉の場合は要素的幻視が生じ，損傷部位が前方，すなわち視覚連合野の高次なレベルに進むほど内容が複雑になっていくが，この点は皮質刺激の結果と一致しており(Penfield & Rasmussen, 1950；Penfield & Perot, 1963 など)，またV1から高次な視覚皮質に進むほど，ニューロンが最も強く反応する最適刺激が複雑になっていく事実とも一致している。

視野の欠損部に限定して生じる幻視があり，ケルメルはこの現象を，形が単純な有色パターン(Kolmel, H. W., 1984)と有形幻視(Kolmel, 1985)に分けて詳しく分析している。有色パターンは，菱形や円，楕円など，簡単な幾何図形の組み合わせに鮮明な色がついている点に特徴があり，色は赤，黄色，緑，青の主要4色が多く，このうちの1色あるいは2色，3色のみの場合もある。4色の場合は，

複数の菱形や円，楕円などが4等分された中で，上は左が黄色で右が緑，下は左が赤で右が青と4色がすべて同じ配列になっている。この配列は，患者が違っても同じである。パターンは半盲部の一部に突然出現してほとんど動かず，開閉眼などを試みても意図的に消すことはできず，自然に消滅するのを待つことになる。鮮明な色をもった幻視が半盲部に出現している間でも，健側視野の視力，色彩視はともに正常に保たれている。

　半盲部の有形幻視は，物品，人間，動物などが出現するもので，大きさは小さく色はついておらず，同じ像が多数配列している場合が多い。像が静止している症例と動いている症例とがあり，静止と運動の両方が体験された症例では，幻視の内容がそれぞれ異なっている。方向に関係なく眼球を急速に動かすと幻視は消失するので，幻視に悩む患者は眼球を動かして幻視を消すことを学習している。

　有色パターンの場合も有形幻視の場合も，後頭葉の脳血管障害によって生じており，X線CTによる分析の結果は，いずれもV1を含む後頭葉内側面から深部に及ぶ損傷となっているが，有形幻視の場合の方が明らかに損傷が大きくなっている。

f. 中枢性錯視

　視野内の刺激が見えてはいるが，その見え方が，刺激の物理的性質とは異なっている場合があり，中枢性錯視(central visual illusion)，変形視(metamorphopsia)などと呼ばれている。これにはさまざまな種類があるが，① 空間内の位置の変化，② 見えの大きさの変化，③ 輪郭の変形，④ 空間軸の傾き，⑤ 数の増加，⑥ 色の変化，にまとめることができる。なお，③ の輪郭の変形のみを変形視と呼ぶ立場もある(Gloning et al., 1968)。

　対象の見えの位置の変化は，2次元空間で生じる場合と，3次元

空間で生じる場合とがある。2次元での変化は前額平面での位置のずれで，極端な場合は，位置の左右が逆転して左側の刺激が右に見えることがあり，これを視覚性アロエステジー(visual alloesthesia)という。3次元での位置の変化には，実際より遠く見える遠隔視(teleopsia)と近くに見える接近視(pelopsia)とがある。見えの大きさの変化には，対象が実際より小さく見える小視症(micropsia)と大きく見える大視症(macropsia)とがある。小視症は遠隔視を伴って遠く小さく見え，大視症は接近視を伴って近く大きく見える場合が多い。しかし見えの距離の変化と大きさの変化が一致せず，距離の変化を伴わずに大きさが変化したり，遠く大きく見える，近く小さく見えるなどの場合もある。こうした見えの変化は，視野の一部のみに生じることが多く，対面した医師の顔の左半分は大きく，右半分は小さく見えて仰天した症例も記載されている(Bender & Teuber, 1949)。輪郭の変形は，対象がゆがんで見える場合にあたるが，視野の一部に遠隔視や接近視，小視症，大視症がある場合は，視野内のそうした部位と健全な部位との両方にかかる刺激はゆがんで見えることになる。視野全体の見えの大きさの変化が，縦あるいは横の1次元のみに生じ，刺激が縦や横に伸びて見えることもある。机など，長い直線を輪郭に持つ対象の場合は，形自体は変化しないが，まっすぐな輪郭が波を打ったりいばらのように棘が出ているように見えることがある。

　視空間の水平・垂直軸が回転して刺激が傾いて見える場合は，傾斜視(oblique vison)というが，直交する軸の一方のみが傾くこともあり，その場合は輪郭がゆがむことになる。水平軸と垂直軸がともに回転しているが，回転の角度が違っている場合も輪郭はゆがむ。

　傾斜視の最も極端な場合が，180度回転して上下が逆転する逆転

視(inverted vision)で，通常発作性に一時期繰り返し生じ，以後は消失することが多い。逆転は視野内のすべてで生じ，逆転する過程が空間全体の回転として経験されることが多い。その場合，回転方向はすべて時計回りでその逆の報告はない。逆転が意識されたときは，「夫が寝室に逆立ちして入ってくるのでビックリしたと同時にベットからずり落ちるような気がしてベットの枠にしがみついた」など，身体の不安定感を持つことが多い(Solms, M. et al., 1988)。なお，逆転視という用語を，「自宅の間取りや，外の建物が左右逆転して感じられ，実際に逆の方向に歩いてしまう」など，左右や前後の逆転に使い，上下の逆転を倒錯視と呼ぶ立場もある。

　刺激の数が増えて見える場合，2つに見えるのを複視(diplopsia)，3つに見えるのを三重視(triplopsia)，などというが，これらをまとめて多視症(polyopsia)という。複視は眼筋麻痺などによっても起こるが，この場合は，片眼を閉じれば像の1つが消えて複視もおさまる。原因が中枢にある場合は，片眼を閉じても像が1つになることはなく，これを単眼複視(monocular diplopsia)という。刺激の増え方はさまざまで，前額面で増える場合や矢状面で次第に遠くなるかたちで増える場合が多い。天井のランプを見ると，本物を7個のランプが丸く囲んで見えた例も報告されている(Gloning et al., 1968)。多視症は，長時間の凝視，眼球運動，対象の動きなどによって数が増す傾向がある。小さな対象では，実物と虚像とは完全に分離しているが，机など大きな対象の場合は，輪郭の一部が重なったまま増えていく。増えた虚像は，不鮮明，小さいなど実物と区別できる場合が多いが，間違って虚像に手を伸ばすなど，実物と区別できないほど鮮明に生じることもある。

　見えの色の変化は変色視(colour metamorphopsia)と呼ばれるが，

特定の色の見え方が変化するのではなく，視野全体が特定の色で覆われたような状態になり，赤く見える赤視症(erythropsia)，黄色く見える黄視症(exantopsia)，緑に見える緑視症(chloropsia)などが知られているがいずれも長い波長の色で，青や紫など短い波長に見える例は報告されていない。これは，網膜の青錐体が赤錐体や緑錐体より数が極端に少ないことに関係していると思われる。こうした患者は，塗り絵や色のマッチングなどで誤りを冒す。

対象の見えに関するこうしたさまざまな変化は，対象を見た時点から生じていることもあるが，数秒間の凝視の後に生じてくる場合が多い。

対象の見え方自体ではなく，見たときの感じに変化が起こる場合もあり，初めて見る状況を以前見たことがあるように感じる既視感(déjà-vu)と，逆に熟知した状況なのに初めて見るように感じる未視感(jamais-vu)が知られているが，これら2つは後頭葉ではなく側頭葉の異常が原因とみられている。

(2) 特定の視覚機能の喪失

網膜に入る視覚刺激には，明るさ，形，色，奥行き，運動，肌理(きめ)などさまざまな属性(attribute)が含まれているが，脳の損傷によって，こうした属性のうちの特定のものだけの知覚が選択的に障害されることがある。

a. 大脳性色盲

早くから知られているのは，外界から色が消えて白黒の世界になる大脳性色盲(cerebral achromatopsia)で，視野全体から色が消える以外に，半側視野，あるいは1/4視野に生じることもある。特に半側視野の場合は半視野色盲(hemiachromatopsia)という。視野の

1/4で生じる場合は,必ず上1/4で,下1/4だけに色盲が生じた例はない(Kolmel, 1988)。これは,損傷により大脳性色盲を起こす色彩中枢が,視野の上部を表象する鳥距溝より下に位置することによる。半視野色盲の場合,色のついた刺激が水平方向の運動を繰り返すと,刺激が視野の垂直経線を超えるたびに,色が見えたり灰色になったりする。大脳性色盲にもさまざまな程度があり,中心視では色が残っていることがある。また,青と緑は見えないが赤は見える例も報告されている(Pearlman et al., 1979など)。随伴症状もさまざまで,相貌失認が合併している例が最も多いが,地誌的見当識の喪失も多く,失読が伴っている場合もある。

等輝度で色が異なる刺激を隙間なく配列すると,色はわからなくても色の境界を指摘することができることがある。これは,石原式色盲テストが通常の観察距離では読めなくても,2～3m離して個々のドットが見えない距離にすると読めることと関係している(Heywood et al., 1991)。視覚イメージにも色がないとする報告がある(Beauvois & Saillant, 1985など)が,外界はすべて灰色でも,イメージには色があるとする報告もある(Shuren et al., 1996など)。逆に色の知覚には異常がないのに,イメージには色がない症例も報告されている(De Vrees, 1991など)。イメージにも夢にも色がない例(Sacks & Wasser-man, 1987)と,イメージには色がないが夢には色がある例(Damasio et al., 1980の症例2)も報告されている。ザックスらの症例は病前は音を聴くとさまざまな色が見える共感覚(synesthesia)の持ち主で,それを楽しんでいる傾向さえあったが,発症後はそれも消失している。

大脳性色盲では,色がついている対象は,それぞれの色の明るさに相当する灰色に見えるので,色がきれいという印象がなくなって

いるだけで,外界の知覚は,白黒のテレビや映画を見ているときと同じで特に問題はない。明るさはもとより,形や奥行き,運動といった他の属性の知覚は健全に保たれており,日常生活では辛子とマヨネーズを間違えるなど,色が重要な手がかりになる場合以外はこれといって困ることはない。しかし,外界から色が消えたことを自ら訴える患者の多くは,ただ色が消えただけではなく,汚く汚れて見える,と訴えることが多い。

サルではV4が色彩視の中枢とされているが,細胞構築と髄鞘構築がこれと同じ部位がヒトでは紡錘状回後部にあり(Clarke & Miklossy, 1990),賦活研究でもその部位が色刺激で活性化することが明らかされている(Sakai et al., 1995 など)。その後,色覚検査としては最も精密とされているファーンスウオース・マンセル100色相検査(Farnsworth, D., 1943)を賦活研究にも使える形にした検査を開発して,それを施行中の脳の活動部位を調べた研究が行われ(Beauchamp et al., 1999),紡錘状回後部に加えて,より前方で内側の部位も活性化することが明らかにされた。ゼキら(Zeki, S. & Bartlet, 1999))も同様の結果を得ており,この前方の部位をV4αと名づけ,左右のV4とV4αが回路を形成していると考えて,これをV4複合体と呼んでいる。V4複合体は,側頭後頭葉内側下部のかなり広い範囲に及んでいることになるが,大脳性色盲にもさまざまなタイプや重傷度が認められるのは,病巣がこの中のどこまで及んでいるかによると考えられる。ダマジオら(Damasio, A. R. et al., 1980)は,病巣が紡錘状回の後部に及んでいるほど症状が重く,回復も悪いと述べている。

b. 運動視の喪失

脳の損傷によって運動視が喪失することがあり,運動盲(motion

blindness；akinetopsia ともいう)と呼ばれる。サルの脳で明らかにされた運動視の中枢V5は，ヒトでは側頭後頭接合部にあることが確認されているが，左右の位置が離れているために両側が同時に損傷されることはめったになく，運動盲の報告はきわめて少ない。ドイツにツイールら(Zhil, J. et al., 1983, 1991 など)が報告した発症時41歳の女性 L. M. がおり，この女性に関しては，その後も賦活研究も含めて多数の論文が刊行されている。

L. M. は，「すべての方向の運動が知覚できない」と訴え，「ポットで紅茶やコーヒーを注ぐとき，流れ出るようには見えず，ポットの出口からカップまで凍りついたように見える」，「沸騰したやかんから立ち上る湯気は，やかんの上に雲がぽっかりと浮いたように見える」などと述べている。こうした運動知覚の障害は視覚に限られ，音源の運動や触覚刺激の運動は正しく知覚することができている。

L. M. の病巣については，1983年の論文にはX線CTの画像が記載されているが，その後MRによってとらえられた病巣をL. M. 自身の3次元の脳に記入した画像が提示され(Shipp et al., 1994)，側頭後頭接合部のV5を含む右半球優位の両側性の大きな損傷であることが確認されている。

c. 奥行き知覚の喪失

脳の損傷によって，奥行き知覚が失われることもあり，立体視の喪失(loss of stereoscopic vision)と呼ばれている。これは，立体視機能を測定する深径覚計などの成績が低下しているといったレベルよりはるかに重度な障害で，患者は，すべての物が同じ平面にあるように見えると訴える。リドック(Riddoch, G., 1917)の症例3はその典型で，右後頭極付近から砲弾の破片を除去する手術を受けた後，左同名性半盲を呈したが，残った右視野で厚さや奥行きが全く見え

ないと訴えている。太った人も輪郭だけが見えて厚みが感じられず，厚紙に描いた人間が動いているように見えるという。こうした見え方は，両眼視でも単眼視でも変わりはない。しかし，額に平行な面での物の長さは，水平方向でも垂直方向でも正しく判断することができる。

d. 対象の定位知覚の喪失

近年，対象が正立しているのか傾いているのかを判断することができない症例が相次いで報告されている(Turnbull et al., 1995；Karnath et al., 2000；Harris et al., 2001 など)。患者は視覚刺激をさまざまな角度に傾けて提示してもそれが何であるかを認知することができるが，提示された刺激が通常見る定位なのかどうかを答えたり，傾いている刺激を正立の位置に回転することができない。これは，四つ足の動物など，刺激自体に定位を判断する手がかりが含まれている場合でも同じである。しかし正立の場合は正しく正立であることを認めるので，刺激の定位が完全に失われているわけではない。こうした患者は，刺激の模写でも90度回転して描くことがある(Turnbull et al., 1997)。

これと類似した病態として，刺激の鏡映像を鏡映像として知覚できない場合があり，患者は図2・1(a)のように1つが他の鏡映像になっている3個の刺激のなかで異質な刺激1つを選び出すことができない。口や眼，後ろ脚など動物の各部を正しく指摘することはできるが，それでも患者は3つがすべて同じに見えるという。刺激を透明紙の上に描いて重ね合わせ，鏡映像は重ならないことを確認しても，やはり3つは同じに見えると述べている。3つの刺激を横に並べても縦に並べても同じで，図2・1(b)のように刺激の1つが他とわずかに違う場合は，すぐに気づいている。この症例は，単

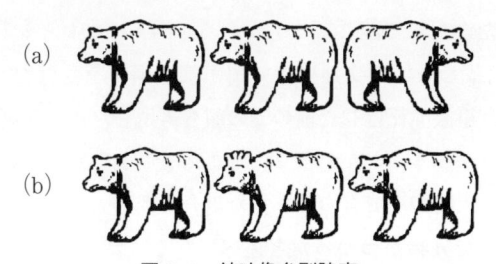

図 2・1 鏡映像弁別障害
(a) 弁別できなかった課題，(b) 弁別できた課題
出典) Turnbull & McCarthy(1996)を改変

語の鏡映像や，単語を構成する文字を逆転した刺激などでも同じ検査を受けているが，単語や文字の場合は異質な配列を問題なく選び出しており，障害は物体に限られている(Turnbull et al., 1996)。

これら2つの病態は，いずれも対象が何であるかに関する情報は適切に処理されているが，空間に関する情報が適切に処理されていない状態にあたり，後に述べる視覚系の腹側(何)経路と背側(何処)径路の観点から説明することが試みられている。

以上，特定の視覚機能の喪失として，大脳性色盲，運動盲，奥行き知覚，刺激の定位の喪失などの例を紹介してきたが，こうした患者で失われているのは，それぞれ色彩知覚，運動知覚，奥行き知覚，定位知覚など，特定の属性のみであり，他の属性の処理機能がほぼ健全に保たれている点に特徴がある。これは脳が，さまざまな属性を持つ外界の刺激を一括して処理しているのではなく，属性ごとにシステムを割り当てそれぞれ別個に処理していることを示している。

e. 視覚イメージの喪失

先に皮質盲や皮質性色盲の項で述べたように視覚イメージの喪失は，他の障害に随伴して起こることもあるが，イメージの喪失だけ

が孤立したかたちで起こることがある。例えばブレイン(Brain, R., 1954)が記載している交通事故で前頭部に損傷を受けた36歳の建築技師は，事故で死亡した前の妻の顔も再婚した新しい妻の顔もイメージを浮かべることができないと訴えている。夢については，例えば特定の人物が出てきた夢を見た場合，登場人物の姿は出てこないで声だけで人物がわかったと述べている。夢を見るのではなく，夢を聴いているのである。毎日車で通っている自宅からオフィスまでの道順は，イメージが浮かばないために説明することはできないが，実際に通うときには何も問題がない。

　視知覚には障害がないのに，視覚イメージが選択的に喪失している症例は，他に R. M.（Farah, M., 1988 など）や D. W.（Riddoch, M. J., 1990）などがある。R. M. は，記憶を頼りに物品を描いたり記述することができず，夢のイメージも生じていない。D. W. は，記憶を頼りに描けないことに加えて，言われた2種類の動物のどちらが尾が長いか，といったイメージを頼りにした課題にも答えられていない。ゴールデンバーグ(Goldenberg, G., 1992)が報告している K. Qu. は，色と形のイメージは喪失しているが文字，顔，空間のイメージは残っている。

　神経心理学の研究史にとってきわめて重要なのは，ルヴァインら(Levine, D. N. et al., 1985)の報告で，ここでは，物に関するイメージの障害と空間に関するイメージの障害の二重乖離を示す2症例が記載されている。二重乖離(double dissociation)は，神経心理学の中で，損傷事例から特定の機能を特定の脳内部位に局在させるにあたってきわめて重要な概念である。部位 A に損傷を持つ患者 a が，機能 X の障害を起こしているが，機能 Y の障害は起こしていない場合を一重乖離というが，これだけでは部位 A は機能 X と関

係しているが機能Yとは関係していないという結論を引き出すことはできない。機能Xと機能Yとでは，機能Yの方が単純なために障害が現れなかったとも考えられるからである。ここでさらに部位Bに損傷を持つ別の症例bが出現し，その症例には機能Xの障害はなく機能Yが障害されていると，症例a, bで二重乖離が成立していることになり，これによって機能の単純さによる説明が排除され，部位Aは機能Xと，部位Bは機能Yと関係しているという結論を明確に引き出すことができるのである。ルヴァインらの症例1は，18歳のときの交通事故で右側頭葉前部を切除する手術を受けた男性（事故後28年のMRIで視覚連合野（後頭葉下部）とその深部白質の損傷も確認されている）で，頭部損傷後でも言語性IQが132と高く，大学院まで卒業して牧師の仕事に就いている。病態は，相貌失認と大脳性性色盲に加えて物品，顔，動物，色の視覚イメージの喪失が生じている。象や時計の絵をモデルなしで描かせると，イメージが浮かばないために，IQが132とはとうてい思えないほど拙劣な絵を描くが，模写ではできている。熊とライオンの違いを答えることも，リンカーン，チャーチル，ケネディーの特徴を述べることもできず，スイカの中の色，ブドウの色も答えられない。しかし視空間の知覚とイメージには異常が認められず，街で迷うことはなく，市内のさまざまな道順を，浮かんだイメージを手がかりに説明することができ，アメリカの白地図に言われ都市を正確に記入することができる。

症例2は，43歳のときに脳出血により頭頂後頭領域に両側性の損傷が生じた男性で，右同名性半盲に加えて左視野も狭窄しており，凝視が困難なために視力検査はできないが，4フィート（140 cm）の距離で25セントコインの認知ができている。症例1ができなかっ

た物品や人物，動物の特徴を正しく記述することができたが，自分の家の中でも迷い，5年以上ほとんど毎日通っていた近くの店までの道順は，イメージが浮かばないために説明することができない。しかし，店の特徴や店の主人の特徴は正しく言うことができている。

まとめると，後頭葉下部に損傷がある症例1は，何(what)，すなわち物品や人，動物，色に関するイメージは障害されているが何処(where)すなわち空間に関するイメージは障害されておらず，頭頂後頭葉に損傷のある症例2は，何に関するイメージは健全で，何処に関するイメージが障害されていることになり，二重乖離が見事に成立しているのである。さらにルヴァインらは，多数の文献例を分析して，後頭葉内側部の鳥距溝より下(腹側部)の損傷では何に関する障害が，鳥距溝より上(背側部)の損傷では何処に関する障害が起きていると結論している。

この論文が報告される少し前にミシュキンら(Mishkin, M. et al., 1983)は，サルの下側頭葉のTE野を両側破壊すると物品の弁別ができなくなり，頭頂葉のPG野を両側破壊すると物品が置かれた位置の弁別ができなくなることを明らかにして，網膜からV1に入ったすべての視覚情報は2つに分かれ，物品(何；what)に関する情報はV1から側頭葉に向かう腹側経路を介して，空間(何処；where)に関する情報は頭頂葉に向かう背側径路を介して伝えられていくとし，前者を何径路(what stream)，後者を何処径路(where stream)と呼んだ。ルヴァインらの報告は，示された証拠はイメージの段階ではあるが，人間の損傷研究でも，サルの脳で明らかにされた腹側経路と背側径路による並列分散処理の原理に該当する結果となっているのである。ルヴァインらの論文が報告されて以降，人間の損傷研究で得られた知見をサルの脳の研究で明らかにされてい

る知見と対応づける試みが活発となり，これは，その後出現した賦活研究にも引き継がれていくことになる。

なお，この背側経路と腹側経路の2分法は，その後の研究により背側経路をさらに2分して，頭頂葉の上部に向かい，対象の形態や位置，運動などの情報を意識に登らないかたちで処理して行為を直接コントロールする背背側経路と，頭頂葉の下部に向かい，対象の位置や運動の情報を意識に登るかたちで処理する腹背側経路に分ける考え方も提唱されている(Rizzolatti & Matelli, 2003 など)。

f. 視覚情報の処理段階の障害と対象の認知の障害の乖離

これまでは，脳の損傷によって視覚対象がゆがんで見えたり，大きさが変わったり，傾いたり逆転したり，数が増えたり，あるいは色や運動が消えたりする病態について述べてきたが，こうした病態は，人間の視覚系が刺激対象を脳に損傷がない人間が見ているように処理する過程になんらかの齟齬が生じた結果とみることができる。すなわち，視覚情報処理過程に異常が生じたのである。しかし，こうした病態を持つ患者のほとんどは，刺激対象が健常者と同じように見えていない状況の中で，刺激対象が何であるかは正しく認識できている。刺激対象の形や大きさが変わったり，回転したり数が増えたり，色が消えたりしても，見てい対象が何かは分かっており，刺激対象の処理の過程に障害があっても，刺激対象を認知する過程は健常に働いているのである。これとは反対の状況が，次項で述べる失認症である。

(3) 対象の認知の障害──失認症

a. 失認症の定義

失認症(agnosia)は，要素的感覚障害や知能障害によらない対象

の認知の障害と定義される。モダリティ特異的に生ずることが多く，見た対象を認知できない場合を視覚性失認(visual agnosia)，聴いた音を認知できない場合を聴覚性失認(auditory agnosia)，触った対象が認知できない場合を触覚性失認(tactile agnosia)という。感覚にはこれら3つの他に味覚と嗅覚とがあり，合わせて5感といわれているが，味覚と嗅覚は，低次の感覚過程と高次の認知過程との区別が曖昧なために，失認症が問題になることはない。

視覚性失認は，特定の種類の刺激に対して特異的に起こることがあり，日常物品の認知ができない視覚性物体失認(visual object agnosia)，人の顔が認知できない相貌失認(prosopagnosia)，失語がなく，書くこともできるのに読むことができない視覚性失認性失読(visual agnostic alexia，純粋失読 pure alexia，失書を伴わない失読 alexia without agraphia ともいう)，街並みや建物が認知できない環境失認(environmental agnosia，街並み失認 randmark agnosia, agnosia for streets and houses ともいう)，色の認知ができない色彩失認(colour agnosia)などが区別されている。このうち物体失認は失認症の典型に当たるもので，視覚性失認という用語が，物体失認と同義に用いられることも多い。また色彩失認は，色名呼称障害(colour naming difficulty)にすぎないとする議論もある。

物体失認の場合，患者の前にハサミを提示しても，患者はハサミと言うことも使い方を手で示すこともできない。紙を渡して切るように指示しても，目の前にあるのが紙を切る道具であることが分かっていないので，いろいろ探して最後に手で切ったりする。ところがハサミを手で触ったり，耳元でハサミを動かして"ジョキジョキ"というハサミ固有の音を聴かせると，すぐに「ハサミ」と言うことも，ハサミを手に持って紙を切ることができるようになる。感

覚入力のモダリティが変わればすぐに認知できるので、見て認知できなかった理由が、対象を認知する能力自体が低下しているためではないことは明らかである。この事実によって、失認症の定義の後半の部分、「知能障害によらない」という点がクリアされている。次にハサミが見えているのかどうかに関しては、ハサミを模写させると、何を模写したのかが分かるように描くことができるので、見て認知できないのは、感覚障害のためではないことが明らかになる。

こうした失認症の定義はきわめて明解で、トイバー(Teuber, 1968)は、この状態を、「意味を取り去られた正常な知覚」と表現したが、この点が問題となり、今日まで議論が続いている。失認症の問題は、まさに第1章で述べた、神経心理学のコントロヴァシーの一つなのである。

b. 失認症の研究史

失認症の研究は、ムンク(Munk, H., 1881)による、イヌの大脳皮質を切除した一連の研究からスタートしている。まず、イヌの視覚投射野(V1)を切除すると、イヌは皮質盲となり、歩いていて障害物にぶつかるが、V1を残してその前の視覚連合野を切除すると、イヌは障害物にぶつからずに歩くことができるので、見えていることは明らかだが、見えている対象の意味がわかっていないように思われた。火を見ても熱いと感じるまで近づいていく、主人や餌を見ても、臭いが手がかりにならない限り関心を示さないなどである。ムンクはこの状態を精神盲(Seelenblinheit)と呼んだが、この用語は、イギリスに渡ってpsychic blindnessと訳されている。

ムンクの報告が出ると、すぐに臨床の分野でも、人間でも同様の病態が有ることが報告され、リッサウエル(Lissauer, H., 1990)は、精神盲を統覚型(apperceptive type；知覚型とも訳される)と連合型

(associative type)に分類し，その後の失認に関する考え方に大きな影響を与えた失認論を確立させた。

　リッサウエルの考え方は，対象を認知する皮質過程は2つの段階から成立しているとする考え方に基づくもので，これは彼の師にあたるウェルニッケの認知成立論の影響を受けている。ウェルニッケは，過去に類似の物を見た経験がある対象の認知が成立する過程を次のように考えている。対象が正しく処理されて知覚が成立すると，脳内には類似の物を過去に見たときの経験の視覚記憶が喚起される。この過程を一次性再認と呼ぶが，この段階ではまだ認知は成立しない。視覚記憶が喚起されると，それを手がかりに過去に類似の物を見たときに同時に経験した他のモダリティの記憶が連合を通じて喚起される。これが二次性再認で，この段階で認知が成立することになる。統覚は，「感覚印象を最高の強度で受け入れる知覚の最高の段階」と定義されているが，これが一次性再認に相当し，統覚に続いて「知覚された内容を他の観念と結びつける過程，すなわち連合」が生じ，これによって知覚に意味が加えられる認知が成立することになる。この2つの過程それぞれの障害は，統覚型精神盲と連合型精神盲に対応し，統覚型は一次性再認の障害，連合型は二次性再認の障害ということになる。リッサウエルは，これら2つの型の精神盲の臨床上の区別は，刺激の模写ができるかどうかによるとしており，統覚型は模写が不可能で，連合型は刺激を模写することができる。その後フロイド(Freud, S., 1891)がAgnosie(英語ではagnosia)という用語を用いるべきであると主張し，それが広く受け入れられて以後その用語が用いられるようになった。

　リッサウエルの失認論に対して全体論の立場は，失認症の存在自体を否定する理論を展開した。要素的感覚障害と知能障害によらな

い対象の認知の障害という定義を認めてしまうと,結局,局在論に基づく連合説を認めることになってしまうからである。そのため,感覚障害も知能障害もないのに認知ができないとして失認症と診断された患者の報告は,検査が不十分なためで,精密に検査すれば感覚障害も知能障害もとらえられる,とまで極論されたのである。その典型は,バイ(Bay, E., 1953)で,彼は失認症とされている患者に種々の感覚検査を行い,患者には何らかの感覚障害があると主張した。その一つが局所順応時間(local adaptation taime)で,これは凝視点からさまざまな位置に小さな色刺激を提示すると,時間とともに色が褪せてついには消失して見えなくなる現象で,失認症とされた患者にこの検査を行うと,色が消滅するまでの時間,すなわち局所順応時間が明らかに短縮していることを明らかにしたのである。

これに対してエトリンジャー(Ettlinger, G., 1956)は,局所順応時間を含むバイが用いたさまざまな感覚検査(明るさの弁別,フリッカー融合頻度,瞬間提示視力,仮現運動など)を30例の患者に施行し,感覚検査の成績と対象を認知する能力との間には相関がないことを明らかにしている。局所順応時間が著しく短縮していても認知能力が高い患者もいれば,局所順応時間は健常者と同じ程度でも,認知能力が著しく低い患者もいたのである。

失認症の存在自体を巡るこうした議論が闘わされている中で事態をさらに混乱に導いたのは,アメリカでもヨーロッパでも,テキストを書くレベルの神経学の実力者たちが,「自分は何百例という脳損傷患者を体験しているが,失認症の定義にかなった症例は1例も経験していない」と主張したことであった。

しかしこの主張は,後に脳血管障害を病因とする失認症患者が報告されるようになると,サンプリングミスに基づく主張であること

が明らかになっている。神経学の実力者たちが対象とした多数の脳損傷患者は，第一次世界大戦で頭部に銃弾が当たった銃創例がほとんどで，頭部銃創でも生き残っている症例は，前頭葉や頭頂葉，側頭葉など，脳の中でも生きるために基本的に必要な機能を営んでいる脳幹から離れた部位の損傷に限られている。ところが視覚性失認症の損傷部位は，脳幹に近い後頭葉内側下部で，ここが銃弾で損傷された症例は，生き残ることができず，そのために，戦傷例には視覚性失認が全くみられなかったのである。

このように，失認症の存在自体が議論の的となっていたが，1965年に先に述べたゲシュヴィンドの論文が出現し，神経心理学の考え方にウェルニッケ流の連合説が再び復興してきた中で，リッサウエルの失認症の2分類に該当する症例が，ゲシュヴィンドを中心とするボストン学派の中から次々と登場してくる。

c. 統覚型視覚性失認

リッサウエルは，連合型視覚性失認については自験例の精密な臨床記述を行っているが，統覚型については症例を記載しておらず，視力など要素的な視覚機能は保たれたており，描くための運動機能にも異常がないのに対象の模写ができない状態は，長い間その存在自体が疑問視されていたが，まさに統覚型と思われる症例が，ベンソンとグリーンバーグ(Benson, D. F. & Greenberg, J. P., 1969；Efron, R., 1968)によって報告された。患者は一酸化炭素中毒から蘇生した若い兵士で，文字が読めないために視力は測定されていないが，さまざまな角度に提示された文字Eの方向を指摘することができ，また小さな物体の運動を標準的な距離で検出することができた。視角がほぼ2度の大きさの枠の中の明るさのわずかな違い(0.6 log unit)も，波長のわずかな違い($7 \sim 10 \mu m$)も区別すること

ができた。このように,明るさ,波長,面積のわずかな違いを検出することができ,眼前の物体のわずかな動きに反応することもでき,視野も完全なので,視覚機能は十分保たれていると思われるのに,患者は同じ明るさ,同じ色,同じ面積で形だけが異なる2つの対象を区別することができず,もちろん対象の認知もできていない。しかし,色に関しては,認知も呼称も可能で,日常物品を見せると,色や大きさを手がかりにそれが何であるかを推測している(安全ピン—銀色で光っているから爪切りでは,など)。ベンソンらはこうした病態を視覚性形態失認(visual form agnosia)と呼んでいるが,この症例の形態視がなぜ障害されたかは明らかではない。ベンソンらは,一酸化炭素中毒による両側V1の特定の層に限局した損傷を考えているが,推測の域を出ていない。なお,エフロンは,この症例が明るさのわずかな違いにも敏感なことから,形の弁別テストとして,明るさは同じで形のみが異なる刺激対を用いており,以後これがエフロンテストとして,他の症例にも広く用いられている。

一酸化炭素中毒を病因とする同様の症例も多く(Alexandr et al., 1983など),他に,水銀中毒による症例(Landis et al., 1982)も報告されている。こうした症例に共通した特徴として,①視野欠損が視覚認知の障害ではない,②視力は全例で正常か十分認知可能な水準を保っている,③色彩視はほぼ正常で,色が手がかりになる場合は対象の認知もできる,④凝視の維持は可能,⑤奥行き知覚には問題はない,⑥運動知覚にも問題はない,⑦輪郭をなぞったり,刺激を動かしたり,描いているところを見せたりすると認知が促進される,などを挙げることができる(Farah, 1990)。

d. 連合型視覚性失認

今日までに,リッサウエルのいう連合型視覚性失認の症例はかな

りの数が報告されているが，比較的早く報告されたルーベンスとベンソンの症例(Rubens, A. B. & Benson, D. R., 1971)は，知能と記憶力に優れ，模写をはじめとする視覚検査の成績も良く，まさに連合型の典型ともいえる症例で，多くの書物(河内，1984aなど)で連合型の代表として紹介されている。失認症の存在自体を否定する議論が続く中でゲシュヴィンドによるウェルニッケ流の皮質連合説の復興が始まって間もない時期に出現したこの症例は，神経心理学の考え方の変換に大きな影響を及ぼしたともいえるのである。

酒が好きな47歳の男性の医師は，酒の飲み過ぎによる急性低血圧症の後遺症として，特異な視覚障害が生じた。黄斑回避を伴う右同名性半盲が慢性期の唯一の神経学的徴候で，運動麻痺は回復しており，身体感覚の異常もなかったが，純粋失読，色名呼称障害，相貌失認，物体失認を呈したのである。こうした視覚認知の障害にもかかわらず，一時的な視覚機能が健全であることは，模写の成績(図2・2)も，類似した妨害刺激のある形のマッチングの成績も良く，多数の曲線が複雑に入り組んだ図で，それぞれの線の出発点と終止点を判断する課題も，手でたどることなく見るだけで困難なくできている。模写のテストでは，モデルも上手にできた自分の模写も認知することはできていない。聴診器を見せると，「長いひもの先に丸い物がついている，懐中時計では」と答え，大きなマッチ箱は，「鍵でも入れる入れ物でしょう」と答えるなど，大まかな形はとらえているものの，認知は成立していない。視覚イメージは消失しておらず，眼鏡，ハンマー，椅子などをそれとわかるように描いているが，自分が描いた物を認知することはできない。WAISによる発症後の知能も，言語性IQ 130，動作性IQ 113，全IQ 124ときわめて高く，WMSによる記憶指数は，143+と報告されている。これ

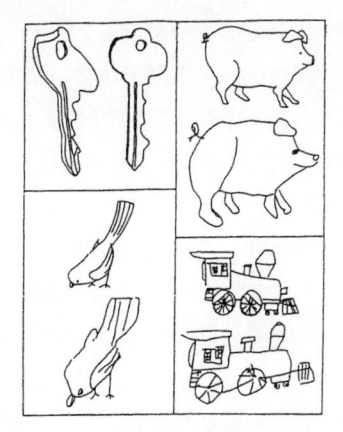

図 2・2 連合型視覚性失認患者の模写
模写前はすべてのモデルの認知が不能で、正しく模写した後も、鍵―分かりません、豚―イヌか何か動物でしょう、鳥―開眼に転がっている木の切り株でしょう、汽車―大きな車輪が小さな車輪を引っ張っている、と答えている。
出典) Rubens & Benson (1971)

はこの症例の素点が標準化のデータの上限を超えた高さであることを意味している。この症例は、剖検の結果、ほぼ左右対称な紡錘状回の両側性の損傷と脳梁膨大部の損傷に加えて、右半球の下縦束の切断が確認されている (Benson et al., 1974)。連合型視覚性失認は、こうした側頭後頭下部の両側性損傷が多いが、左一側性の損傷例も多数報告されている。

e. 新しい視覚性失認の分類

研究が進むと、リッサウエルの二分法には当てはまらない視覚性失認の症例が報告されるようになった。例えばハンフリー (Humphreys, G. W.) とリドック (Riddoch, M. J.) が 1980 年代の中頃から多数の論文や著書で繰り返し報告している症例 H. J. A. (Humphreys & Riddoch, 1987 など) は、時間はかかるものの模写が正確にできる

点で連合型に近いが,図2·3の胡椒の瓶を見せられたとき,「鍋置きに鍋が3つ,一番上の鍋には模様がある。二番目の鍋は上のよりいくらか小さくて一番下の鍋は二番目より大きくて底が深い」と答えている。これは,対象の個々の部分は知覚できているがそれらを全体に統合できないことを表しており,ハンフリーらはこのタイプを統合型視覚性失認と呼んでいる。またワリントン(Warringtonm, E. K.)らは,感覚機能や視覚弁別テストでは問題がないのに,ヤカンを裏返すなど日常物品を見慣れない角度で提示すると認知できない症例(Warrington & James, 1988 など)を記載してこのタイプを統覚型と呼び,一酸化炭素中毒などによる従来の統覚型は,単純な図形の模写もできないなど知覚機能に障害が疑われるので,疑似失認(pseudo-agnosia)と呼ぶべきであるとしている。しかしこれに対しては,ワリントンらの症例は通常の角度から見た物品の認知には問題がないので,失認とはいえないとする反論もある。こうしたなかで,ハンフリーらは視覚性失認を,形態型失認(shape agnosia),統合型失認(integrative agnosia),変換型失認(transformational agnosia),意味型失認(semantic agnosia),意味アクセス型失認(semantic access agnosia)の5つに分類している(Hunphreys & Riddock, 1987)。形態型は従来の統覚型で,変換型はワリントンらのタイプ,意味型は,物品の意味や機能についての知識の喪失で,視

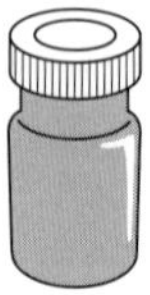

図 2·3 統合型視覚性失認患者 H. J. A. が認知できなかった刺激の例
出典)Humphreys & Riddock(1987)を参考に作成

覚以外のモダリティでも対象の認知が出来ない。意味アクセス型は従来の連合型に相当している。

f. 視覚性失語

対象の認知の障害にはあたらないが，視覚性失認と類似した病態に視覚性失語(optic aphasia)がある。これは視覚入力に限定した呼称の障害で，患者は視覚的に提示された物品を呼称することはできないが，手で触ったり，その物品が出す固有の音を聴けばすぐに呼称することができる。ここまでは視覚性失認と同じだが，視覚性失語は，呼称できない物品の認知が成立している点が視覚性失認と異なっている。視覚性失認の項で挙げた例を繰り返せば，ハサミを見せられた患者は，ハサミと言うことができないが，紙を切るように言われると，すぐにハサミを手にして切ることができ，提示された物品の使い方をジェスチャーで示すように指示されても，ハサミで切る動作を示すことができるのである。物品の呼称に障害を示す失名辞失語でも，見た対象の呼称はできないが，この場合は，手で触っても，固有の音を聴いても呼称することができない点が視覚性失語とは異なっている。

視覚性失語の典型例としてよく紹介されるのは，レーミッテとヴユーヴォア(Lhermitte, F. & Beauvois, M. F., 1973)の症例である。患者は68歳右利きの男性で，刺激を視覚提示された場合の呼称の誤り数は，物品の絵で28/100，実物で7/30と高いが，聴覚提示の場合は，物品の定義を聞く条件で4/100，物品固有の音を聴く条件で1/25，手で物品を触わる触覚提示で11/120となっており，視覚提示で著しく多い。レーミッテらは，聴覚提示と触覚提示の誤り数は，健常者でも起こりえる範囲と解釈している。視覚提示の場合の誤りの大半は意味的誤り(例；机→椅子)となっている。患者に提示

された刺激を刺激が消えた後で描くように求めると正しく描くことができるので，呼称を誤った場合でも，刺激が見えていることは明らかである。患者が示す反応の特徴として，段階的接近が認められている。キリギリスの絵に対して，「コオロギ，いやコオロギではない，キリギリスだ」，バスの絵では，「ワゴン車だ・・・後ろにドアがあるから公共の乗り物，・・・駅馬車・・・たぶん・・・いや違う・・・タクシー・・・ではなくて・・・バスだ」などである。刺激をタキストスコープで短時間提示しても同じ段階的接近がみられることから，必要な視覚情報は短時間呈示された段階で既に十分得られており，呼称に努力を要する部分は，視覚情報処理以降の過程で生じていることは明らかである。視覚性失語は，ウェルニッケの弟子に当たるフロインド(Freund, C. S., 1889)が，健全に保たれている視覚機能と健全に保たれている言語機能との間の離断として説明しているが，このタキスト提示による結果は，まさにこの考え方を支持している。

　視覚性失語の症例はその後も多数報告されているが，ファラ(Farah, 1990)はそれらに共通する特徴を，類似した病態である連合型視覚性失認と対比させて**表2·1**にまとめている。読みの障害が？になっているのは，連合型視覚性失認には読みの障害を伴っている場合と伴っていない場合があるからである。また，呼称の誤りに関しては，先に述べたルーベンスとベンソンの症例では視覚的誤りを呈していたが，この症例は両側性の損傷で，左一側性損傷の場合は，報告されている全例が意味的誤りとなっている。

　連合型視覚性失認にも側頭後頭下部の一側性損傷例はかなり多いが，これと視覚性失語との関係が議論されている。両者は全く異質な病態なのか？　あるいは単なる重症度の違いなのか？　という問

表 2·1　視覚性失認と連合型視覚性失認

視覚性失認	連合型視覚性失認
視覚以外のモダリティで提示された物品の呼称はよい	同じ
物品の定義を聞いての呼称も良い	同じ
読みは全例で障害されている	?
視覚刺激のコピーが出来る	同じ
視覚刺激を認知していることをジェスチャーで示せる	出来ない
呼称の誤りには，意味的誤りが多い	同じ
実物，写真，線画の呼称の成績の間に差がない	差がある
日常生活では，視覚認知になんの問題もない	重大な問題がある
左側頭後頭下部の一側性損傷のみで，両側性損傷はない	両側性もある

出典）Farah(1990)

題である。視覚性失語として報告されている症例の中には，物品の使用法をジェスチャーで示すことはできても，多数の物品をカテゴリーごとに分類したり意味的関連で照合したりすることができないなど(De renzi & Saetti 1997)，症状が連合型視覚性失認と重なっている例がみられること，連合型視覚性失認が回復して視覚性失語になる例が多いことなどから，両者は単に重症度の差に過ぎないとする見方が有力となっている。

シュナイダーら(Schneider et al., 1994)は，自験例1例を含む視覚性失語の文献例8例と，左一側性損傷の連合型視覚性失認例8例の病巣を詳しく比較しているが，その結果，左半球内側下部の病巣はほとんど同じだが，視覚性失語は脳梁膨大まで損傷が及んでおり，連合型視覚性失認は脳梁は健全に残っていることを指摘している。これは，視覚性失語は対象の認知が成立しているのに連合型視覚性失認は成立していない，連合型視覚性失認が回復して視覚性失語になった症例がいる，などの点から，連合型視覚性失認の方が障害としては重度と考えられるのに対して，病巣は視覚性失語の方が

脳梁膨大まで広がっている点で大きいというパラドックスを呈している。シュナイダーらは、このパラドックスを、「認知に関する左半球の優位性とそれによる左半球から右半球への半球間抑制」の考え方によって説明している。すでにスペリーらの分離脳の研究によって、右半球が対象を認知する能力を持っていることが明らかにされている(Sperry, 1964 など)が、左半球は対象の認知に関しては優位なため、損傷が生じてもその優位性を手放そうとはせず、右半球が認知能力を発揮するのを脳梁を介して抑制する。これが脳梁が残っている連合型視覚性失認の状態で、左半球の損傷の程度が視覚認知の障害の重症度の違いに表れることになる。一方、視覚性失語では、脳梁の損傷によって左半球から右半球への抑制がきかなくなり、右半球が持っている認知能力がそのまま発揮されるので、対象の認知は可能だが、右半球で処理された視覚情報が脳梁の損傷のために言語機能を持つ左半球に伝わらず呼称はできない病態が生じる、と考えるのである。この説明は、シュナイダーらが検討した視覚性失語と左一側性損傷による連合型視覚性失認にはよく当てはまっているが、シュナイダーの論文が発表されたのと同じ年に、ファインバーグら(Feinberg, T. F. et al., 1994)が、左半球の損傷が脳梁膨大にまで及んでいるシュナイダーらの視覚性失語と同じ病巣を持つ連合型視覚性失認3例を記載している。こうした食い違いをデ・レンジとサエッティ(De Renzi, E. & Saetti, M. C., 1997)は、右半球が持つ意味処理能力の個体差によって説明している。

g. 同時失認

1909 年にハンガリーの医師バリント(Balint, B., 1907)は、① 1 つの視覚刺激に視線が向けられると自発的に他の対象に視線を移動させることができない、② 視野内の 1 つの対象を注視すると、周囲

にある他の対象物が見えない，③運動麻痺や感覚障害はなく，自分の身体部位には正しく手を伸ばすことができるのに，口にくわえたタバコにマッチの火を持っていくことができないなど，見えている対象に正しく手を伸ばすことができない，という3つの徴候を持つ患者を記載した。その後①は精神性注視麻痺(psychic paralysis of gaze)，②は視覚性注意障害(visual innattention)，③は視覚性運動失調(optic ataxia)と呼ばれ，これらは同時に起こることが多いことから，あわせてバリント症候群と名づけられている。そのうちの②に関しては，バリントの患者は，黒板に描かれた十字の交点に検査者の持つチョークがきたら合図するようにという課題を行うことができず，患者自身その理由を「十字の交点が見えると検査者の手が見えず，手が見えると十字の交点がみえない」と説明しているが，この対象が1つであれば見ることができるが，対象が複数だとそのうちの1つしか見ることができない病態が，今日，同時失認(simultanagnosia)と呼ばれているものに相当している。しかしその後ウォルパート(Worpert, I., 1924)が，知能は保たれているにもかかわらず，状況画の説明にあたって絵の細部や部分を列挙するのみで絵全体の意味をとらえることができない症例を記載してこれを同時失認と呼び，視覚認知の最終段階の障害で，視覚領域に限定された知性障害と位置づけている。しかしキンスボーンとワリントン(Kinsbourne, K. & Warrington, E. K., 1962など)が，ウォルパートの症例と同様の病態を持つ患者をタキストスコープで検査し，1つの刺激の認知時間閾は健常者と変わらないのに，刺激が複数になると途端に認知時間閾が長くなることから，ウォルパートのいう同時失認の背景には，知覚レベルの障害があることを明らかにしている。こうした経過もあって同時失認の概念が混乱していることは

否定できず，研究者によってさまざまな分類が提唱されている。

　最も広く受け入れられているのは，先に述べた視覚情報の流れに関する背側径路と腹側経路の二分法に依拠して背側型と腹側型に分けたファラ(Fara, 1990)の分類である。背側型同時失認(dorsal simultanagnosia)は，頭頂後頭葉の両側性の損傷で生じるバリント症候群の一部にあたるタイプで，患者は外界の一部しか同時に見ることができないので障害物にぶつかるなど盲のように行動する。これは，見える対象が時によって違っている点が，先に述べた消去とは異なっている。見える対象は大きさには関係なく，1つのまとまりをなしているかどうかが問題となる。例えば，6個の点からなる長方形は長方形として知覚できるが，それがいくつの点からできているかは答えられない。長方形として知覚する場合は，6個の点がまとまって注意の対象となっているが，点を数える場合は，個々の点が注意の対象であり，1つ点が見えると他の点は消えてしまうからである。いくつかの単語から成る文章を読む課題では，その中の1つの単語だけを読むが，1つの単語を字間を開けてその文章と同じ長さになるように提示しても読むことができる。しかし，その単語がどのような文字からできているかを問われると，その中の1つの文字しか答えられない。この場合も，字間が開けて描かれている単語は全体がまとまって注意の対象となっているのに対して，単語を構成している文字を答える場合は，個々の文字が注意の対象となるからである。

　こうした見える刺激と見えない刺激との分離が，異なる刺激の属性の間で生じることもある。例えばコスレットとリー(Coslett, H. B. & Lie, G., 2008)が記載している症例 K. E. は，色のパッチが提示されたときはすべての色名を正しく呼称できるのに，さまざまな

色のインクで書かれた単語を提示された場合は，単語を読んでからインクの色を答える条件でも，インクの色を呼称してから単語を読む条件の場合も，単語はすべて正しく読めているがインクの色は答えられず，色は見えないと述べている。

腹側型同時失認(ventral simultanagnosia)は，左半球の側頭後頭下部の損傷によって起こるタイプで，先のキンスバーンとワリントンが記載した症例などがこれにあたり，一度に複数の対象を見ることはできるので日常生活で困ることはないが，一度に認知することができる刺激は1つに限られている。必ず失読を伴っており，単語の読みは構成している文字を一字ずつ呼んでいく逐次読み(letter-by-letter reading)となる。

(4) 刺激の種類による認知障害の乖離

先に連合型視覚性失認の典型例として紹介したルーベンスとベンソンの症例は，日常物品の認知ができない物体失認に加えて，相貌失認，純粋失読，色名呼称障害を合併していたが，視覚性失認では，特定の種類の刺激に限って認知できなくなる場合があり，また，認知できない刺激の種類が，ベンソンらの症例とは異なるさまざまな組み合わせで生じることもある。

a. 相貌失認

人の顔が認知できないのが相貌失認で，ボダマー(Bodamer, J., 1947)が，他の失認症から分離している。重度になると鏡に映った自分の顔もわからなくなり，患者は髭を剃るときに，しかめっ面をしたり舌を突き出したりして鏡に映っているのが自分の顔であることを確かめている(Macrae & Trolle, 1956)。家族など，よく知っている既知顔貌を見ても初めて見るような印象で，既知感が持てない

点に特徴がある。主治医など，発症後に初めて会って以後接する機会が多い人物の顔の学習もできない。相貌失認にも統覚型と連合型があり(De Renzi et al., 1991 など)，統覚型の場合は，さまざまな顔の知覚テスト(照明条件を変えたり，角度を変えたりして撮影した顔のマッチングや弁別など。ベントン顔知覚テストという；Benton & Van Allen, 1968)の成績が低下するが，連合型ではそうしたテストの成績の低下はなく，表情の認知や顔による性別，年齢の判断などにも問題はない。顔を人間の顔であることは認知できており，顔の特徴についても記述できるのに誰の顔なのかがわからない状態にあたる。相貌失認には，他に，大脳性色盲，地誌的見当識の喪失などが合併することが多いが，連合型の患者には，なんら著しい神経学的障害がないこともあり，眼鏡や髭，服装，歩き方，髪の形，声などによって人物を認知しながら立派に社会生活を営んでいる例も知られている。例えばペヴツナーら(Pevzner, S. et al., 1962)が記載している症例は，会社を経営していたが商売相手と裁判になり，法廷で次の手をどう打とうかと相手側の弁護士に相談してしまい，結局裁判に負けてしまったと記載されている。こうした連合型相貌失認の場合は顔以外の視覚刺激の認知は正常で，例えばボーンシュタインの症例(Bornstein, B., 1963)は，発症直後に診察を受けた医師を後日訪れたとき，診察室の器具などはすべて再認できそれによって以前そこを訪れたことを認めたが，医師はまったく認知していない。特異な例としては，家族など身近な人物に限って認知できず，有名人の写真などは問題なく認知でき，その理由として知らない人物や有名人などは普通に見えるが，家族に限って変に見える(相貌変形視；後述)と述べている症例が報告されている(Heutink et al., 2012)。この症例は，病室に訪ねてきた二人の娘のうち，8年間会

う機会がなかった娘は直ぐに認知したが，身近に居ていつも会っていた娘は認知できなかったという。

相貌失認の責任病巣については，後大脳動脈の流域にあたる側頭後頭部の底面とする見解が広く認められている(Barton, 2008など)が，両側性の損傷か右一側性の損傷でも起こるのかに関して見解が分かれている。剖検例には両側性損傷も右一側性損傷もあり，CT, MRIでの検討にも両側性損傷も，右一側性損傷もある。一側性損傷による相貌失認は，両側性損傷の場合より症状が軽いとされている(Barton, 2008)。

ダマジオら(Damasio et al., 1988)は，左半球損傷後に既知顔貌に対する既知感は持つことができ，顔から個人情報にかなりの程度アクセスすることはできるが正確に同定することができず，同じ職業など近い人物の名前を言ってしまう症例2例を報告し，誤りのタイプが深層性失読(後述；意味的誤りが多い)に類似しているところから「深層性相貌失認(deep prosopagnosia)」と名づけている。また，右利き左半球損傷で未知顔貌に対する過剰既知感(hyperfamiliarity)が起きたとする報告もあり，これには既知顔貌の同定ができる場合(Vuilleumier et al., 2003など)とできない場合(Ward & Jones, 2003など)がある。

健常者を対象とした顔の認知に関する賦活研究は既に膨大な数の論文が報告されているが，その中で多くの研究は，物品よりも顔に対して右半球優位で強く反応する領域が紡錘状回中部にあるとする点で一致しており(Kanwisher et al., 1997など)，紡錘状回顔面野(fusiform face area: FFA)と呼ばれている。さらにそこよりやや後ろに当たる下後頭回にも物品より顔に右半球優位で強く反応する部位があることも明らかにされており(Gauthier et al., 2000など)，

ここは後頭顔面野(occipital face area: OFA)と呼ばれている。顔の同定・認知は，こうした領野を中核とする他の周辺領野とのネットワークによって成立していると考えられているが，各中核領野の機能やネットワークの実態については，研究者の間で見解が一致していない。

例えばロッシオンら(Rossion, B. et al., 2003)は，閉鎖性頭部外傷により左FFAと右OFAが損傷し，左OFAと右FFAが残った状態で統覚型相貌失認を呈した症例P. S.を対象とした賦活研究の結果を報告している。P. S.は両側後頭側頭内側部の広範な損傷にもかかわらず物品の認知に問題はなく，読みも病前よりは遅くなったが可能である。結果は，健全な右FFAから顔に対する賦活反応が健常者と同じように記録されたというもので，これは，右FFAの活動のみでは顔の認知は成立しないことを意味している。ロッシオンらはこの結果から，顔の認知には右FFAからのフィードバック投射により右OFAが活性化することが必要と主張している。しかしこの主張に対しては，ピッチャーら(Pitcher, D. et al., 2011)が，経頭蓋磁気刺激の効果や誘発反応によるOFAとFFAの反応潜時の比較などを根拠に，OFAは顔に選択的なネットワークの最初の段階で，そこからFFAに情報が流れていくと主張している。

OFA，FFA，など顔の認知に関与するとされる領野間の線維結合をDTIを用いて検討した研究(Geschwind et al., 2012)によると，最も結合が強いのは右半球優位のOFAとFFAの関係で，次に強いのはこれも右半球優位の低次視覚皮質とOFAの関係となっており，低次視覚皮質とFFAとの直接結合は，存在してはいるがそれほど強くはない。DTIは線維の方向は示さないので明確なことはいえないが，線維結合の強さからみれば，顔の情報処理はFFAからOFA

へのフィードバックではなく，ピッチャーらが主張するように，低次視覚皮質→OFA→FFAと階層的に続くとみるのが妥当であろう。

一方，FFAと顔認知との関係はさほど強くはないとする見解もある。一酸化炭素中毒により左右のOFAを含む両側後頭葉外側面に広範な損傷が生じ，形態型視覚性失認を呈した症例D. F. については，多数の研究結果が報告され書物も出版されている(Milner & Goodale, 1995など)が，D. F. は，両側のFFAが健全に残り，fMRIで測定した顔刺激に対する反応が健常者と同じように生じているにもかかわらず，顔の認知は重度に障害されている。D. F. は単純な幾何図形の知覚も不能なため，顔の知覚自体が成立していないことも考えられるが，顔刺激と顔以外の刺激の弁別も正立顔と倒立顔の弁別もできている。この結果は，FFAの活動は顔の認知の十分条件ではないことを示している。また，マルチノー(Martinaud, O. et al., 2012)も，両側FFAが損傷し，右OFAのみが残った状態で顔の認知に障害を示さなかった1例と，FFAが両側健全なのに顔の認知に障害を示した3例(うち1例は右OFAが損傷)を記載している。

b. 純粋失読

失語症の患者は読むこともできないが，純粋失読(pure alexia)は，失語もなく書くこともできるのに文字や単語を読むことができなくなった症状で，失書を伴わない失読(alexia without agraphia)，視覚性失認性失読(visual agnostic alexia)，語盲(word blindness)などと呼ばれることもある。

失読に関係した病態に，知能には問題がないのに読み書きを習得することができない子どもの存在が欧米では大きな社会問題となっており，難読症(dyslexia；読字障害ともいう)と呼ばれている。ギ

リシャ語では"a"は機能が喪失した状態を,"dys"は機能の低下を意味することから, dysgnosia, dysphasia, dyspraxia なる用語を,それぞれ失認症,失語症,失行症が軽度の場合に使ってきた研究者も多く, dyslexia が成人の失読の軽度な場合にも用いられることもあった。そのため世界神経学会の用語委員会は1968年に,「dyslexia は,生得的な認知機能の障害に依存する読み書きの習得の障害である」と明確に規定し,以後成人に後天的に生じた読みの障害には,障害が軽度であっても dyslexia という用語は用いられることはないか,用いられる場合でも獲得性難読症(acquired dyslexia)と明記されている。

　失読の存在は早くから知られていたが,本格的な研究がスタートしたのは,1890年代初頭にデジュリンが2例の剖検例を発表したことによる。第1例(Dejerine, J., 1891)は,脳血管障害の結果身体右側の筋力低下と感覚喪失,右同名性半盲,失語症で発症し,失語症のために当然読むことも書くこともできなかったが,その後右同名性半盲を残して他の障害はすべて回復した。しかし失語症が回復したにもかかわらず,読み書きの能力の障害は死亡するまで基本的に変化することなく持続した。この症例の病態は,今日では失読失書(alexia with agraphia)と呼ばれている。剖検により,角回の3/4を含む左頭頂葉と,そこから側脳室に達する深部白質の梗塞が確認され,デジュリンは,この左角界の損傷によって読み書きの障害が生じて失語症が回復した後も持続したと解釈し,左角回を読み書きの中枢と考えたのである。

　次の年に報告された第2例(Dejerine, 1892)は,ある朝眼が覚めたら新聞が読めないことに気づいたという高学歴の男性で,音声言語に障害はなく,書くこともできた。患者は軽度の右同名性半盲と

2-1 視知覚と視覚認知の障害

完全な右半視野色盲と読めないこと以外に障害がなく，周囲の物品や人物を発症前と同じように問題なく認知している。

患者は4年後に脳血管障害が再発して第1例と同じ失読失書を呈した後死亡して剖検が行われた結果，2つの異なる梗塞巣が発見された。1つは第1例と同様に左角回から深部白質に及ぶ広範な軟化で，明らかに新しい病巣であった。もう1つは左後頭葉の内側と下部および脳梁膨大部の古い瘢痕性の梗塞巣で，新しい梗塞巣が失読失書の原因，古い梗塞巣が失書を伴わない失読の原因と考えられた。デジュリンは，後頭葉内側下部の損傷は，舌状回と紡錘状回を含んでいるが，1次視覚野にあたる鳥距皮質の損傷は十分ではないことから，左の視放線の切断によって右同名性半盲が生じたと推測している。そのため左視野からの視覚情報は，健全に残っている右半球の1次視覚野に到達するが，脳梁が膨大部で切断されているために，健全に残っていた読み書きの中枢である左角回に到達しないために失読が起きたと考えたのである。

デジュリンによる純粋失読の説明は，師に当たるウェルニッケの皮質連合説に基づく離断説にあたるが，その後の全体論の勃興によって忘れ去られていった。しかし1962年にゲシュヴィンドが再評価して詳しく紹介した(Geschsind, 1962)ことを契機に急速に注目を浴び，読みの神経機構に関する今日の臨床・解剖学的研究の基礎となった。

デジュリンやゲシュヴィンドの考え方では，純粋失読は，左半球の角回に文字や単語の情報が到達しないことによって起こるが，こうした事態を起こす離断は，文字や単語の情報が左角回に到達するまでのさまざまな段階でも起こりうる。グリーンブラット(Greenblatt, M. N., 1976)は，左角回直下の動静脈奇形を切除する手術を

受けて純粋失読が生じた症例を報告し，手術により視覚連合野から角回に入る垂直後頭線維(vertical occipital fasciculus)が切断されて文字や単語の情報が左角回に到達しなくなったためとした。このタイプの純粋失読は，角回直下型と呼ばれている。

左半球後部の視覚連合野には，右半球から脳梁を越えて到達する文字の情報と左半球の視覚野からの文字の情報が収束しているが，この部位の損傷は，左角回に送られる文字の情報がすべて失われるので純粋失読を起こす。このタイプは病巣が側脳室後角の下後外側に位置しているので後角下外側型と呼ばれている。河村ら(1981)は，角回直下型と後角下外側型の2つを，非古典型純粋失読と呼んで，デジュリンやゲシュヴィンドのタイプと区別している。

純粋失読は，急性期など重度の場合は単語も文字も読めない状態となるが，それでも読めない文字を指でなぞったり，患者の手のひらに文字を書いたりすると読めることが多い。これは，運動覚など視覚以外の入力が文字心像を喚起するためとされており，運動覚性促通(kinesthetic facilitation)と呼ばれている。慢性期には，多くの患者は単語は読めなくても文字は読めることが多く，欧米系の言語の場合は，単語の綴りの知識は残っているので，b/o/y-boyだ，のように，個々の文字を読んでから単語の読みに至ることになり，これを逐次読み(letter-by-letter reading)という。そのため，文字数が多い単語の読みには時間がかかり，これを文字数効果という。

読みの神経機構に関しては，賦活研究も盛んに行われており，他の視覚刺激に対して単語に選択的に反応する領域が，左半球の紡錘状回の外側端にあたる側頭後頭溝付近にあることが多くの研究によって明らかにされており(Cohen et al., 2000など)，視覚単語形態領域(visual word form area: VWFA)と呼ばれている。しかし，この

部位が読みにどのように関与しているかについては議論が続いており，VWFA と名付けること自体に反対する見解もある(Price et al., 2003 など)。しかし，これまでのデジュリンなどのモデルでは注目されなかったこの部位の損傷で純粋失読を呈した症例も報告されており(Cohen et al., 2003 など)，従来の読みのモデルとの関係が検討されている(Molko et al., 2002 など)。そうした中で，ガイラードら(Gaillard, R. et al., 2006)が報告している症例は，損傷研究と賦活研究が見事に統合された貴重な資料にあたる。患者は脳腫瘍の治療のために左半球の VWFA に相当する領域の局所的な切除を受けたが，手術前の検査では，読みも含めて視覚認知に何の問題もなく，術前の賦活研究でも，単語，顔，家，道具に対してそれぞれ対応部位(図 2·5 参照)が活性化することが確認されている。術後患者は失読を呈したが，単語以外の視覚刺激の認知に変化はなく，術後の賦活研究では，単語に対する活性化のみが消失し，他の視覚刺激に対しては，術前と同じ領域に同じような活性化がみられたのである。これは，VWFA が単語認知に決定的な役割を果たしていることを示しているとみることができる。さらにこの症例は，DTI による検討も受けており(Epelbaum et al., 2008)，後頭葉から文字情報を VWFA に伝達する下縦束が，切除された VWFA の直ぐ後ろから後頭葉まで変性していることが確認されている。しかし一方では，同じく DTI を用いて VWFA の線維結合を検討した研究(Vogel et al., 2012)は，VWFA は角回，縁上回，下前頭回など従来読みに関与するとされてきた皮質領野とは線維結合がなく，背側注意回路と密接に連絡しているとの結果を得て，VWFA が文字や単語に限定されず，視覚刺激一般の処理に関与していると結論している。

c. 環境失認・街並失認

　脳の損傷によって，熟知した環境で道に迷う事態が生じることがあり，重度な場合は患者は自分の家の中でも目的とする部屋に行けずにうろうろすることになる。こうした病態は古くから知られており，地誌的見当識障害(topographical disorientation)，地誌的記憶喪失(topographical memory loss)などと呼ばれてきたが，近年これには方向を決める手がかりとなる建物や街並みが認知できない場合と，手がかりは認知できても手がかり相互の空間的な関係が分からないために進むべき方向が決まらない場合の2つの要素が含まれていることが明らかにされ，前者は環境失認(environmental agnosia)あるいは街並失認(randmark agnosia)，後者は道順発見困難(route finding difficulty)と呼ばれるようになった。このうち環境失認は，建物や街並など特定のカテゴリーの視覚刺激に限定された認知障害とみられているが，自分の家など熟知している対象を見ても既知感が持てない点が，鏡に映った自分の顔を見ても既知感が持てない相貌失認と類似している。ウイッテリーとワリントン(Whiteley, A. M. & Warrington, E. K., 1978)が報告している症例 J. C. は，一つの建物を見てその特徴を詳細に記述した後で他の方向を向き，20秒後に再び同じ建物を見たときに，「私がよそを向いている間に，誰かが前の建物を壊して新しい建物を建てたみたいだ」と述べている。環境失認は道順発見困難を伴っていることも多いが，純粋な場合は，建物や街並以外の視覚刺激の認知に問題はなく，地誌的な感覚も保たれているので，道路の名前や道路標識を頼りに目的地に到達することができ，表札や車庫に駐まっている自動車などを手がかりに自分の家を見つけている。また，地図を読むことも，熟知した道順を書いたり説明したりすることもできる。

環境失認の責任病巣は，右半球の側頭後頭葉内側部の海馬傍回とされている(河村, 2002 など)が，賦活研究の結果も，この部位が風景の刺激によって活性化することが明らかにされており(Epstein et al., 1999 など)，海馬傍回場所領域(parahippocampal place area: PPA)と呼ばれている。

d. 明るさ失認

明るさの知覚は，これまでは低次の視覚機能とみられて失認が議論されることはなかったが，明るさの弁別が可能など，低次レベルの感覚処理は正常なのに，明るさの意味レベルに障害があると思われる症例が報告され，明るさ失認(brightness agnosia)と呼ばれている(Nijbore et al., 2009)。この症例 L. Z. は，右半球の後頭葉から頭頂葉，側頭葉，前頭領域にまで及ぶ広範な梗塞を起こした 66 歳右利きの女性で，発症直後は重度の左無視と左片麻痺，言語障害を呈したが，左半球に硬膜下血腫が見つかり切除術を受けた後は，言語障害は回復している。2 つの明るさの違いは判断できるが，どちらが明るいかは答えられない。部屋が点灯状態か消灯状態かも判断できず，日常生活では，スイッチの位置で判断している。物品，色，形などの認知は正常で，障害は明るさに選択的に生じている。

(5) 顕在認知と潜在認知

これまでに，さまざまなタイプの認知の障害について述べてきたが，そうした障害を持つ患者の中には，意識的体験としては対象を認知していなくても，対象を知覚し，認知していると思わせる行動を示す場合があり，潜在認知(covert recognition)と呼ばれている。これに対して意識的体験を伴う認知は顕在認知(overt recognition)という。視野の欠損部に提示された光点を，患者は見えないと言い

ながらかなり正しく定位することができる盲視の現象(p.42 参照)も潜在認知の例にあたるが,最近ではさまざまな事態で潜在認知の存在が明らかにされて注目を集めている。例えばバウアー(Bauer, R. M. 1984)が報告している重度の相貌失認患者は,同年齢の健常対照群が 90% の正答率で答えられる有名人の写真 10 枚の名前を一人も答えられず,写真 1 枚に対して次々に提示される 5 つの名前から該当する正しい名前を選ぶ課題でもチャンスレベルの成績を示したが,次々に提示される名前に対する皮膚電気反応(skin conductance response: SCR)のうちで最も大きい反応を自律的に選んだ選択として採用すると 60% の正答率(対照群は 80%)となり,チャンスレベル(20%)より有意に高い成績となった。この結果は,患者は有名人の写真を見て,「知らない,見たこともない顔だ」と言いながらも(顕在認知),写真の顔の名前が何であるかはかなり分かっている(潜在認知)と解釈されている。

その後同様の結果が次々に報告された(Tranel & Damasio, 1985 など)が,潜在認知に関する行動学的な研究もすぐに行われるようになった。例えばドウ・ハーンら(de Haan, E. H. F. et al., 1987)が重度の相貌失認患者 P. H. に行った実験では,書字で提示された有名人の名前を見てその人物が政治家か政治家ではないかを判断してそれぞれ対応するボタンを押すという課題を,① 名前だけの提示,② 名前に該当する人物の写真をつけて提示,③ 名前と同じカテゴリーだが異なる人物の写真をつけて提示,④ 名前と異なるカテゴリーの人物の写真をつけて提示,の 4 条件で行っている。P. H. には,名前には写真がついていることもあるが,無視してできるだけ早くボタンを押すようにとの教示が与えられている。結果は,① 1565 ms,② 1502 ms,③ 1560 ms,④ 1714 ms で,見せられても

誰だか分からない(顕在認知)人物の写真が名前についていると，名前と写真が一致している場合②では反応時間が短縮し，名前と反対のカテゴリーの人物の場合④では反応時間が延長している(潜在認知)。この4種の条件による反応時間の変化は，10名の健常対照群の結果とも一致している。

潜在認知の事実は，相貌失認以外の脳損傷事例でも報告されている。左空間無視については第5章で詳しく述べるが，この病態は行動にあたって空間の一側を無視する症状で，右半球損傷による左側空間の無視が圧倒的に多い。日常行動では，歩いていて左側の物や人にぶつかる，食事のとき左側のおかずをいつも食べ残す，などの異常を示す。

こうした患者に図2・4(下の家の炎は真っ赤に塗ってある)を示して2つの家の違いを聞くと，左側にある炎を無視するので，「2つは同じ」と答える。そこで，「どちらか一方の家をもらえるとしたらどちらを選ぶか」と尋ねると，「2つはまったく同じなので馬鹿げた質問だ」と答えるが，それでもどちらかを選ぶように指示する

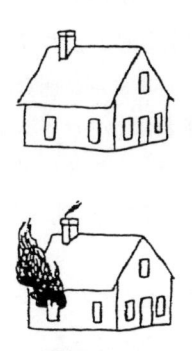

図2・4 左空間無視における潜在認知
出典）Bisiach & Rusconi(1990)より3種の刺激の中から1つを掲示

と，上下を入れ替えて提示した11回のうち9回は燃えていない家を選んでいる。選んだ理由を尋ねると，「こちらの方が広そうだ」，「間取りが良さそうだ」などと答え，炎には気づいていない。図を左右逆転して炎が右に来る条件で提示すれば，すぐに炎に気づいて炎のない家を選んでいる。左側が欠けているワイングラスと欠けていないワイングラスの場合も同じで，左無視の患者は，左側の炎や欠けた部分に気づいていなくても，その部分が選択反応の手がかりになっているのである(Bisiach & Rusconi, 1990)。

ベルティとリゾラッティ(Berti, A. & Rizoratti, G. 1992)が報告しているプライミング実験の結果は，無視患者に無視された刺激が脳の中で何処まで処理されているのかを明らかにしてくれている。彼らは7名の左空間無視患者に，凝視点の左に瞬間提示されるプライム刺激に続いて右に提示されるターゲット刺激が食べ物か動物かを判断してそれぞれ対応するボタンを押す課題を与えて選択反応時間を測定している。7例の被験者のうち2例はときどきプライム刺激に気づいているが，残りの5例はプライム刺激が提示されたこと自体を否定している。この5例の反応時間は，「高度に一致(ターゲット刺激がプライム刺激と同じ)」が743 ms，「一致(ターゲット刺激はプライム刺激と同じカテゴリーだが，異なる刺激)」が750 ms，「不一致(ターゲット刺激とプライム刺激のカテゴリーが異なる)」が855 msで，ターゲット刺激がプライム刺激と関係しているときには反応が促進されており，明らかにプライミング効果が生じている。重要なことは，「高度に一致」と「一致」の間に差がないことで，刺激が同一ではなくてもカテゴリーが同じであればプライミング効果が生じていることになる。これは，無視患者が見えなかったと言って無視する(顕在認知)刺激は，脳内では，カテゴリー

判断が成立する段階まで高度に処理されている(潜在認知)ことを意味している。

(6) 視覚性情動低下

バウアーがSCRを用いて潜在認知の存在を明らかにした相貌失認の患者は、視覚性情動低下(visual hypoemotionality)と呼ばれる病態も示している(Bauer, 1982)。これは、視覚入力が情動を喚起しなくなる症状で、患者は病前はよくハイキングに出かけていたが、発症後は美しい風景を見ても何も感じなくなったのでハイキングに行くのを止めてしまっている。音楽などは病前と同じように楽しめるので、情動機能自体が低下しているのではないことは明らかである。1984年の論文に先立ってSCRも用いられているが、ヌード写真を提示されたときは、同年齢の健常対照群の男性は大きく反応しているのに、患者はほとんど反応しておらず、一方、性的な会話を聴かせたときは、対照群よりもはるかに大きな反応が生じている。患者は提示されたのがヌード写真であることは認知しているので、SCRの反応が出ないのは、顕在認知は成立しているが潜在認知が成立していない状態にあたるとみることもできる。バウアーはこの病態を、視覚皮質から情動の中枢である大脳辺縁系(特に扁桃体)への経路が切断され、聴覚皮質や体性感覚皮質からの経路は残っているためと説明し、視覚−辺縁系離断(visual–limbic disconnection)と呼んでいる。

(7) 視覚性失認を巡るコントロバシー

a. 視覚性失認の原因を巡る論争

先に失認症の初期の研究史の中で、感覚障害や知能障害によらな

い対象の認知の障害という失認症の定義に反対し，失認症と診断された症例でも詳しく検査すれば必ず感覚障害がとらえられるとする議論があることを述べたが，この論争は現在まで続いている。

　視覚性失認の原因が知覚の異常にあることを今日でも強く唱えているのはファラ(Farah, M., 1990 など)で，彼女は連合型視覚性失認で知覚が成立している証拠としてあげられている対象の模写は，描かれた結果だけを見るべきではなく，描く過程を観察すれば，健常者とは明らかに異なる方略を使用していると主張している。患者は対象を一気に描くのではなく，対象と描かれたものを絶えず見比べながら，線を少しずつ描いており(line-by-line-drawing)，これは対象の形が健常者と同じように見えているのではないことを示すというのである。先に図 2·2 で示したルーベンスとベンソンの症例の模写は，一見したところ一気に描いているようにみえるが，ファラは，この患者が模写する場面を観察したブラウン(Brown, J.)が line-by-line-drawing を行っていたと述べていることを紹介している。その後連合型の視覚性失認でも line-by-line-drawing を行わない症例が次々に報告されたために(De Renzi, 1999 を参照)，ファラの主張は説得力を失っているが，ファラの知覚障害説を支持する研究者たちは，さまざまに工夫された検査を用いて，連合型とされている患者にも知覚障害があることを明らかにしている。例えばデルヴェンらは(Delvenne, J.-F. et al., 2004)は，顔の知覚を調べるために広く用いられているベントン顔知覚テストは，髪型やイヤリングもついた顔全体を提示しているので手がかりが多すぎることと，正答が出た場合の反応時間が測定されていないことを指摘して，髪も耳も見えない周囲を囲った顔を用い，反応時間も測定するなど，新しい検査法を提唱しており，そうした検査法を用いれば，従来は

連合型の相貌失認と診断された患者も顔の知覚に明らかな障害を示すことを明らかにしている。しかしこうした主張の問題点は，精密な検査で何らかの知覚障害がとらえられたとしても，それが対象の認知の障害の原因になっていることを明らかにする方策を何も示していないことで，知覚障害説に反対するデ・レンジ(De Renzi, 1999)は，失認症患者を対象とした精密な検査でとらえられるような知覚障害を持っていても，対象の認知になんら障害を示さない患者がいることを指摘している。また，知覚障害説に対する反証として，有名な政治家の顔を見て「リンゴ」と答えるほどの重度の連合型視覚性失認にもかかわらず，さまざまな視知覚検査で障害がなく，模写も line-by-line-drawing を示さない症例も報告さえている (Fery & Morais., 2003 など)。

こうした論争は，純粋失読に関しても続いており，ファラ(Farah & Wallace, 1991 など)は純粋失読も一般的な視覚機能の障害であると主張している。またベールマンらは「純粋失読は純粋ではない」と題する論文(Behramann, M. et al., 1998)で純粋失読患者の線画の認知を検討し，線画が複雑になるほど反応時間が長くなることを根拠に物品の線画の認知にも問題があるとして視覚障害説を主張している。しかしここでも，さまざまに工夫された検査で純粋失読患者の視覚機能の障害が明らかにされても，それが読みの障害の原因になっているかどうかについては何も説明されていない。純粋失読の原因が視覚機能の障害であると主張するのであれば，同じような視覚機能の障害を示す患者がすべて読みの障害を示すことを明らかにすることが必要であろう。

b. 脳のモジュール性を巡る論争──特に相貌失認について

視覚性失認には，日常物品が認知できない物体失認，人の顔が認

知できない相貌失認,言語機能に問題はないのに単語や文字が読めない純粋失読,などがあることは既に述べた。連合型失認の典型として先に紹介したルーベンスとベンソンの症例(Rubens & Benson, 1971)ではこれらがすべて合併して起きているが,このうちのどれかだけが単独で生じている症例も多数報告されている。例えばモスコヴィッチら(Moscovitch, M. et al., 1997)が詳細な検討の結果を報告している症例 C. K. は,物体と単語の認知に障害があるが,顔の認知はまったく正常であることが 19 種類の実験の結果により確認されている。こうした結果は脳には日常物品や顔,文字など,刺激のカテゴリーをそれぞれを処理するモジュール機構があることを示唆しているが,このモジュール性を認めるかどうかについて,現在でも熾烈な論争が繰り返されている。

この問題が特に議論されているのは相貌失認の場合で,相貌失認は顔に特異的な障害なのかどうかが問題となっている。

こうした議論の中で特に強調されているのは相貌認知の特異性で,相貌認知の場合は一般の視覚認知とは異なり,顔というカテゴリーの中での個々の人物の特定が要求されている。鉛筆の場合はそれが消しゴムではなく鉛筆であることを認知すればよいが,顔の場合は,顔であることを認知するだけではなく,それが誰の顔であるかを特定しなければならないのである。相貌失認が顔に特異的な障害ではないとする立場はこの点を重視して,相貌失認で障害されているのは対象を特定する機能であり,顔以外の対象でも特定が必要な場合は,同じように障害されている,と主張している(Damasio et al., 1982 など)。この主張を支持する証拠としては,相貌失認になったら自分の飼っていた牛の特定ができなくなった(Bornstein et al., 1969),バードウオッチングが好きで,どの鳥も一目見ればすぐに

2-1 視知覚と視覚認知の障害

分かっていたのに相貌失認になったら鳥の種類も分からなくなった(Bornstein, 1963)などがあげられている。相貌失認の患者は，駐車場で自分の車を見つけることができず，ナンバープレートを頼りにしている，ハンガーにかかっている自分のコートを見つけられない，短い文章を何人かが書いた中から自分の筆跡を見つけられない，などもよく報告されている。

これに対して顔に特異的な障害であるとする立場は，相貌失認の患者の中にも数は少ないが特定の障害が顔に限られている症例もいることを重視している。例えばデ・レンジの症例(De Rengi, 1986)は，重度の相貌失認であるにもかかわらず自分の自動車や筆跡を見つけることに何の苦労も示していない。同様の症例は他にも報告されている(De Renzi et al., 1991 など)。

これとは逆の場合が先に紹介したモスコヴィッチらの症例 C. K. で，C. K. は飛行場の近くで育ったために飛行機に詳しく，病前は飛行機の種類をすぐに見分けており，また子どもの頃は玩具の兵隊が好きで，多数の兵隊を階級別や任務別に配列して遊んでいたが，発症後は物体失認のために，飛行機の区別も玩具の兵隊の区別もできなくなっている。一方顔の認知は相貌失認がないために，人物一人一人を問題なく特定している。

脳が顔に対して他の視覚刺激とは異なる固有の処理システムを持っていることを示す証拠は他にもいくつかあげられている。相貌変形視(prosometamorphopsia)もその一つで，脳の損傷によって視覚対象の形がゆがんで見える変形視については先に述べたが，これが顔に限って起こる場合である。「他の刺激はきちんと見えるのに，顔だけがぼやけて見える」(Cole & Perez-Cruet, 1964)，「すべての顔が同じで黒板にチョークで描いたように見え，男女の区別もなく

中性で汚い灰色に見える」(Pallis, 1955)，「人の顔が腐った魚の頭のように見える」(Whiteley & Warrington, 1977 症例 3)などがその例にあたる。「丸い顔は変形するが，やせた顔は変形しない」(Miwa & Kondo, 2007)場合もある。家族など頻繁に出会う顔に限って変形した患者もいる(Heutink et al., 2012)。「顔を見ていると，数秒で右側が変形し始め，眼は顔の輪郭の外に出てしまい，眉，鼻，口は位置が変わってかつ膨らむが顔の輪郭の中に収まっている」(Nijboer et al., 2008 症例 M. Z.)のように，顔の構成成分に変形が起こり，その変化の仕方が乖離することもある。

既知顔貌の認知は正常で，顔以外の視覚刺激の学習も可能なのに，未知の顔に限って学習ができない症例も報告されており，相貌健忘症(prosopamnesia)と呼ばれている(Tippett et al., 2000)。これに対しては，逆に重度の健忘症で新しい学習が成立しないのに，人の顔に限って学習できる症例も記載されており(Carlesimo et al., 2001)，顔の学習に関して二重乖離が成立しているので，相貌健忘症が，顔の学習が他の刺激の学習に比べて困難なためではないことが確認されている。

すでに述べたように，近年の賦活研究は，側頭後頭葉に紡錘状回顔面野，海馬傍回場所領域，視覚単語形態領域など，さまざまなカテゴリーの刺激に特異的に反応する領域があることを明らかにしている(図 2・5)。これらが真にカテゴリー特異的であるかどうかについてはまだ結論が得られておらず，例えば紡錘状回顔面野に関しては，自動車の分類の熟練者や鳥の分類の熟練者では，自動車や鳥に対しても顔面野が活性化するとして，この部位の顔に対する特異性を否定する見解も提唱されている(Gauthier et al., 2000)。しかし，大脳性色盲や運動盲の存在や，同時失認で文字と色とが同時には見

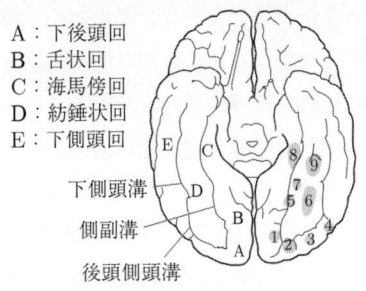

A：下後頭回
B：舌状回
C：海馬傍回
D：紡錘状回
E：下側頭回

下側頭溝
側副溝
後頭側頭溝

1：色彩視中枢 V4
2：後頭顔領野（OFA）
3：外有線野身体部位領野（EBA）
4：運動視中枢 V5
5：色彩視中枢 V4α
6：視覚性単語形態領野（VWFA）
　　（左半球のみ）
7：紡錘状回身体部位領野（FBA）
8：海馬傍回場所領野（PPA）
9：紡錘状回顔領野（FFA）

図 2·5　各種の視覚刺激に選択的に反応する皮質領域
VWFA 以外は両側にあるが，図中左（底面なので右半球）には脳溝と脳回が示してある。

えない事例の存在なども考えると，脳のモジュール性を認めるのが妥当と考えられる。

　脳の機能を担うニューロンは単なる細胞であって，個々のニューロンが活動する仕組みは動物のニューロンも人間のニューロンもまったく同じであることからも明らかなように，ニューロン自体は高等な機能は営んではいない。端的に言えば，ニューロンは自身の細胞体や樹状突起に到達した興奮性伝達物質の量が閾値を超えれば興奮して，軸索の尖端から伝達物質を分泌することだけを行っているに過ぎず，ニューロン自体が情報を処理しているのではない。脳は，多数のニューロンの樹状突起と軸索が連絡し合ったきわめて複雑なネットワークにあたるが，その中で個々のニューロンの興奮が次々に伝わっていくのが脳内で生じている過程ということになるが，そうした過程の中で複雑な情報が処理されるのは，多数のニューロン論の間に精密な機能分化が成立しているからにほかならない。視覚情報でいえば，明るさを伝えるニューロン群，大きさを伝えるニューロン群，色を伝えるニューロン群，形を伝えるニューロン群，運

動を伝えるニューロン群，奥行きを伝えるニューロン群などが，視覚情報処理の入り口に当たる網膜の段階から，それぞれ固有の系列を形成して，それぞれが分担する属性の処理にあたっていることになる。こうした考え方は，既に述べた特定の視覚機能の消失など臨床上の現象と合致しているが，私たちの知覚は，「赤い大きな丸い物体がはるか上空を東から西に高速で飛び去った」というように，すべての視覚属性が統合された形で生じている。そのためには，属性別に処理された情報が脳内のどこかで統合される必要があるが，この統合の過程が何処で成立するのかは人間についてはまだ確定されていないが，腹側視覚系路を進むにつれて次第に統合されていくと考えられる。

2-2 聴覚認知の障害

(1) 中枢性聴覚障害

a. 皮質聾

視覚における皮質盲に該当する聴覚障害は皮質聾(cortical deafness)と呼ばれるが，主要な聴覚伝導路である外側毛帯は左右の耳からの情報を伝えているので，皮質聾が生じるためには両側性の損傷が必須なために，永続する皮質聾の報告例は少ない。

皮質聾の患者は，耳元で大きな音を出しても振り向かないなど聾としての行動を示し，患者自身も聴こえないと訴えるが，音に対する瞬き反射は残っていることも多い。回復すると聴こえるようになるが，言語音も環境音も音楽も理解できない状態(全般性聴覚性失認：generalizwed auditory agnosia)が続き，患者は「聞こえるのだ

が理解できない」と訴えることになる。このとき患者は，聴覚刺激が不快な音に変わって聴こえると訴えることも多く，これを聴覚異常(dysacusis)という。さらに回復が進むと，後で述べる言語音のみが認知できない状態や，環境音のみが認知できない状態になることがある。

聴覚刺激に対する反応に一貫性がない点も皮質聾の特徴で，大きな雑音には何の反応も示さない患者が，ホールのヒトの会話に不快感を感じたと訴えた例や，100 dBの音には反応しないのに，鍵のガチャガチャいう音や指をパチンと鳴らす音は聞こえた例などが報告されている。視覚における盲視にあたる場合として，耳元で音を出すと，患者はなにも聴こえないと言いながらも音源の方に正しく頭を回す例が記載され，聾聴(deaf hearing)と名づけられている(Garde & Coway, 2000)。

b. 純粋語聾

失語がなく書字言語の操作が可能で非言語音や音楽の認知も保たれており，純音による聴力検査の結果も正常範囲なのに言語音が認知できない場合が純粋語聾(pure word deafness)で，言語性聴覚性失認(auditory verbal agnosia)とも呼ばれる。患者は言葉が聴き取れないために，音声言語の理解や書き取りができないが，声から話し手の性別がわかり，声の質やプロソディを手がかりに話し手の気分を読み取ることができる場合もある。患者の病態は変動が激しく，同じ言葉がときによって聞き取れたり聴き取れなかったりするが，聴き取れたときは直ちに理解が成立する。

言語音以外の聴覚刺激は聴こえるのに言語音に限って聴き取ることができない状態を，患者自身は「人が話すのは単なる雑音のように聴こえる」(Coslett et al., 1984)，「木の葉がカサカサ鳴っている

みたい」(Luria, 1966),「外国語を聴いているようだ」(Auerbach et al., 1982),「速すぎて聴き取れない」(Albert & Bear, 1974)などと表現している。最後の患者の場合は，ゆっくり話せば聴き取れており，アルバートらは，連続提示されたクリック音が融合する提示間隔を測定する実験の結果なども踏まえて，純粋語聾の原因は，聴覚系の時間分解能の低下であると主張している。しかし時間分解能が低下していない症例も報告されている(Stefanatos, 2005 など)。

こうした例からも明らかなように，純粋語聾は先に述べたリッサウェルの失認の分類からいえば統覚型聴覚性失認にあたり，言語音の聴き取りが可能で復唱も書き取りもできるのに意味が分からない連合型は，単語性意味聾(wore meaning deafness)と呼ばれている。

純粋語聾の責任病巣については，上側頭回の後部から中部とする点では見解が一致しているが，両側性損傷の場合(Bauer & Zawacki, 2000 など)と一側性損傷の場合(Takahashi et al., 1992 など)が報告されている。こうした点と先の患者の記述の多様性から，純粋語聾の区分も提唱されており，両側性損傷により音素レベル以前の時間分解能に障害があるタイプと，左半球の一側性損傷による音刺激の急速な変化の処理の障害のために音素弁別能力が低下するタイプとに分ける試みが有力となっている(Auerbach et al., 1982；Stefanatos et al., 2005 など)。

人間の声は声を発している人物を特定する手がかりとなるが，脳の損傷によって声を手がかりに人物の特定ができなくなることがあり，音声失認(phone agnosia)という。この病態は，日常生活では特に困難を示さないので(相貌失認がなければ人物の特定は視覚で可能)，症例として報告されることはなく，脳損傷者を対象としたグループ研究で存在が確認されている(Van Lancker et al., 1989 な

ど)。それによると,ヒトの声の弁別はできるのに声でヒトを特定することができなくなる病態の責任病巣は,右半球頭頂葉にあることが明らかにされている。

c. 非言語性聴覚性失認

言語音は認知できるが環境音が認知できない場合が非言語性聴覚性失認(nonverbal auditory agnosia)で,これには音楽知覚の障害を伴う場合と伴わない場合とがある。この病態はきわめてまれとされているが,数週間や数か月で消失する一過性の報告もあり,急性期に把握できれば出現率は上昇することも考えられる。比較的純粋なタイプと思われるアルバートら(Albert, M. L. et al., 1972)の症例は,物品の名前を聴けば該当する物品の絵を選ぶことができるのに,物品が出す音を聴いて選ぶことはできず,ピアノの音に対しては,「音楽のようだ・・・ドラムのように大きい音」,イヌの吠え声に対しては,「あなたの声は分かるけど,この音は分からない」,小鳥の囀りに対しては,「聴こえているけど,眼の前の絵のどれとも結びつかない」などと述べている。この症例は両側性の損傷だが,右一側性の損傷例も報告されており,ビュウノロ(Vignolo, L. A., 1969)は,右一側性損傷は音の知覚の障害を伴う統覚型で,両側性損傷は意味との結合が障害されている連合型にあたるとしている。

d. 受容性失音楽

音楽の認知の障害が受容性失音楽(receptive amusia)で,語聾や聴覚性失認に伴って起こることが多いが,言語音と環境音の認知の障害を伴わずに起こることもあり,音楽の処理は言語音や環境音の処理とは独立している可能性が示唆されている。ピッチリリらが報告している症例(Piccirilli, M. et al., 2000)は,言語音と環境音の認知に問題はなく,声による性別や年齢の判断も正確で,プロソディ

ーによる発話の情動性も理解できるのに,「音楽はみんな同じに聴こえるので楽しめなくなった」と述べている。この症例は検査の結果,音高の判断が障害されているが,リズムの認知と産生には異常がないことが明らかにされており,聴覚系における音高処理と時間処理の乖離が示唆されている。ペレツら(Peretz, I. et al., 2002)も,「音の高さの違いが分からないので音楽が単調に聞こえて楽しめない」と訴える症例を記載しており,こうした状態を音痴(tone deafness)と呼んでいる。この症例も音高弁別に障害があることが確認されているが,音高弁別の障害があっても受容性失音楽を呈しない症例も記載されている(Tramo et al., 1990 など)。

e. 聴空間知覚障害

聴覚には,言語や音楽,環境音の認知の他に,音源の定位や音源の運動など聴空間に関する情報を知覚する働きも含まれている。こうした聴覚における空間機能は,言語や環境音の認知障害と合併して起こることも多いが,単独で起こることもあり,両者は明確な二重乖離を示していることから,言語音も含めて音源の意味を認知する機能と聴覚における空間知覚とは,それぞれ独立した機構によって営まれていると考えられており,空間知覚は聴覚系における「何処」経路,音の意味の認知は「何」経路によると見られている(Clarke et al., 1996)。

聴覚の空間機能には,音源の定位と運動の知覚とが含まれているが,この2つも同時に起こる場合と乖離して起こる場合とがある。例えばダッコムンら(Ducommun, C. Y. et al., 2004)が記載しているてんかんの治療のために右半球の側頭葉前部と上側頭回後部の切除を受けた患者は,音源の認知も定位も正しくできるのに,音源の運動に対しては,「音が動いているようには聴こえない」と述べて,

音の運動が知覚できない皮質性運動聾（cortical motion deafness）の状態を呈している。この症例は，切除前に硬膜下電極による電気刺激の検査も受けており，切除された上側頭回後部の刺激で「ハミングのような音が近づいてくる」幻聴が生じており，ダッコムンらはこの部位が音の運動の知覚に関係していると結論している。一方では，音源定位のみの選択的に障害を呈する症例も報告されている（Adriani et al., 2003）。

2-3 体性感覚認知の障害

(1) 中枢性体性感覚障害

a. 要素的障害

体性感覚障害は，基本的な感覚レベルとしては羽毛で軽く触るなどによる触刺激の知覚や定位，振動感覚，患者の関節を動かして動きの方向を答える自己固有感覚，痛覚，温度覚，触2点閾などが検査され，成績の低下が認められれば体性感覚障害ありと診断される。触覚定位障害の特異な現象として，身体の一側に与えられた触刺激を反対側の対称位置に定位することがあり，知覚対側転位（allesthesia, allochiria）と呼ばれている。通常は病巣反対側（病側）の刺激が健側に転位されるが，健側の刺激が病側に転位される場合もある（Critchley, 1953）。

b. 触覚性消去

一個であれば常に知覚される身体の刺激が，対称部位に同時に提示されると一個が知覚されなくなる現象が触覚性消去（tactile extinction）で，病側の刺激が消去される。病側の刺激が知覚はされる

が，知覚内容が変化する場合もあり，知覚抗争(perceptual rivalry)と呼ばれる。

c. 触覚性幻覚

基本的な感覚レベルの異常として，刺激がないのに「皮膚の上を虫が這う」といった感覚を訴えることがあるが，これは触覚性幻覚(幻触)にあたる。幻触の内容が複雑で，手の中になにかが置かれているような感覚があって，その表面の性状や形が記述される場合もあり，自発性立体感覚(spontaneous stereognostic sensation)と呼ばれる。身体病側の刺激を中断した後も触覚体験が持続する場合は，触覚性保続(tactile perceveration)という。

d. 高次体性感覚障害

やや高次な機能としては，重さの弁別，肌理（きめ）の弁別，対象の長さや幅，厚さの弁別，形の弁別，素材の認知などが検査の対象となる。

さらに高次なレベルの検査としては，既知物品の触覚による認知，点字や切り抜き文字の読み，皮膚に描かれた文字や図形の認知などが問題となる。

こうした検査によって明らかにされた体性感覚障害を記述する用語には混乱もみられるが，触覚によって対象物の性質を認知できない状態を立体覚消失(astereognosia)といい，これには大きさや形態が認知できない形態失認(amorphognosia)と，密度や粗さ，温度感，重量感などが分からない素材失認(ahylognosia)とが区別される。

こうした障害がないのに触った対象が認知できない場合が触覚性失認で，一側性の脳損傷によって損傷反対側の手だけに生じる場合(Endou et al., 1992など)と，両側性損傷によって両手に生じる場合(Nakamura et al., 1998など)とがある。触覚性失認の患者は，手で触った対象を正しく描くことができるので，描いた絵を見て対象

を認知することができる。また，素材や形がわかるので，それを手がかりに何であるかを推測することがある（長い部分と丸い部分のある金属→鍵，など）。このタイプは連合型触覚性失認とみることができるが，連合型視覚性失認の場合と同様に，要素的感覚障害の存在を主張して連合型の存在を否定する立場もある。

触った対象の認知は成立しており，失語もないのに呼称ができない触覚性失語も報告されている（Beauvois et al., 1978 など）。

e. 身体感覚の異常

体性感覚障害とはやや異なるが，身体に関する意識に異常が生じる場合があり，一括して身体失認（asomatognosia）と呼ばれる。その一つである半側身体失認（hemiasomatognosia）は，自己の身体の半身に関する関心が欠如し，半身が存在しないかのように行動する。これには体性感覚障害を伴う場合と伴わない場合とがある。どちらの場合も身体の半身を使おうとしないが，右半球損傷による左半身の不使用が圧倒的に多く，患者は左手に筋力の低下などの異常がないにもかかわらず，左手を挙げるように指示されても右手を挙げる。日常生活でも患者は左手を使うべき時にも使おうとせず，痛覚刺激に対する反応も鈍い。この病態は運動無視（motor neglect）と呼ばれることもある。運動無視に類似した症状に，一側性運動低下（unilateral hypokinesia）があるが，この場合は，病巣反対側の空間における運動の低下で，その空間内での運動が左右どちらの手で行われる場合でも低下する点で，運動無視とは明確に異なっている。

半側身体失認の患者は，自己の身体の半身に関心を示さず，あたかもそれが存在しないかのように振る舞うので，「意識されない半側身体失認」と呼ばれることがある。これとは反対に，自己の半側身体や身体の一部の喪失感，切断感，変容感，異質感，余剰感など

を自発的に訴える場合があり,「意識される半側身体失認」という。

　検者に言われたり,検者が自身の身体で示した部位を,患者が自分の身体で指さすことができなくなる場合は,自己身体部位失認(autotopagnosia)というが,検者の身体で指さしたり,人体図で指さすこともできないので,身体部位失認と訳されることもある。動物の身体図を用いる場合は,突き出た鼻や尾など,動物に典型的な身体部位は指さすことができるが,目や耳など人間と同じ部位は指させない患者もいる。障害は身体部位に限られており,自転車や椅子などの部分は正しく指さすことができる。患者は眼や耳を指さすことができないのに眼鏡をかける動作には問題がないなど,日常生活で困難を示すことはない。

　ゲルストマン(Gerstmann, J., 1924)は,触られた自分の指を同定・呼称することができず,名称を与えられた指を示すこともできない患者を報告し,手指失認(finger agnosia)と名づけた。これは身体部位失認が手に限定して生じた場合に相当する。後にゲルストマンは,手指失認と左右見当識障害,失書,失計算が同時に起こることが多いことからこれら4徴候をゲルストマン症候群としてまとめ,左半球角回周辺の損傷で起こると主張した(Gerstmann, 1940)。これに関しては4徴候の独立性を主張する立場もあり,見解が一致していない。健常者を対象に4徴候に該当する機能それぞれの賦活部位を調べた研究(Pinel et al., 2009)は,左頭頂葉に共通する賦活部位はとらえられなかったが,頭頂葉の皮質下白質に共通する賦活部位があることから,ゲンルストマン症候群は離断症状と見るべきであると主張している。

f. 幻肢など

　身体感覚の障害の特殊な例として,手足が切断された後も切断さ

れた手足が正常に存在するかのように感じる幻肢(phantom limb；幻想肢ともいう)がある。患者は存在しない足に痛みを感じると訴えたり，痒いと言って掻こうとしたりする。幻肢の出現率は高く，切断例の 90% 以上に起こるとされている。切断直後から生じる場合と，時間が経過してから生じる場合とがある。回復は，切断面から遠い部位から切断面に向かって順次起こる。これとは逆に，四肢が麻痺した患者で，麻痺した手足のほかに手足が存在するように感じる場合があり，余剰幻肢(supernumerary phantom)という。これには単に存在感だけの場合と運動感を伴う場合とがある。

身体半身の麻痺に対する意識にもさまざまなレベルがあり，麻痺していることは認めているが日常生活でそれを苦にしている気配を示さない片麻痺無関心(anosodiapholia)，麻痺していることに気づいておらず，病側の手を挙げる指示に健側を挙げたり，「挙げています」と答えたりする片麻痺無認知(anosognosia)，麻痺していることを認めようとしない片麻痺否認(denial of hemiplegia)が区別されている。

◀まとめ▶
❏ 視覚機能の低次の障害として，視野欠損，刺激の見えの変化(変形視)，幻視などが起こる。
❏ 視覚系の損傷によって，色彩視や運動視など，特定の機能のみの選択的喪失が起こる。
❏ 高次の障害として，対象の認知が成立しない失認症が起こる。
❏ 失認症にはさまざまなタイプがある。
❏ 刺激が意識的には知覚されていないのに，行動の手がかりになっている場合がある(潜在認知)。
❏ 脳の損傷によって，聴覚と触覚でも視覚と同様の障害が起こる。
❏ 体性感覚にもさまざまなタイプの障害が起こる。

◀より進んだ学習のための読書案内▶

Farah, M. J. (1990). *Visual Agnosia: Disorders of Object Recognition and What they tell us about normal Vision.* Canbridge: MIT Press. (河内十郎・福澤一吉(訳) (1996).『視覚性失認―認知の障害から健常な視覚を考える』新興医学出版社)
　☞失認症の病態から健常な視覚の成立を論じている。さまざまな視覚性失認患者が詳しく紹介されている。

Zeki, S. (1993). *The Vision of the Brain.* Oxford: Blackwell. (河内十郎(訳) (1995).『脳のヴィジョン』医学書院)
　☞視覚系の生理学的研究と神経心理学との統合をめざしている。

加我君孝(編) (2000).『中枢性聴覚障害の基礎と臨床』金原出版
　☞中枢性聴覚障害に関する数少ないテキスト。

Behrmann, M. (Ed.) (2001). Disorders of Visual Behavior. Boller, F. & Graham, J. (Series Eds.) *Handbook of Neuropsychology,* (2nd ed.) Vol.4. Elsevier.
　☞5章の視空間認知障害も含む,視覚認知障害に関する総合的ハンドブック。

Poeppel, D., Overath, T., Popper, A. N., & Fay, R. R. (Eds.) (2012). *The Human Auditori Cortex.* Springer.
　☞視覚皮質に比較して研究が遅れている聴覚皮質に関する最新の研究成果が記載されている。

鈴木匡子 (2010).『視覚性認知の神経心理学』医学書院
　☞視覚性認知障害のテキスト。各々の病態に自験例が紹介されている。

Clinical Neuroscience (2012).*Vision-new pespectives*, **30**(8), 866-957.
　☞視覚に関する神経生理学,神経解剖学,神経心理学の最先端の知見が紹介されている。

◀課題・問題▶

1. 視覚中枢の損傷によってどのような障害が起こるか。
2. 視覚性失認を巡ってどのような論争が繰り返されてきたか。
3. 視覚の神経科学において,損傷研究と機能画像研究とはどのように統合されているか。
4. 中枢性聴覚障害にはどのようなものがあるか。

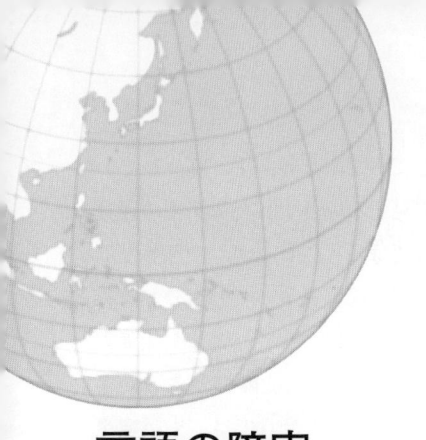

3章

言語の障害

言語の脳内機構研究の問題点

◀ キーワード ▶

失語症の定義,失語症の病態,失語症の分類とその問題点,皮質下性失語,言語の半球優位,ブローカ野,ウェルニッケ野,弓状束,音声知覚の運動理論,ミラーニューロン

● ● ● 3-1 ● ● ●
失 語 症

(1) 失語症とは

失語症(aphasia)は,「脳の特定部位(言語野)の損傷によって起こる言語機能の障害」と定義される。すべての言語モダリティ(音声言語,書字言語,手話,指文字など)で起こる点に特徴があり,話すことができなければ書くこともできず,聴いて理解することに障害があれば,読みの理解にも障害がある。話せるのに書けない,聴いて理解できるのに読めないと言った場合は,それぞれ純粋失書(pure agraphia),純粋失読(pure alexia)と呼ばれ,失語とは異なる

病態にあたる。顔面の筋肉が麻痺して声が出ない，手が麻痺している，あるいは耳が聴こえない，眼が見えないといった抹消性の運動器官や感覚器官の障害によっても言語は障害されるが，こうした場合も失語ではない。また知能障害や意識障害によっても言語が障害されることがあるが，この場合も失語とはいわない。特に知能障害に関しては，20世紀の前半は失語症の本質を知能障害とする立場（失語の知性論；1章参照）が優勢であったが，今日では，失語症患者は脳が損傷されているので，知能低下を随伴していることも多いが，それが言語障害の原因なのではないとするウェルニッケの考え方が通説となっている。

失語症は，後天的な脳の損傷によってそれまで獲得していた言語機能が失われるので，獲得性失語(acquired aphasia)と呼ばれることもある。これに対して先天的な脳の異常によって生じる言語獲得の障害は発達性失語(developmental aphasia)という。小児でも失語になることがある（小児失語症；childhood aphasia）が，これは後天的な脳の損傷のためにそれまで獲得していた言語が失われる場合で，発生機序は成人と同じで発達性失語症とは全く異なっている。

(2) 失語症における言語障害の様相1――言語の表出面

a. 語唖・構音障害・構音不能

言語表出の障害を主とする失語症は運動性失語(motor aphasia)というが，重度の場合は患者は自発的に言葉を発することも，言われたことを復唱することもできず，この状態を語唖(word dumbness)という。無動無言症(akinetic mutism)の患者や重度の鬱の患者も話すことができないが，失語症の患者には話そうとするモチベーションがあり，聴き手とのアイコンタクトを保ちながら発話の努

力を繰り返す点でこれらの患者とは明確に区別される。

発声発語器官の麻痺や失調を原因とする発話の障害は構音障害(dysathria)といい,発声発語器官に異常はないのに正しい構音運動をプログラムすることができないために起こる発話の障害は構音不能(失構音；anarthria, 発語失行；verbal apraxia ともいう)というが,これら2つが重度の場合も語唖に類似した状態が起こる。しかし,この2つは発話の運動機能の障害であって言語機能の障害ではないので,話すことができなくても音声言語の理解は可能で,読むことも書くこともでき,したがって失語症に随伴していることはあっても症状自体は失語症とは区別される。

構音障害も構音不能も,軽度の場合は発語がみられるが,正しい構音を実現することができず,音が歪んだり,言おうとする音が他の音に変わってしまう音の置換などが起こる。また,話すリズム,アクセント,イントネーションなど,発話のプロソディー(prosody)にも障害が認められる。

構音障害は話すための機械が故障している状態にあたるので,発話では音の歪みが目立ち,日本語にない音が発せられることもある。また音の置換では,構音が難しい音が易しい音に置換し,音の誤り方に一貫性が認められる。一方,構音不能は機械に故障はないがそれをうまく使いこなせない状態で,発話の誤りは,音の歪み,置換,添加,省略,反復などとして生じ,また,音の連結の異常(ミカン→ミ〜カンなど)も認められる。誤り方に一貫性が無い点が特徴で,構音が易しい音が難しい音に置換することもある。特に発話の開始が困難で,意図的な発話ほど誤りが多くなる。こうした発話を非流暢性発話(nonfluent speech)という。

ヴァーレイら(Varley, R. et al., 1999)は,構音不能(論文では発語

失行と表記)のある脳損傷群，構音不能のない脳損傷群，健常対照群，の3群に，高頻度語と低頻度語の復唱課題を課して反応時間を測定し，構音不能あり群は，低頻度語よりも高頻度語で反応時間が顕著に増加することを明らかにして，普段から言い慣れている高頻度語は，その表出過程が運動プログラムも含めて単語全体として脳に貯蔵されており，構音不能はその記憶が失われたために起こると主張している。この考え方は，aphemie を「言葉を発するために辿るべき運動の記憶の喪失」と規定したブローカの主張に一致している。

構音不能を起こす損傷部位は中心前回中部とされてきた(Lecours & Lhermitte, 1976)が，1996年にドロンカース(Dronkers, N. F., 1996)が多数の症例の損傷部位の重ね合わせから島皮質であると主張して議論を呼んだ。これを支持する結果(Wise et al., 1999など)も反対する結果(Hillis et al., 2004など)もあるが，わが国では中心前回説が有力である(大東，2005など)。最近では，島の損傷により生じる構音不能は，島皮質ではなくその深部を走る白質の損傷によって起こることを明らかにした報告もある(Bonilha & Fridriksson, 2009)。また大槻(2005)は，構音不能を音の歪みが音の連結より顕著なタイプ(Ⅰ群)，これとは逆のタイプ(Ⅱ群)，さらに両者に差のないタイプ(Ⅲ群)に分けて病巣を検討し，Ⅰ群は左中心前回の比較的後部で，ブロードマンの4野に限局した病変，Ⅱ群は4野から中心前回前方の6野まで及ぶ損傷，Ⅲ群は側脳室近辺の皮質下の損傷によるとしている。

一方ドロンカースらのグループ(Baldo et al., 2011)は，発話に障害のある左半球損傷患者33例を対象に，音節数や構音点の移動などを操作した複雑な構音の障害と病巣とを対応づけた結果から，島

の中心前回が複雑な構音に重要な役割を果たしているとして，1996年の主張をさらに発展させている。

語唖がやや軽度な場合は，患者に発話に類似した行動がみられるが，無意味な音の系列であったり，挨拶語のようなものであったりする。単語が単発的に出てくる場合はこれを残語(residual speech)という。患者が何か言おうとすると，特定の音系列や残語が繰り返されることがあり，これを常同語(verbalstereotype)，再帰性発話(recurrent utterance)などという。失語症研究の発端となったブローカの第1例ルボルニュが，「タンタン」としか言えなかったことはよく知られている。「タンタン」のように意味のない音を繰り返す場合は，無意味語再帰性発話，実在する語を繰り返す場合は実在語再帰性発話という。再規性発話は常に同一というわけではなく，「コンニチワ」，「コンバンワ」，「コンニチハアツイネー」などとその都度変化を示すこともある。まれに再帰性発話が文の場合もある。

1～10の数列や曜日名などの系列語(serials)や挨拶語など十分言い慣れた言葉や「コンチクショー」といった思わず口から出る情動語は，自動的発話(automatic speech)というが，ほとんど何も言えない患者に自動的発話が認められることもある。運動性失語の患者は先に述べた構音の障害を示すが，こうした自動的発話は正しい構音ですらすらと言えることが多い。"yes"と"no"以外は何も言えない重度失語症患者が，病前に十分暗唱していた「主の祈り」や「使徒信経」といったかなり長い文章をすらすらと言えた例も記載されている(Rommel, 1683；Benton & Joynt, 1960 より引用)。しかしこの患者は，そうした文章の中に含まれている単語を何一つ復唱することができなかったという。一方，失語症が回復して意図的会話は可能になったのに，月名列挙では3か月しか言えず，病前言

い慣れていた祈りもできないなど,自動的発話に重度の障害を残した例も報告されている(Malangolo et al., 2008)。こうした事実は,意図的発話と自動的発話が脳内で異なる神経機構を持つことを示唆している。

b. 喚語困難

言おうとする言葉がなかなか出てこない状態が喚語困難(word finding difficulty, 語健忘;word amnesia ともいう)で,認知症や意識が低下した状態でも起こり,さらには健常者でもよく経験されることで失語症固有の症状とはいえないが,失語症であればタイプや重症度に関係なく必ずみられる失語症の中核的症状にあたる。喚語困難のみを示す患者は,自発的に話すことは困難だが,復唱はできる。

喚語能力は,物品の絵を見せてその名称をいう呼称課題(naming test)で調べられるが,この成績が悪いことを呼称障害(naming defect)または失名辞(anomia)という。失名辞では,時間をかければ(5〜10秒)正しい語が出てくる場合や,誤った語を発した後それを修正する自己修正がみられることが多い。また,簡単な名詞が言えずに言語学的にはそれより複雑な発話を行う(例;クツと言えずにソトニイクトキニハクモノと言うなど)ことが多く,これを迂言(periphrase)あるいは迂回操作(circumlocution)という。失名辞の患者は,高頻度語は言えても低頻度語は言えないことが多い。呼称は,初頭音(例;カで始まることばですよ),カテゴリー(例;台所で使う道具ですよ)などのヒントを与えると,改善することがある。

日常会話のなかでみられる喚語困難は語想起障害にあたるが,名詞,特に固有名詞の想起が困難で動詞や形容詞は言えることが多い。また,特定のカテゴリーの名詞に限って想起が困難なこともある。

喚語能力は，初頭音(例；カで始まる言葉をできるだけたくさん言って下さい)，あるいはカテゴリー(例；動物の名前をできるだけたくさん言って下さい)を与えて，一定時間内に言えた個数を測る語列挙課題によっても測定される。この課題は流暢性テストともいう。

喚語困難を起こす損傷部位は，脳前部では左下前頭回，後部では左半球の角回から側頭葉下部に広がる領域とされている。

c. 錯　　語

失語症患者の発話には言葉の言い誤りも多く，これを錯語(paraphasia)というが，錯語は失語症患者の発話の最も重要な特徴にあたり，後に述べるすべてのタイプの失語症で，自発話，呼称，復唱などにさまざまなかたちで出現する。音読で出現した場合は錯読(paralexia)，書字に出現した場合は錯書(paragraphia)という。

錯語には，言いたい単語が別の単語に置き換えられる語性錯語(verbal paraphasia)と，単語の一部分が他の音韻に置き換えられる音韻性錯語(phonemic paraphasia, 字性錯語；literal paraphasiaともいう)とがある。語性錯語では，言い誤った語が目標語と意味的に関係している場合(例；机→椅子)があり，これを意味性錯語(semantic paraphasia)という。これに対して，目標語とは意味的に関係のない音韻的に正しい実在語を発する場合は，無関連錯語(random paraphasia)という。

音韻性錯語を発する患者は自身の表出の誤りに気づいていて，修正を繰り返すことがあるが，この現象を接近行動(conduites d'approche)という。接近行動は必ずしも成功するわけではなく，かえって正しい表出から離れてしまうこともある。

語性錯語は中側頭回後部と下側頭回後部の損傷で起き(Cappa et

al., 1981など),音韻性錯語は上側頭回後部と下側頭回後部,縁上回,さらには中側頭回後部に及ぶ広い範囲の皮質と皮質下の損傷で起こる(Benson et al., 1973など)。この点は,これらの部位の電気刺激の結果によっても確認されている(Ojemann, 1983)。

音韻性錯語の場合は,一部の音韻が変化していても言おうとしている目標語がなにかを聴き手が同定することができるが,音節数までが変化しているなど,目標語を同定できないほどに著しく変形している場合が言語新作(neologism,新造語ともいう;例:ハイザラ→ステトキパンナ)で,発話が錯語や言語新作に満ちていて,何を言っているのかが分からない状態をジャーゴン(jargon)という。ジャーゴンにもさまざまなタイプがあり,日本語にない曖昧な音韻が繰り返される場合を未分化ジャーゴン(undifferetiated jargon),発話の中に時折実在する単語が含まれている場合を錯語性ジャーゴン(paraphasic jargon),言語新作の頻発がみられる場合を言語新作ジャーゴン(neologistic jargon)という。ジャーゴンを発する患者は発話量が病前よりも多く,口から発話が漏れてくるように流暢に話し続けるので,この状態を語漏(logorrhea)という。プロソディーは正しいので,遠くで聴くといかにもまともに話しているように聴こえるが,近くで注意深く聴くと何を言っているのかが理解できない状態を呈する。また,患者は病識に欠けており自分は正しく話していると思っているので,相手が理解してくれないことを不思議がっていることが多い。ジャーゴンは,側頭葉の損傷による感覚性失語に随伴している。

d. 反響言語

反響言語(echolalia)は,聞いた単語や句,文を自動的に繰り返す症状で,全体をオウム返しに繰り返す場合と,一部,とくに後半を

繰り返す場合とがある。十分言い慣れた系列語やことわざなどは，その一部を聞いてすべてを言い返すことがあり(例；月火水→木金土日など)，これを補完現象(completion phenomenon)という。

反響言語が外部からの入力によって起こるのに対して，自ら発した音節や単語，句などを強迫的に反復して発話し続け，意図的に中断するのが困難な状態を反復言語(palilalia)といい，特に最後の音節が反復される場合は，語間代(logoclonia)という。

e. 失文法と錯文法

文レベルの発話が可能な比較的軽度な失語症患者は，名詞や動詞などの実質語は言えても，助詞や接続詞などの機能語を抜かしたり，誤ったりすることがある。機能語を抜かす場合を失文法(agrammatism)，機能語を誤って用いる場合を錯文法(paragrammatism)という。錯文法では，機能語だけではなく単語自体の誤用も見られ，名詞が来るべき位置に動詞が来たりすることもある。

失文法は，運動性失語患者の発話の典型とされており，文が単語の羅列になる(例；ガッコウイク，ゴハンタベルなど)が，これを電文体発話(telegraphic style)という。この種の発話は実質語が含まれているために，コミュニケーションは成立することになる。

これに対して錯文法は，脳の後部の損傷による感覚性失語にみられ，錯語や言語新作が多い中で生じているので，コミュニケーションはほとんど成立しない。

f. 失韻律

正しい単語を正しい構文で話すが，アクセントや間の取り方，リズムなど発話の韻律的側面(プロソディー)が異常を示す場合を失韻律(dysprosody)という。抑制のなさが外国人の発話のように聞こえるので，外人様アクセント症候群(foreign accent syndrome)とも呼

ばれる。語唖の回復期にみられることが多いが、言語障害を伴わずに生じることもある。

(3) 失語症における言語障害の様相 2──言語の受容面・理解面
a. 単語の受容と理解の障害

中枢性聴覚障害については既に 2 章で述べたが、そのなかで言語機能に関係しているのは純粋語聾と単語性意味聾である。

単語の理解が成立するためには、単語を聞き取り、その結果を意味に結びつけることが必要となるが、単語の聞き取りの障害が純粋語聾(pure word deafness)、意味との結びつきの障害が単語性意味聾(word meaning deafness)である。純粋語聾は単語の理解はもとより復唱も書き取りもできないのに対して、単語性意味聾は単語でも非単語でも復唱ができることから聞き取りが成立していることは明らかだが、これには提示された音韻系列が実在する単語かどうかを判断する語彙性判断課題が出来る症例とできない症例とがあり、前者を語義聾(狭義の word meaning deafness)、後者を語形聾(word form deafness) と呼んで区別することもある(Franklin et al., 1989)。

単語の意味理解能力は、通常は提示された一連の絵や物品の中から言われた単語に該当するものを指さす聴覚ポインティングテストで検査される。選択肢には音韻的に関連したもの、意味的に関連したもの、無関連のものなどが含まれており、純粋語聾の患者はでたらめに反応するか音韻性の誤りを示すが、単語性意味聾の患者の誤りは意味的に関連したものを選ぶ場合が多く、この結果も単語性意味聾では語の聞き取りは成立していることを示している。純粋語聾も単語性意味聾も失語症を伴わずに単独に生じることもあるが、失語症に随伴して起こることもある。純粋語聾が単独で生じている場

合は，聴き取りが成立すれば直ちにその意味を理解することができる。語形聾が失語症に随伴して生じることはまれで，語義聾が失語症に随伴している場合は，語聾と混在していることが多い。

語義聾にあたる単語の意味理解の障害を起こす損傷部位としては，左側頭葉，とくに上側頭回後部，すなわちウェルニッケ野が重視されてきたが，最近では，前頭葉中前頭回も注目されている。また，多数の症例をさまざまなテストで検討した結果から，単語理解の障害はウェルニッケ野の損傷では起きず，中側頭回後部で起こるとする見解もある(Dronkers et al., 2004)。

b. 文理解の障害

単語レベルの理解は可能だが文になると理解できない場合の原因として軽度の聴き取りの障害が考えられる。単語とは異なり文では音声刺激が次々に提示されるので，その処理が間に合わなくなる場合である。この種の患者は，一連の物品や絵カードを提示して言われた複数の単語を正しい順に指さサせる連続ポインティングテストで，始めの方の単語は正しく指させるが，終わりの方で誤ることになる。

聴覚性短期記憶に障害がある場合も文の理解が困難になる。提示された文を聴いている間に，始めの方を忘れてしまうからである。この種の患者は連続ポインティングテストでは，始めに提示された単語を誤り，終わりの方の単語は正しく指さすことになる。

聴覚情報処理にも言語性短期記憶にも障害がないのに文の理解が障害されている場合は，統語理解の障害が考えられる。文には，文中の名詞を互換しても意味が成立する可逆文(例；ネコを追いかけているイヌは灰色である)と，名詞を互換すると意味が成立しない不可逆分(例；女の子が食べているリンゴは赤い)とが区別される。

可逆文の理解には統語情報が必要だが，非可逆文の理解は文中の意味情報だけで成立し，統語情報は必要としない。表出面で失文法を示す失語患者は，非可逆文の理解は可能だが，可逆文は理解できないことが明らかにされている(Caramazza et al., 1976)。しかしそうした患者でも，提示された文が文法的に正しいかどうかを判断する文法性判断(grammaticality judgement)課題は可能(Linebarger et al., 1983)で，統語知識は保持していることになる。

c. 復唱の障害

検査者に言われた語や文を言われたとおりに言い返す復唱課題の障害を起こす原因には，語音認知の障害，構音の障害，聴覚的把持能力の障害(聴覚性短期記憶の障害；長い文の復唱の場合)などがある。こうした障害がないにもかかわらず復唱が障害されている場合があり，他の復唱障害と違って音韻性錯語の頻発を特徴とする。こうした病態を伝導性失語と呼ぶが，これについては後述する。

(4) 失語症の分類

a. 古典分類

これまでは，失語症になるとどのような言語症状が起こるのかを述べてきたが，実際の失語症患者では，これらの徴候のいくつかがまとまって出現しており，そのまとまりかたによって失語症のタイプが区別される。失語症研究が本格的にスタートした19世紀の後半に，リヒトハイムが提唱した失語図式に基づく失語の古典分類が確立したことは1章で述べたが，マリーのブローカ批判に始まる全体論の台頭によって長らく否定されていた古典分類は，1960年代に入ってゲシュヴィンドがウェルニッケの復興を図り，ボストン学派と呼ばれるグループが失語症研究の中心となると，再び注目を

浴びるようになった。**図 3・1** は，ゲシュヴィンドとともにボストン学派の指導的立場にあったグッドグラス(Goodglass, H.)が，ボストン学派が全盛を極めていた時期に，古典分類の主要な失語タイプの特徴と損傷部位を簡単にまとめたものである(Goodglass & Butters, 1988)。図版の下に示した項目は，タイプ分けのポイントとなる主要な言語機能で，これらのうちのどれが障害されているかによってタイプが決まってくる。

図中，左上段のブローカ失語(皮質性運動性失語；cortical motor aphasia とも呼ばれる)の損傷部位で，ブローカ野にあたる部分が灰色になっているのは，この部分だけの損傷では一過性のブローカ失語しか起きず(これをブローカ野失語，小ブローカ失語などという)，症状が永続する場合は損傷部位がさらに周囲に進展していることを示している。

超皮質性運動性失語(transcortical motor aphasia)の損傷部位は，ブローカ野を残してその周囲を囲んでおり，ブローカ野と他の皮質領野との連絡を遮断するかたちになっている。そのために帯状回皮質などからの発話のモチベーションに関わる入力が断たれ，発話が減少すると考えられている。そのためこのタイプは，発動性障害の一種として力動性失語(dynamic aphasia)と呼ばれることもある。

受容性失語は脳後部の損傷で起こるが，皮質性感覚性失語(cortical sensory aphasia)とも呼ばれるウェルニッケ失語の場合はウェルニッケ野が損傷され，超皮質性感覚性失語(transcortical sensory aphasia)の場合は，ウェルニッケ野は残してそれより後部の損傷となっている。これら2つのタイプは，いずれも言語理解が悪いが，前者は復唱も悪く，後者は復唱がよい点が異なっている。ウェルニッケ野は発話運動自体には直接は関係していないので，復唱が悪い

(a) 表出性失語　　　　　　　　　ブローカ失語　　　　　　超皮質性運動性失語
　　　　　　　　　　　　　　　（皮質性運動性失語）

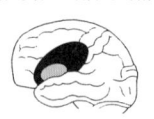

	ブローカ失語	超皮質性運動性失語
会話時の発話	非流暢	非流暢
口頭言語の理解	比較的正常	比較的正常
復唱	障害あり	良好～まったく正常
呼称	障害あり	障害あり
読みの能力：音読	障害あり	障害あり
理解	正常または障害あり	おおむね良好
書字能力	障害あり	障害あり

(b) 受容性失語　　　　　　　　　ウェルニッケ失語　　　　超皮質性感覚性失語
　　　　　　　　　　　　　　　（皮質性感覚性失語）

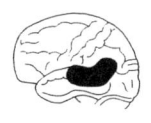

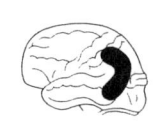

	ウェルニッケ失語	超皮質性感覚性失語
会話時の発話	流暢，錯語	流暢，錯語，反響語
口頭言語の理解	障害あり	重度の障害あり
復唱	障害あり	良好～きわめて良好
呼称	障害あり	障害あり
読みの能力：音読	障害あり	障害あり
理解	障害あり	障害あり
書字能力	障害あり	障害あり

(c) その他　　　　　　　　　　　伝導失語　　　　　　　　混合型超皮質性失語
　　　　　　　　　　　　　　　　　　　　　　　　　　　（言語野孤立症候群）

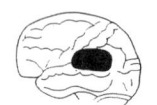

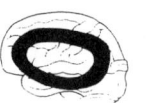

	伝導失語	混合型超皮質性失語
会話時の発話	流暢，錯語	非流暢（反響言語を伴う）
口頭言語の理解	良好～正常	重度の障害あり
復唱	障害あり	良好
呼称	正常または障害あり	重度の障害あり
読みの能力：音読	障害あり	障害あり
理解	良好～正常	障害あり
書字能力	障害あり	障害あり

図 3・1　失語の古典分類による各タイプの臨床像と病巣
出典）Goodflass & Butters (1988) を改変

のは言葉の聴き取りが悪いか，あるいは聴き取った言葉を発話運動に変換する過程に障害があると考えられる。一方，超皮質性感覚性失語の場合は，言葉を正しく復唱できるほどきちんと聴き取っているにもかかわらず理解ができない病態で，真の理解障害にあたる。これは，ウェルニッケ野を囲む損傷によって，ウェルニッケ野と皮質の他の部位(リヒトハイム–ウェルニッケ失語図式のB)との離断によると考えられている。

ウェルニッケ失語も超皮質性感覚性失語も，理解が障害されているだけではなく発話の障害も顕著で，錯語や言語新作，ジャーゴンなどが目立つコミュニケーションが通じない発話を流暢に話し続ける。そのためこの2つのタイプは流暢性失語に分類される。

伝導性失語(conduction phasia)は，理解力が比較的保たれている中で，自発話，呼称，復唱，音読すべてに音韻性錯語が著しく，患者は誤りに気づいているので自己修正を繰り返す点が特徴とされる。発話が流暢なので流暢性失語に分類されるが，自己修正のために発話がとぎれがちになり，非流暢の特徴を示すことも多い。呼称も音読も成績は悪いが，これは音韻性錯語のためで，呼称でも音読でも自己修正が見られるので，喚語は成立していると考えられる。損傷は，ウェルニッケ野とブローカ野とを結ぶ弓状束を切断されるかたちになっていると考えられてきた(Benson et al., 1973 など)が，復唱の障害の原因を聴覚性短期記憶の障害に帰す立場(Shallice & Warington, 1977 など)もあって現在も議論が沸騰している。なお，アーディラ(Ardila, A., 2010 など)は，復唱は一部の動物でも可能なことから真の言語機能とは認めず，復唱障害が顕著な伝導性失語は真の失語ではなく発話運動の観念運動性失行にすぎないとしている。

混合型超皮質性失語(mixed transucortical aphasia)は，ほとんど

の言語機能が重度に障害されている中で復唱のみが保たれている場合で、自発的に話すことも、言葉を理解することもなく、質問には答える変わりに質問をそのまま言い返す反響言語を示す。損傷は、超皮質性運動性失語と超皮質性感覚性失語とが合併した状態に近く、ブローカ野とウェルニッケ野、さらには両者を結ぶ弓状束がすべて健全に残り、これらを囲むかたちで生じている。しかも、さらに損傷部位の外側の皮質は残っており、言語に関係した皮質領野全体が周囲の皮質との連絡を絶たれた状態になっているので、このタイプを言語野孤立症候群(isolation syndrome)と呼ぶこともある。

逆にブローカ野とウェルニッケ野など言語に関連した皮質領野すべてが損傷されると、すべての言語機能が重度に障害される全失語(total pahsia, global aphasia)となる。

古典論の失語類型には含まれていないが近年注目されている失語タイプに失名辞失語(anomic aphasia)がある。これは、全般的に高い言語能力を保ちながら喚語困難が目立つタイプで、損傷部位の特定は困難とされているが、図 3・2 が示すように、3 つの部位を提唱する立場もある(Benson, 1994)。この立場では、部位によって障害

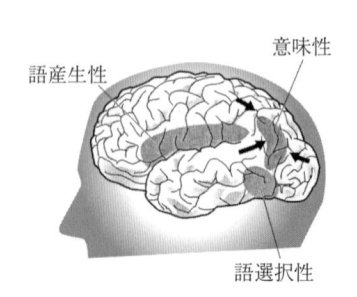

図 3・2　失名辞失語の 3 つのタイプとその病巣
出典) Benson(1994)を改変

が異なるとされており，図中，語産生性と記した部位の場合は，言葉は想起されているが発話の開始が困難かあるいは音韻性錯語が出てしまう場合で，意味性と記した部位の場合は語想起自体が傷害されており，言葉を聴いて該当する物品を選ぶポインティング課題もできない。語選択性と記した部位の場合は，語想起はできないがポインティングはできる。

b. 古典分類の問題点

　前項で述べた失語の古典分類は，今日，さまざまな点で問題視されている。その一つは失語症状の複雑さに由来しており，失語症研究家が失語症患者に対峙したときに，患者の症状の複雑さのためにどのタイプに分類したらよいのか戸惑うことが多い。事実，患者が示す失語症状の中で古典論での分類が可能なのは，ほんの数％にすぎないとの指摘もある。ウェルニッケ自身，自然に生じる脳の損傷はさまざまな領域に及ぶことが多いので純粋型の出現は極めてまれであると述べているが，リヒトハイム－ウェルニッケ失語図式が19世紀の後半から疑問を持たれはじめ，20世紀に入って全体論の時代になると完全に忘れられてしまった理由もそこにあった。現在は，画像技術の進歩や，認知心理学，言語学の失語症研究への参入もあって，失語症の臨床症状に関しても損傷部位に関しても，当時とは比較にならないほど大量のデータに対応していかなければならないのが今日の失語症研究家が直面している現状である。そうしたデータの中には，左中前頭回の皮質や皮質下の損傷で単語の理解が障害されることが明らかにされるなど，古典論に反する事実も含まれている。このような状況の中で失語症を理解する有効な方法として，失語症状を要素的な徴候に解体してそれらのうち損傷部位の局在が可能なものを明らかにしていくというアプローチがとられている。

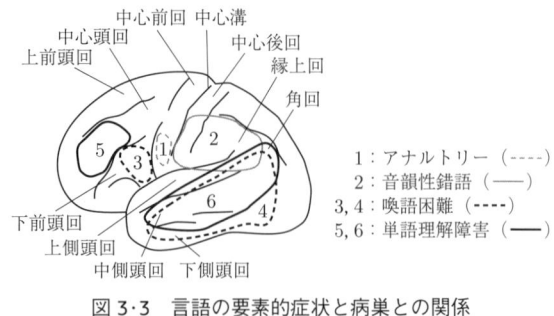

図 3·3 言語の要素的症状と病巣との関係
出典）大槻(2006)を改変

1：アナルトリー（----）
2：音韻性錯語（——）
3,4：喚語困難（----）
5,6：単語理解障害（——）

例えば，大槻(2006)は，局在可能な要素的徴候としてアナルトリー，音韻性錯語，喚語困難，単語理解障害の4つを挙げているが，図3·3はそれらをまとめたものである。

(5) 皮質下性失語

皮質下性失語(subcortical aphasia)という用語は，古くから知られている皮質言語領野を含まない皮質下の損傷のみで起こる失語症を意味しており，古典分類のように失語症の臨床症状に基づく分類とは異なり，失語症の原因となる損傷部位に基づく分類にあたる。

a. 大脳基底核損傷と失語症

大脳基底核は出血が起こりやすい部位で，出血により失語症が生じたとする報告も多いが，血腫による皮質の圧迫が考えられるので，梗塞例が重視されている。そうした中で引用される機会が多いのはダマジオら(Damasio, A. R. et al., 1982)の報告で，① 右利きの場合，左半球の内包前脚，尾状核頭部，被殻を含む損傷で失語症，構音障害，プロソディー障害，右片麻痺が起こるが，上記の部位を含まないより後部の部位の損傷では構音障害と右片麻痺は起こるが失語症

は起こらないこと，②右半球の同じ部位の損傷では構音障害と左片麻痺は起こるが失語症は起こらないこと，③失語症のタイプは古典分類に当てはめるのは困難だが回復がよく，麻痺の回復に先行すること，などが記載されている。また，アレクサンダーら(Alexander, M. P. et al., 1987)は，被殻と尾状核頭部に限局した梗塞は，軽度の喚語困難が起こることはあっても言語障害はほとんど起こさないが，損傷が内包前脚まで伸展した場合は失語が起こるという，ダマジオらと一致した結果を報告している。一方，これに反する結果も報告されており，デクロワら(Decroix, J. P. et al., 1986)は，淡蒼球と内包膝部の損傷で一過性の失語症が起こるとしている。このように，さまざまな症例の報告が蓄積されていく中で，SPECTやPETで皮質の血流が測定されるようになり，基底核限局病変で失語を呈した症例には，皮質の低灌流が認められたことから，基底核損傷によるとされる失語症は，低灌流による皮質の機能低下が原因であるとする考え方が提唱されるようになった(Olsen et al., 1986)。これに対しては，基底核損傷による失語症は皮質損傷による場合のように失語症の古典分類に当てはまない例が多い事実を説明できないとの批判もあったが，ヒリスら(Hillis et al., 2004)は，基底核限局病変24例の発症後24時間以内に撮像されたMRIの拡散強調画像(DWI)と灌流強調画像(PWI)を，同じく24時間以内に測定された言語検査の成績による失語タイプとの関係を検討し，失語症と判定された13例の失語症タイプは，低灌流が認められた皮質領域に対応している(非流調性発話は下前頭回後部と中心前回の低灌流，聴覚性理解障害は上側頭回後部の低灌流)ことを明らかにしている。

こうした状況の中で，ナドー(Nadeau, S. E., 2008)は，基底核損傷による失語は人工産物に過ぎないと決めつけて大脳基底核と言語

機能との関係を強く否定している。しかし大脳基底核は、大脳皮質—大脳基底核—視床—大脳皮質というループを通じて皮質言語野とも密接な線維連絡を持っていることから、言語機能への強い関与を認める見解も提唱されている。例えばタイヒマンら(Teichman, M. et al., 2008)は、進行性の線条体(尾状核と被殻を合わせた名称；発生上も細胞構成の点からも同一の組織とみられている)の異常が原因とされているハンチントン病の発症初期の患者が動詞の活用や文と絵のマッチングなどの言語課題遂行中のPETの結果から、線条体の腹側部は言語法則の計算(統語)、背側部は語彙操作に関与していると主張している。さらにウルマン(Ullman, M. T., 2006)は、基底核を介するループが全体を通じて部位的対応を維持していることから、皮質—基底核ループには、ブローカ野の中の45野に始まるループと44野に始まるループとが明確に分離して存在していると主張し、近年の賦活研究で明らかにされているブローカ野内の機能分化を考慮して、前者は陳述記憶からの語彙・意味の想起に、後者は手続き記憶に基づく統語処理に関与しているとの仮説を提唱している。これに対しては、ワールら(Wahl, M. et al., 2008)が、皮質電極と皮質下電極を用いた電気生理学的研究の結果から、視床は統語処理と意味処理に関与しているが、大脳基底核は高次言語機能には関与していないと反論している。

b. 視床損傷と失語症

ペンフィールドの出現によって視床と言語との関係が注目されるようになって以降、1960年代には運動障害の治療を目的とする脳定位手術による視床の諸核の破壊や手術時の覚醒下での電気刺激の結果が数多く報告されたが、その後、視床を中心とした脳血管障害の事例の報告が蓄積されるようになり、デ・ウイッテら(De Witte,

L. et al., 2011)によれば，1980年から今日までその数は465例にのぼるとされている。そうした中で視床に限局した病変による視床性失語の特徴としては，①自発話は流暢なこと，②言語理解は正常か軽度の障害にすぎないこと，③復唱は正常か軽度の障害にすぎないこと，④意味性錯語，言語新作，保続を特徴とする重度の呼称障害がみられること，⑤声量低下と軽度の構音の異常を特徴とする麻痺性構音障害がみられること，⑥回復がよいこと，などが共通した特徴としてあげられている(De Witte et al., 2011など)。

視床性失語の責任病巣については見解が一致していない。脳定位手術による破壊や電気刺激の結果では，腹外側核，前腹外側核に加えて視床後部の視床枕も言語に関与していることが示唆されているが，脳梗塞による視床性失語症例は，前腹側核や腹外側核など視床前部の梗塞に限られており，視床枕など視床後部の限局病変では失語を呈さないとする報告が多い。しかし，1980年代から視床の言語機能に関するモデルを提唱し続けているクロッソン(Crosson, B., 1985など)は，視床後部は梗塞が起きにくく，出血例では視床枕など視床後部が多いと主張している。またナドーとクロッソン(Nadeau, S. E. & Crosson, B., 1997)は，視床の諸核の中で言語処理に関与しているのは，側頭・頭頂・後頭連合野と密接な線維連絡を持つ視床枕と後外側複合体，背内側核であるとして，これら視床後部が前頭葉—下視床脚—網様核—内髄板—正中中心核と連なる経路によって調整を受けながら言語の語義的検索過程を営んでいるとする独自のモデルを提唱している。

このように視床と言語との関係は，具体的なモデルが提唱されている一方で，視床と言語の関係を否定する考え方も主張されている。その根拠としては，①視床の損傷で失語が起きた場合でも短期間

で回復すること，②多数の核の集合体である視床の中のどの核が言語と関係しているかが確定していないこと，③同じような損傷でも失語が起きない陰性例が多いこと，などが挙げられている。

以上述べてきたように皮質下性失語の問題は，大脳基底核損傷の場合も視床損傷の場合も，研究者の間で見解が一致しておらず，損傷によって起こるのが真の失語かどうかが問題にされている状態で，さらなる研究が待たれる状況といえよう。

(6) 緩除進行性失語・原発性進行性失語

初老期や老年期に発症して次第に進行するアルツハイマー病やピック病などの認知症には，経過の進行中に失語症が見られることが多いが，その場合の失語症は，全体的な認知症の病態の中の部分症状に当たる。しかし，失語症で発症し，その後かなりの期間他の認知機能の障害が随伴しない状態で失語症の症状のみが進行していく場合があることが 19 世紀末から知られており，剖検例も報告されていた。そうした中で，メスラム(Mesulam, M.-M., 1982)が，「全般的認知障害を伴わない緩除進行性失語(Slowly Progressive Aphasia without Generalized Dementia)」と題する論文で，次第に進行する失語症で発症し，5～11 年間の間，他の認知機能が正常または比較的良好に保たれてた 6 例を報告したことによって，こうした病態が改めて脚光を浴びることとなった。メスラム(Mesulam, 2007)は，「緩除進行性失語」という用語は，急速に発症する脳卒中や比較的速やかに進行する脳腫瘍による失語症と区別するために用い，「全体的な認知障害を伴わない」という表現で，アルツハイマー病と明確に区別した，と述べている。

1982 年の論文で報告された 6 例の失語症状は，流調性，非流調

性，理解障害あり・なし，などさまざまだが，非流暢で失文法を呈するのに麻痺性構音障害がないなど，脳卒中による失語症の古典的な分類にあてはまらない症例も含まれていた。発話の流調性に関しては，特に脳卒中の場合との違いが顕著な例があり，短く話すときは流暢で迂回操作が目立つのに，正確に話すことが要求された場面では，喚語困難のためには発話のためらいが著しく非流暢となった。メスラムはこの状態を，不全非流暢(dysfluency)と表現し，さらにこうした流調性が変動する病態に「言語欠乏；logopenia」という新しい用語をあてはめている。

1982年以降，類似の症例が世界中で次々に報告され，「言語機能が顕著に低下しているのに対して，他の認知機能が正常または比較的正常に保たれており，日常生活でも自立している状態が少なくとも2年間は続く」という，緩徐進行性失語の診断基準も確立され，失語症状は古典分類のすべてのタイプが存在する一方で，古典分類に該当しない非定型型も多いことも確認されている。1987年にはメスラム(Mesulam, 1987)は，1982年の論文の題名は冗長であるとして，「原発性進行性失語(Primary Progressive Aphasia)」なる用語を提唱し，今日ではこれが広く用いられるようになっている。また，1982年の論文で記載されている剖検例1例が，ブローカ野とウェルニッケ野の間にあたるシルヴィウス裂周辺部に比較的的限局した変性が認められたことから，メスラムは緩徐進行性失語を未知の疾患単位と考えたが，その後病理学的検討の結果が多数報告され，原因疾患がピック病やアルツハイマー病，皮質基底核変性症，クロイツフェルト・ヤコブ病など多岐にわたることが明らかにされたために，今日では，原発性進行性失語は1つの疾患単位ではなく，症候群としてとらえるべきであるとする見解が一般的となっている。

ゴルノ-テンピーニら(Gorno-Tempini, M. L. et al., 2011)は，1982年以降報告された症例を，①統語と流調性の障害が目立つが理解はよい失文法/不全流暢型，②単語理解は悪いが統語と流調性はよい意味性認知症型，③喚語困難のために流暢な発話が中断される言語欠乏型，の3亜型に分類している。そのうち①失文法/不全流暢型は出現率が高く，緩徐進行性非流調性失語として議論されることが多い。①失文法/不全流暢型と③言語欠乏型は，シルヴィウス裂周辺の萎縮が顕著で，②意味性認知症型は，萎縮が側頭葉のより後部と内側部に伸展していることが明らかにされている。

失語症状は，ウェルニッケ失語で発症する例はほとんどなく，喚語困難で発症する例が最も多いとされているが，喚語困難は，単語の使用頻度に強く依存している。自発話では重度の喚語困難を示すが，呼称テストではほとんど正常な成績を残す例も報告されている。非流暢型の患者は動詞の喚語に重度の障害を示し，流暢型の患者は名詞の喚語に困難を示す，との報告もある(Hillis et al., 2004)。

原発性進行性失語は，その名の通り失語症は回復することなく進行し，失名辞失語から超皮質性感覚性失語に，失名辞失語からウェルニッケ失語に，非定型的な非流調性失語から全失語に変化した例などが知られている。

(7) 語義失語

原発性進行性失語と同様に進行性の変性疾患によると思われる特異な失語型に，日本で井村(1943)により提唱された語義失語(word meaning aphasia)がある。これは，文よりもむしろ単語のレベルで表出と理解の障害が顕著な病態で，名詞，特に固有名詞や具体名詞

で障害が目立つ。ウェルニッケ失語などでは表出でも理解でも同じ単語ができたりできなかったりするのに対して，語義失語ではできない単語が一貫しており，語の意味記憶自体が喪失していると考えられる。そのために，呼称できない単語に初頭音を手がかりに与えても効果はなく，また単語自体を聴いても既知感も持てない。失構音も音韻性錯語もなく，復唱は文レベルでも保たれている。発話は喚語困難のために文の統一性に欠けるきらいはあるが，統語構造は保たれ，助詞，助動詞，接続詞などの機能語も正しく使用することができる。文法的に複雑な長い文でも単語さえ分かれば理解できる。書字言語に関しては，表音文字である仮名の読み書きには問題はないが，意味との関連が強い漢字の読み書きは障害されており，類音的錯読(例；土産→ドサン，団子→ダンシなど)と類音的錯書(例；キモノ(着物)→気物，トケイ(時計)→戸毛井など)が頻発する。

　語義失語は，左側頭葉前半部に顕著な萎縮を呈するピック病で起こるが，ヘルペス脳炎で起きた例も報告されている(田邊他，1992)。

(8) 言語の半球優位

a. 言語の半球優位の決定法

　ほとんどの場合，言語野は左半球にあるとされ，右利き成人の93％は左とされている(鈴木，2003)。このように，言語機能が一方の半球にだけに依存している事実を言語の半球優位(dominannce)，側性化(lateralization)などという。一次は左利きは右半球優位とみられたこともあったが，今日では，左利き成人も76％は左半球優位で，残りが両半球優位(10％)か右半球優位(14％)とされている(Pujol, 1999)。両半球優位というのは，左右どちらの半球にも言語

機能が局在している場合で，どちらの半球の損傷でも失語になるが，症状が軽度で回復も早い。

　当初は，失語症患者の損傷半球側が言語の半球優位を知る唯一の方法であったが，1949年に麻酔薬アミタールソーダを一側の頸動脈に注入して一側の大脳半球だけを一時的に麻酔する和田法（アミタールソーダ法ともいう）が開発・使用されるようになり，また同じ頃に行われたペンフィールドらの覚醒下の皮質電気刺激によって，言語の半球優位に関して多くの知見が得られるようになった。しかしこの2つの方法は，長期にわたる難治性てんかんや脳腫瘍など，既に重大な脳疾患を持つ患者に対してのみ適用されるという問題があった。これに対して，PET，fMRI，光トポグラフィーなどの機能画像法の出現は，健常者での言語の半球優位測定を可能にしただけではなく，言語課題による左右半球の活性化の程度を比較することによって側性化指数の算出を可能にし，各個人の言語の半球優位が，極めて強い左半球優位から極めて強い右半球優位までの連続帯上のどこかに位置づけられることを明らかにしてくれている。また，和田法の場合は，注入側によって生じる言語障害が質的に異なる場合があることも明らかにしている。一方の半球への注入で言語表出のみが障害され，他方の半球への注入によって言語理解のみが障害されるなどである。また，言語表出の中でも呼称と系列語が乖離する例も報告されている。こうした結果は，両半球が言語機能を持つが，その働きが質的に異なっている場合があることを示唆している。

　言語の半球優位を機能的に捉える方法としては，左右の耳に同時に異なる刺激を提示してどちらの耳の刺激を聴き取ったかで優位性を判断する両耳分離聴検査や，左右どちらかの視野に言語刺激を短時間提示する半側視野検査なども用いられるが，これらの方法でも

側性化指数を算出することができる。

b. 右半球の言語機能

言語の左半球優位が明らかにされた場合，非優位とされる右半球は言語機能を全く持たないのかどうかなど，半球優位の実態を知ることが次の問題となるが，さまざまな資料が，言語機能のすべてが一様に側性化しているのではないことを示している。

そうした資料の1つが，分離脳患者の右半球の言語機能に関するもので，脳梁など交連線維の切断によって左半球から独立した右半球は，発話は一切行わないが，言語理解に関しては，かなりの能力を持っていることが明らかにされている。例えば，分離脳患者は，左視野に提示された物品の呼称はできないが，患者に予め物品の名称を聴かせておき，左視野に次々に物品を提示して該当する物品が出てきたら左手でボタンを押す事態では，正しく反応することができる。この場合，予め聴かせた名称は，左右両半球に到達しているが，左視野と左手は右半球のみが関係しているので，両半球に入った名称のうち右半球に入った部分だけが反応に関係しているので，正しい反応は，右半球の単語理解力を示していることになる。同じ条件で，「時間を知るために使うもの」など，物品の定義を示す文章を予め聴かせておいても左手が正しい反応を示すので，右半球は文章も理解できることになる。このとき分離脳患者は文章を聴いてすぐに「懐中時計」と答えるが，左手は「柱時計」を選ぶなど，口頭による反応(左半球)と左手による反応(右半球)が乖離することがあるが，これは脳梁切断によって左右の半球が完全に独立した状態にあるためで，「柱時計」を選んだのは右半球であることを保証している。

同様の実験で，右半球には読解能力もあることが明らかにされて

いる。しかし，右半球の言語理解能力は語彙レベルにとどまり，肯定文と否定文の区別を越えた統語能力は持たず，未来形など時制の認知も不可能で，さらに単数と複数の区別もつかないなど，高度の言語処理能力に欠けていることが，一部の分離脳患者を対象とした研究で明らかにされている(Gazzaniga & Hillyard, 1971 など)。また，「笑いなさい」「叩きなさい」といった簡単な口頭命令を実行することもできていない。

　言語表出に関しては，右半球への入力に対して正しい言語反応が生じたとした報告(Butler & Norrsell, 1968; Gazzaniga & Hillyard, 1971 など)があるが，これらの場合は，実験条件や患者自体の反応特性の分析から，情報が左半球に漏れた結果による左半球の発話と考えられている(Nebes, 1978)。例えば，左視野に瞬間提示された1〜9の数字を口頭で答えることができる患者(Gazzaniga & Hillyard, 1971)の場合は，数字を右視野(左半球)に提示したときはどの数字も反応時間が一定していたが，左視野(右半球)に提示したときは，数字が大きくなるほど反応時間が直線的に長くなる結果となっており，これは，左半球が提示された数字を知らないまま発声までは至らないかたちで順に数を数えていき，そのときの運動フィードバックが皮質下の経路を介して右半球に伝わり，提示された数字とマッチしたときにその情報が右半球から左半球に伝達され，左半球はそのとき数えていた数字を答える，といった経路による左半球の発話であることを示している，と解釈されたのである。分離脳の状態における，こうした微妙な左右半球間の情報の交換は，「交叉性手がかり(interhemispheric cross-cueing)」と呼ばれ，分離脳患者を対象とする研究の結果の解釈にあったって考慮すべき重要な要因とされている。なお，手術後2年半が経過した時点で，それまででき

なかった左視野に提示された絵や文字に対して言語反応が可能になった分離脳患者も報告されている(Gazzaniga et al., 1979)。

分離脳患者で明らかにされた右半球が言語理解力を持つ事実は，脳腫瘍の治療などのために左半球を切除する手術を受けた事例によっても確認されている。その場合も，早期から左半球に異常があった事例では，機能の再組織化がさまざまなかたちで生じている可能性があるので，健常者の右半球に相当する機能を調べることはできない。その意味で，健常な左半球で言語が習得され，その後に左半球に病変が生じ，発症後短期間で左半球切除が行われた事例が貴重な資料となる。

こうした条件を満足する数少ない事例の一人である E. C. (Smith, 1966)は，家系に左利きがいない強い右利きの 47 歳の男性で，てんかんの発作が始まった 4 か月後に左感覚運動野の多形成膠芽腫(転移が早い極めて悪性の脳腫瘍)の切除を受けたが，経過がおもわしくないために，その 9 か月後に左半球切除術を受けた。最初の皮質切除後に運動性失語を呈したことから，E. C. が左半球で言語を習得したことが確認されている。左半球切除後は，右片麻痺と右同名性半盲，重度の表出性と受容性の失語症を呈したが，言語の受容は表出よりよく，簡単な言語命令の実行は，手術の麻酔から覚めた直後に可能であった。言語理解は以後も明らかな改善を示したのに対して，発話はほとんど回復せず，罵倒語(God damit；コンチクショウ)などは明確に聞き取ることができる正しい構音で発したが，術後 10 週までは単語の復唱もできず，命題的発話は，術後 10 週目に看護師の「今日は B. M. (Bowel Movement；便通)はあったの？」という質問に，「B. M. って何ですか？」と答えたことなどが特筆されている程度でほとんどみられていない。術後 18 か月で

の詳細な検査の結果(Zangwill, 1967)では，発話に関しては重度のブローカ失語と診断されたが，理解に関しては"Good"とだけ述べられている。しかし，E. C. の統語理解力については何も述べられていない。

　ガザニガ(Gazzaniga, M. S., 1983)は，分離脳患者の右半球が言語理解力を持つことを明らかにした自身の研究結果を，一部の分離脳患者にみられただけで，そうした患者は，幼少期からの左半球損傷が疑われ，分離脳手術の前から右半球が言語を習得した可能性が考えられるとして，健常な右半球は言語機能を持たないと主張している。この点に関しては，ガザニガと同じ患者も研究対象にしたことのあるザイデル(Zaidel, E., 1983)が，右半球の言語理解力を示した分離脳患者はガザニガが主張するより多く，その中には幼少期の左半球損傷の徴候を疑わせるような知見はみあたらない事例も含まれているとして，反論している。ザイデル(1990)も指摘しているように分離脳患者に関する研究には，発症年齢も含む手術前の脳の疾患の個体差など難しい問題が含まれているので，この論争は決着が付いたとはいえない状況にあるが，先に述べた E. C. の資料も加味すれば，右半球がかなりの言語理解力を持つことは認めてよいであろう。そうなると言語の半球優位は，発話に関してはほぼ絶対的ともいえる左半球優位が認められるものの，言語理解に関しては右半球にもかなりの能力があり，相対的な左半球優位にあたる，ということになる。

　ここで問題になるのは，成人の場合は左半球後部の損傷によって言葉理解が障害される感覚性失語が起こる事実である。言葉の理解が両半球で成立するのであれば，一方の半球が損傷されても障害は起きないはずである。しかし，ウェルニッケ失語にしろ超皮質性感

覚性失語にしろ，右半球には損傷のない失語患者の理解能力は，先に述べた分離脳患者や左半球切除患者の右半球が示す言語理解力よりも劣っているのが実情である。この点の説明としては，左半球から右半球への抑制が考えられている。言語の獲得は，周囲の大人たちが話す言葉を真似て発声することから始まるので，聴覚系と運動系とが密接に関係しており，発語運動は完全に左半球に側性化されているので，本来はどちらの半球でも成立する言語理解も，発声との関係から次第に左半球優位となり，左半球から右半球への抑制が働くようになって，左半球の損傷によって言語理解力が低下しても，右半球は持てる理解力を十分発揮することができないが，分離脳や左半球切除の場合は，右半球への抑制が働かない状態となっているので，右半球の言語理解力が十分発揮できると考えるのである。この半球間抑制の考え方は，先に述べた視覚性失語と左一側性損傷による連合型視覚性失認における，損傷の大きさと症状の重症度とのパラドックスの説明に使われている(p.72 参照)。

c 発達と言語の半球優位

これまで述べてきた右半球の言語機能はいずれも成人の場合であり，次に言語が十分発達していない乳児や児童の場合は成人と同じかどうかが問題となる。

言語の脳機構が成人と小児では異なるかどうかは，小児の獲得性失語症と成人の失語症との間の臨床像や回復過程の異同などを根拠に議論されてきたが，1970年代の前半までは，小児の失語症には流暢性失語がなく損傷部位に関係なく非流暢性失語になり，回復が速い，などの点で成人との違いが強調されていた(Heacan, 1976 など)が，1978年のウッズとトイバー(Woods, B. T. & Teuber, H.-L., 1978)の論文を契機に，成人の失語と小児の失語と違いは従来考え

られていたほど大きなものではないとする見解が一般的となってきた。

しかし，こうした見解の根拠となる報告は，小児の失語の発症年齢も病因もさまざまであること，言語機能の測定法も多様であること，個別症例報告が多いこと，などの点で批判されている。そうした中で，1990年代から，小児失語に関する条件を厳密に規定した大規模な研究が，ベイツらを中心とするグループによって行われた(Bates, E., 1999；Stiles, 2000などを参照)。

この研究は，対象を周産期(出生前から出生後6か月まで)の脳血管障害による一側性の局所性損傷に限定していること，年齢を合わせた健常対象児の成績を用いて年齢別の比較を可能にしていること，さまざまな言語機能を精密に測定していること，などの点で特徴があり，結果は以下のようにまとめることができる。

① 周産期の脳損傷は，左右どちらの半球の場合も成長後に言語障害を残さない。② 5～8歳に成長した段階(この時期まではまだ言語障害を示す)では，半球間を含む損傷部位の特徴を示さず，すべての言語測度で，左半球損傷児と右半球損傷児との間で有意な差はない。③ 言語理解とシンボリックな身振りの使用の遅れは右半球損傷児の方が大きいが，一時的に遅れが認められても，さらなる成長で健常レベルに達する。④ 左側頭葉に障害がある事例で，言語理解の発達に遅れを示した例はない。⑤ 言語表出の発達の遅れは，左側頭葉に損傷がある事例で起こりやすい。⑥ 前頭葉の損傷は，生後19～30か月の間は語彙と文法の発達に顕著な遅れをもたらすが，ブローカ野が言語産生に特別な役割を持つことを示唆する結果は得られなかった。

言語機能の発達については，出生時には左半球と右半球は等価で，

発達とともに左半球優位が進行すると考える等価説と，出生時に既に左半球優位が遺伝的に成立しているとする早期左半球特殊化説との対立として議論が進められてきたが，ベイツらの上記の結果は，完全に等価説を支持しているとみることができる。

いずれにせよ乳児では，左半球損傷後も言語が習得されることになるが，それが左右どちらの半球で習得されるのかが次の問題となる。この問題に関しては，発達初期の左半球の損傷が言語野かその近辺にある場合と広範に及んでいる場合は，右半球が代わって言語を習得し，損傷部位が言語野とは離れている場合は，残っている左半球の言語野が言語を習得する，と考えるのが一般的であった。しかし，近年の賦活研究の結果は，これに反して早期の脳損傷が言語野を含む場合でも左半球が言語を習得する場合があることを明らかにしている。例えば，早期左半球損傷者10例(検査時7歳10か月から18歳0か月)の動詞産生課題遂行中の脳の活動をfMRIで測定した研究(Liegeois et al., 2006)では，ブローカ野も含む左前頭葉損傷5例のうち4例が，左半球の損傷部位近辺の活性化を示し，ブローカ野とウェルニッケ野から離れた部位の損傷5例のうち4例は，両半球か右半球のブローカ野相当部位を含む領域の活性化を示したことが明らかにされている。

このように，早期脳損傷事例でも半球内再体制化示す場合と半球間再体制化を示す場合とがあることに関しては，近年，左半球の海馬が注目されている。例えばウエーバーら(Weber, B. et al., 2006)は，言語習得の初期から左半球に損傷が生じたさまざまな年齢(12〜66歳)の対象者84例(海馬硬化症45例，前頭葉損傷13例，側頭葉外側部損傷28例)の言語の半球優位をfMRIで検討し，ブローカ野を含む前頭葉損傷群とウェルニッケ野を含む側頭葉外側損傷群は，

健常対照群と同様に左半球優位を示したのに対して，海馬損傷群は両側優位か右半球優位を示したと報告している。さらにジャンセンら(Jansen, A. et al., 2010)は，脳のさまざまな部位を精密に測定した体積の左右差とfMRIで測定した言語の半球優位との関係を検討して，右利きでも右半球優位を示した特殊な事例では右半球の海馬の体積が大きいとの結果を得て，言語習得の過程での側性化の進行には海馬が重要な役割を果たしている，と論じている。

d. 早期半球切除と言語発達

小児の脳の言語機能に関する可塑性については，半球切除術を受けた小児についても早くから検討され，さまざまな結果が報告されているが，やはり等価説と早期左半球特殊化説との対立の観点から議論されている。

半球切除術は，単純に一方の半球を切除する解剖学的切除術から，切除は必要な部分のみに限定して，残った皮質部分は他の脳部位との線維結合を切断して機能は不能だが血流は維持された状態を保つ機能的半球切除術へと進歩している。その結果，受術患者は術後の生存期間の延長だけではなく，身体的にもまたさまざまな認知機能の面でも良好な状態を維持することが出来るようになった(Battoro, 2000を参照)。そうした中で，言語の問題に強いインパクトを与えたのは，デニスらの一連の研究(Dennis, M. & Kohn, 1975；Dennis & Whitaker, 1976など)である。中でも圧巻なのは1976年の論文で，生後5か月以前に右半球切除を受けた1例(左半球のみで成長)と，左半球切除を受けた2例(右半球のみで成長)の3例に，9歳から10歳に成長した時点で，標準化されたものも含むさまざまなテストを施行して多方面の能力を調べているが，半球切除側の影響がとらえられたのは統語機能だけで，左半球のみで成長した1例は受動否

3-1 失語症

定文を理解できたが，右半球のみで成長した2例は受動否定文を理解できないことを明らかにし，早期左半球特殊化説を支持する決定的な結果として受け止められた。しかしその後，ビッショップ(Bishop, D. V. M., 1983)が，デニスらの症例とほぼ同年齢の健常児ばかりのクラスの児童にデニスらと同じ統語テストを施行して，脳に損傷がないにもかかわらず受動否定文を理解できない児童がかなりいることを明らかにし，デニスらの結果で受動否定文が理解できた左半球のみで成長した1例はビッショップのクラスの成績の良い児童に相当し，受動否定文が理解できなかった右半球のみで成長した2例はいずれも成績が悪い児童に相当するだけで，残っている半球側とは関係はなく，早期左半球特殊化説を支持する結果とはいえない，と主張している。

半球切除児は，病因や切除前のてんかんの状況などにより，受術後の認知機能のレベルがさまざまななかで，クルティスら(Curtis, S. & de Bode, 2003など)は，日常会話での発話文の長さ(Mean Length of Utterance: MLU)を言語発達のレベルの測度として，MLUの価を揃えた右半球切除児，左半球切除児，さらには健常対象児の言語能力を比較して，左半球切除により孤立した右半球は，病因，切除年齢にかかわらず，健常児と同様の統語発達を示すという，デニスらとは異なり等価説を支持する結果を明らかにしている。

等価説が正しいとすると，次になぜ左半球優位が成立するのかが問題になるが，この点に関しては，何らかの理由で言語習得の最初の段階から優位となった左半球の言語野が，右半球の相当部位を抑制することによって次第に左半球優位が成立していくとする考え方が提唱されている(Springer & Deutsch, 1993を参照)。この説によれば，先天的に脳梁が欠如している脳梁無形成症(agenesis of corpus callosum)の事例では、優位半球からの抑制の経路が存在しないために言語は両半球優位になるはずである。脳梁無形成症は先天的な脳の奇形で、脳梁が欠如している状態をいうが、脳の他の部位にも奇形があって発達障害を示す例も多い中で、純粋型と呼ばれるタイプは脳梁だけが欠如していて、これといった問題もなく成長する例もあり、こうした事例は成人してからの MRI などによって、本人も医師も初めて脳梁がないことに気づくことになる。脳梁無形性を対象に、両耳分離聴や半側視野法などの行動的指標を用いて言語の優位性を検討した研究もあるが、1 例を対象に fMRI を用いた研究(Ricker et al., 2007)は、言語は両半球優位という抑制発達説を支持する結果を報告している。ところが 6 例を対象として健常対照群も用意した最近の研究(Pelleitier et al., 2011)は、健常者と同様の左半球優位を明らかにしている。しかし、この研究を詳しく検討すると、言語の受容課題である統語性判断課題(文章を聴いて文法的に正しいかどうかを判断する)では、健常対照群と同じ左半球優位性を示しているが、言語の表出課題である流調性テストでは、IQ をマッチさせた対照群とは同じだが、IQ が高い対照群と比較すると、左半球への側性化の程度が優位に低くなっている。この結果が何を意味しているのかは明らかではないが、さらに症例を増やして検討することが必要であろう。

e. 感受性期の問題

これまで述べてきた結果は、小児の右半球はその限界はまだ明らかではないにしてもかなりの言語習得能力を持つが、成人の右半球はほとんど持たないことを示している。そこで次に問題になるのは、右半球の言語習得能力が何時失われるかである。これが、言語習得の臨界期(critical period)、今日では感受性期(sensitive period)と呼

ばれている問題である。この問題に関しては、レネバーグ(Lenneberg, E. H., 1967)が失語の発症年齢と回復との関係から思春期までとしたことはよく知られているが、7歳までとする主張もありまだ決着がついていない。そうしたなかで、近年9歳を越えても右半球が新しく言語を習得できることを示す資料が相次いで報告されている。その1つは、進行性の脳炎が発症したために9歳で左半球の部分切除術を受けた男児の報告(Herz-Pannier et al., 2002)で、この報告の特徴は、6歳10か月の時点で行った語列挙課題遂行中のfMRIで左半球のみが活性化したことから、発症前に順調に進行していた言語機能が左半球で習得されていたことが確認されている点である。男児は手術直後は重度の失語症を呈したが、言語理解は急速に回復し、言語表出と読みの回復は遅くかつ不完全であったとされている。言語機能がかなり回復して発話も単純な文が話せるようになった10歳6か月の時点(発話はその後さらに劇的な回復を示している)に各種の言語課題遂行中のfMRIが記録されたが、語列挙、文産生、文理解すべてで右半球の顕著な活性化を示し、手術を受けた9歳以降の言語習得が右半球によって成されたことを明白に示している。

f. 言語の半球優位の生物学的基礎

その実態はまだ完全には解明されていないとしても、言語機能に関しては左半球が優位なことは広く認められており、その原因としては、左右大脳半球の間に構造的な差異や生理過程の違いが考えられているが、最近では、構造的な差異を示す資料が多く報告されている。

その端緒となったのはゲシュヴィンドとレヴィツキーの論文(Geschwind, N. & Levistsky, W., 1968)で、健常な脳100例の解剖学

的分析から,外側溝の中に埋もれている側頭上面のヘシュル回より後ろにあたる側頭平面(Planum Templare: PT)が,右半球より左半球の方が大きい事例が65%と多いことを明らかにした。ゲシュヴィンドらはPTをウエルニッケ野の延長とみなし,この部分が左半球の方が大きいことが,言語の左半球優位の構造的基礎に当たる,と考えたのである。対象とした100例の利き手に関する情報はないが,通常の左利きの出現率を考慮しても,左半球優位の出現率が90%を越えているのに対して65%と低い値であることが問題ではあったが,脳の構造と機能とを結びつける道を開いたこの論文も,当初はなかなか価値を認められず,ゲシュヴィンド自身,いくつかの専門誌に投稿したが掲載を拒否され,ようやくサイエンスが掲載してくれたと書いている(河内,1984を参照)が,発表されると直ちに大きな反響を呼び,PTの大きさをさまざまな方法で測定して同様の結果を得た研究が次々に報告され,さらにはこの左右差が成人だけではなく乳児や胎児にも認められることが確認された(Wada et al., 1975;胎生30週でPTの同定が可能)。その後MRIが出現すると,生体脳でPTの大きさを測定することが可能となり,今日までに多数の論文がゲシュヴィンドらの結果を支持するかたちで報告されている。しかし,PTは複数の細胞構築学的領域を含む巨視的な領野の名称で,ほとんどの研究は,細胞構築学的にも異なりその結果当然機能も異なるPTを一括してその左右差を比較している。そうした中で唯一細胞構築学的視点から検討しているのがギャラバーダら(Galaburda, A. M. et al., 1978)で,彼らが細胞構築学上Tptと名づけた領野の左右差を剖検脳で比較し,左半球の方が大きいことを明らかにしている。Tptは上側頭回後部からPT後部まで広がっており,PTのすべてを占めているわけではないが,上側頭回後

部をウェルニッケ野とみる立場をとれば,この結果は言語野の左右差を明確に示していることになる。しかし,この報告も4例の結果にすぎず,しかもその中でも大きな個体差を示している。

最近では,損傷研究でも賦活研究でも,左右両半球のPT,少なくともその後部は,聴覚型の背側経路として音源定位や運動聴に関与していることを示す資料が蓄積されており,その当然の帰結として,PTの左右差は言語機能の左右差とは関係していないとの結果も報告されている(Eckert et al., 2006など)。また言語の側性化における海馬の役割を重視したジャンセンら(Jansen, A. et al., 2010)も,PTを含む側頭葉後部の体積の左右差は言語の側性化に関係していないと断言している。

すでに述べたように,言語の半球優位は表出の面の方が強いので,当然,表出に関係したブローカ野の左右差に関心が向けられることになるが,この部位は脳溝の構成が複雑で皮質の凹凸も激しく測定が困難で,成人,小児とも右半球の方が大きいとの結果も報告されている(Wada et al., 1975など)。ブローカ野は弁蓋部と三角部に分けられ,弁蓋部は44野,三角部は45野に相当するとされているが,この対応は完全なものではないので,ブローカ野としての機能を持つ部位の左右差を正しく捉えるには,細胞構築学的に明確に規定された44野,45野の大きさを比較する必要があるが,現状では生体脳でそれを行うのは不可能で,顕微鏡レベルでの左右差を捉える試みがなされている。例えばヘイズとレイヴィス(Hayes, T. L. & Lewis, D. E., 1993)は,45野の皮質第三層の錐体細胞に注目してその細胞体の断面を測定し,左半球の方が大きいことを明らかにしている。この結果は,側頭葉の聴覚投射野,聴覚連合野,ウエルニッケ野でも認められている(Hustler, 2003)。またアムンツら(Amunts,

K. et al., 2003)は，44野と45野でニューロピル（有髄と無髄の神経線維の網）が占める割合を測定して，左半球の方が高いことを明らかにしている。これは，左半球の44野と45野の方が，樹状突起がよく発達してシナプスを形成する空間が広く，線維結合が豊富で機能の遂行に適していることを意味している。さらにアムンツらは，この左右差が成人だけではなく乳児や幼児でも認められることを明らかにしている。

(9) 言語の神経機構を巡るコントロヴァシー
a. ブローカ野の問題

ブローカ野は，1章で詳しく述べたように，ブローカが1861年に，発話の障害を示す2例の患者，ルボルニュとルロンを相次いで経験し，解剖所見で二人に共通した損傷部位が左半球の第3前頭回後部にあったことから，その部位を構音言語機能の中枢と規定したことに始まる。その部位は，複雑な第3前頭回後部の脳溝形成の中で弁蓋部と三角部に相当しており，さらに弁蓋部はブロードマンの44野，三角部は45野に該当することから，第3前頭回の弁蓋部と三角部，あるいは44野と45野がブローカ領野を意味するようになった。

ブローカは二人の脳をカットすることなくアルコール漬けにして保存したために，失語症研究史を通じて，二人の脳の損傷部位については，大きな議論が繰り返されてきた。1906年にマリー（Marie, P.）がブローカを徹底的に批判してデジュリンと熾烈な論争を繰り返したことも1章で述べたが，2007年にドロンカーズら（Dronkers, N. F. et al., 2007）が空間分解能の高いMRIを用いた検討の結果を報告し，二人の脳に共通した損傷部位は第3前頭回後部ではなく，

上縦束であるという衝撃的な事実を明らかにして，二人の脳の共通損傷部位が構音言語機能の中枢で，それは第3前頭回後部であるとしたブローカの結論の根拠を否定している。

　ブローカ野の問題を脳の構造の面からみてみると，ブローカ野のうちの前部，45野はIV層に顆粒細胞が明確に認められる顆粒皮質で，44野はIV層の顆粒性が弱い不全顆粒皮質にあたり，その後部には無顆粒皮質である前運動野の6野と運動野の4野が続いており，そこは頬顔面の運動を制御する部位となっている。こうした45野－44野－6野－4野と続く吻側から尾側に向けての第IV層の顆粒性の低下は，45野と44野が6野と4野を一段高次のレベルで制御する領野と見る見解と一致し，ブローカがブローカ野を「言葉を発するための運動の記憶の中枢」と位置づけていることとあいまって，ブローカ野が発話表出に関与していることは当然のように受け入れられてきた。しかし，近年の賦活研究は，ブローカ野が統語処理，意味処理，音韻処理など発話表出以外の機能も持つとする結果を次々に明らかにしており，先のドロンカーズらの結果からも，「ブローカ野が言語表出機能にとって重要であることを示す確固たる証拠はない」とまでいわれるようになってきている(西尾・森，2011を参照)。

　ブローカ以来長く続いた損傷研究では，病巣が大きいのが一般で小さな部位に限局した損傷はほとんど生じないために，細胞構築学的構造も線維連絡(後に詳しく述べる)も異なり，したがって機能も異なることが考えられる44野と45野が区別して議論されることはほとんどなかった。しかし空間分解能が高い機能画像研究が行われるようになると，44野と45野を分けるさまざまな議論も出現している。さらに最近では，45野の腹側部は統語処理，背側部は音

韻処理に関与するとして，これまで細胞構築学的には同一とされてきた45野をさらに区分する議論も出てきている。一方これに呼応するかのように，さまざまな伝達物質の受容体の皮質内の各層における分布から皮質を区分する受容体構築(recepter architecture)により，44野は腹側部と背側部に，45野は前部と後部に区分されるとする報告もある(Amunts et al., 2010など)。しかし44野と45野は，皮質の他の部位と同様に個体差が大きく，1章の図1・4で示したように，アムンツらが新しい細胞構築学的手法で明らかにした10例の結果によれば，44野イコール弁蓋部，45野イコール三角部という対応が認められないことはもとより，複雑な前頭葉下部の脳溝構成の中で，脳表面に出ている部分の比較でも，大きな個体差が認められる。機能画像研究では，複数の被験者で得られた結果を標準脳に変換して議論することが行われるが，こうした個体差の大きさを考えると，個々の被験者で活性化した部位を，細胞構築領野や受容体構築領野と対応づけて議論することが必要と思われるが，現在の技術では，まだその段階には至っていない。技術の進歩により皮質の区分が精密になるほど，個体差の処理が問題となるのである。

今日ブローカ野を対象とした賦活研究は膨大な数にのぼるが，賦活研究の結果の解釈の難しさを示唆する事例研究も報告されている(Davis, C. et al., 2007)。それは，皮質に植え込んだグリッド電極によって発作の焦点がブローカ野であることが確認されている難治性てんかん患者で，術前の検査では言語機能に異常はなく，賦活研究では各種の言語課題で健常者と同様にブローカ野が活性化したが，ブローカ野の電気刺激では言語機能に変化がなく，ブローカ野切除後も賦活研究に用いられた言語課題の成績の低下はみられなかったのである。この事例は，早期からのてんかん発作のために脳機能の

再組織化が進んだ可能性も考えられるが,特定の課題によって活性化した部位がその課題と関係しているとする,通常健常者を対象とした研究で行われている賦活研究の解釈も慎重であるべきことを示唆しているともみるべきであろう。

b. ウェルニッケ野の問題

ウェルニッケ野の場合はさらに問題が深刻で,そもそもウェルニッケ自身がウェルニッケ失語が起こる損傷部位を,信頼できる剖検の結果に基づいて規定したのではないことは1章で述べたとおりで,シャルコーの症例とマイネルトの症例との類推から上側頭回後部と規定したに過ぎない。そのため失語症研究史のなかでは,ウェルニッケ野はさまざまな扱いを受けており,「ウェルニッケ野はどこか?」という題名の論文が書かれているほどである(Bogen & Bogen, 1976)。古くはヘンシェン(Henschen, S. E., 1920–1922 ; Binder, 2003 より引用)が,上側頭回限局病変 19 例がすべて読み書きが可能でウェルニッケ失語ではなかったことから,ウェルニッケ野は言語音の知覚に関係しているだけと述べているが,これと同様の見解を明らかにしている論文は多い(Basso et al., 1985 など)。先に示したウェルニッケ-リヒトハイムの失語図式からも明らかなように,ウェルニッケはウェルニッケ野を言語理解の中枢とは考えておらず,言語理解の障害はウェルニッケ領野と概念中枢との離断によって生じるとしていることからも,こうした結果は妥当なものとみることができる。

失語症の臨床像の面からアプローチした研究では,古くはスタール(Starr, M. A., 1889 ; Binder, 2003 より引用)が剖検のある感覚性失語の文献例 50 例を検討し,うち 27 例のウェルニッケ失語の損傷部位はいずれも上側頭回後部に限局しておらず,側頭・後頭・頭

頂領域に広く及んでいることを明らかにしており，同様の見解はニールセン(Nielsen, J. M., 1946；Binder, 2003より引用)やゴールドシュタイン(Goldstein, 1948)も述べている。一方，CTが用いられるようになって多数の症例の損傷部位を重ね書きした研究では，ウェルニッケ失語の損傷部位は上側頭回後部かそれに中側頭回後部が加わった部位として，ウェルニッケの主張に近い結果を明らかにされている。しかし一方では，先に述べたように，ドロンカーズら(Dronkers et al., 2004)は，単語レベルの理解障害を起こす部位は中側頭回であると主張している。こうした結果の食い違いには2つの原因が考えられる。1つは，純粋語聾，単語性意味聾，復唱も理解もできないウェルニッケ失語，復唱はできるが理解ができない超皮質性感覚性失語と続く言語理解障害の階層なかで，それぞれの研究が患者のタイプ分けをどこまで明確に行っているかである。ウェルニッケはウェルニッケ野を「言語の聴覚心像の座」と規定しているが，このことからも，ウェルニッケ野の機能は言葉の理解より言葉としての聴き取りに関与していると思われ，聴き取った言葉の理解障害にあたる超皮質性感覚失語の病巣は，ウェルニッケ野を残したその周辺とされている。しかし多くの議論では，ウェルニッケ野イコール理解障害を起こす損傷部位という扱いがされており，これも混乱を一層深める原因となっている。2つ目は，先に言語の半球優位の節で述べたように，言語理解は両半球で成立するので，左半球損傷後の右半球の関与が発症後の経過期間などによって症例による違いを生じてくる可能性が考えられることである。なお，オジェマンら(Ojemann et al., 1989)は，覚醒下手術時の皮質の電気刺激の結果から，ウェルニッケ野は上側頭回後部ではなく中部であるとしているが，マクリスとパンディア(Makris, N. & Pndya, D. N.,

2009)も，皮質の線維結合の分析からこれを支持している。

聴覚皮質の解剖学的検討はまだ十分進んでおらず，一次聴覚皮質のある側頭上面でも見解の不一致がみられ，まして外側面の上側頭回や中側頭回，さらには上側頭溝の内部などは，現在でもブロードマンの区分がそのまま用いられている。そうしたなかで，モロサンら(Morosan, P. et al., 2005)は，1章で述べたアムンツらの新しい方法を駆使して10例の脳を分析し，細胞構築と受容体構築からウェルニッケ野は彼らの皮質区分のTe 3にあたるとして，Te 2とTe 4との境界を明らかにしている。それによると，10例の間でかなりの個体差があるもののTe 3の上端は側頭上面に僅かにかかる程度で，下端は上側頭溝の上唇で終わっており，中側頭回はもとより上側頭溝の上堤までにも及んでいない。前後の境界については，22野とは異なり側頭極面すなわち側頭上面のヘシュル回より前の領域までは及んでおらず，また後端は，外側溝が上行する部分にまで及んでおり，ブロードマンの22野の後部約2/3を占めるとされている(この点は先のオジェマンの主張などとは異なっている)。いずれにせよ従来考えられていたよりもかなり狭い領域となっており，とくに側頭平面(PT)は，これまではウェルニッ野が外側溝の中に延長した部分と見られ，ゲシュウィンドとレヴィッツキー(Geschwind & Levitsky, 1968)以来その左優位の左右差が言語の半球優位の生物学的基礎として重視されてきたのに対して，細胞構築学的にウェルニッケ野とは全く異なる領野が含まれていることが明らかにされたことになる。側頭上面のヘシュル回より後方の部分，すなわち側頭平面は大半をTe 2が占めており，Te 1から始まる聴覚皮質の階層性を考えるとTe 3よりは低次の聴覚連合皮質ということになる。

一方，損傷研究の分野で損傷により言語理解が傷害される領野

(ウェルニッケ野に相当)は中側頭回であると主張しているドロンカーズらは、新しい論文(Turken & Dronkers, 2011)で中側頭回の線維結合を分析し、中側頭回は、下後頭前頭束、弓状束、中縦束、下縦束、壁板(側脳室の天蓋の一部をなす白質の束で、脳梁に続く)の5つの線維を通じて皮質の広範な領域と線維結合をもつ言語理解の中核として最もふさわしい領野、とみなしている。

c. 弓状束と復唱の問題

1章で述べたように、ウェルニッケは、ブローカ野とウェルニッケ野という皮質内で離れた位置にある2つの言語野を皮質の連合線維で結んだ言語の脳モデルを提唱したが、1874年の最初の論文ではこれをウェルニッケ領野から外側溝の中を潜って外包を経由して前頭葉に達する線維としており、これが現在のように外側溝の後端を弓状に迂回して前頭葉に向かう弓状束(arcuate fasciculus: AF)に変わったのは、1908年に書かれたテキストにおいてである(Geschwind, 1967による)。その後ウェルニッケを復興させたゲシュウィンド(Geschwind, 1965)がその考えを踏襲して言語の脳モデルを図3·4のようにまとめ、弓状束は復唱に関与し、その切断は復唱の障害を主とする伝導性失語を起こすとする考え方が、言語と脳を論ずるほとんどのテキストに掲載されるほどになった。

しかし、人間の脳で皮質の離れた位置にある領野の間を結ぶ長連合線維を明らかにする手段は存在しない。動物の場合は、皮質の一部を破壊してそれによって生じる軸索の変性を辿ったり、注入した追跡物質が何処まで運ばれているかを調べることによって、長連合線維の起始部も経路も終止部も確実に知ることができるが、人間にはそうした方法が使えないからである。神経解剖学のテキストによく掲載されている皮質の長連合線維を示す図もすべて推測によるも

3-1 失語症

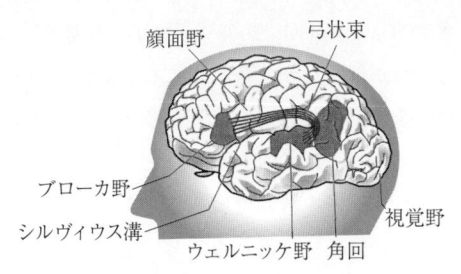

顔面野　弓状束

ブローカ野
シルヴィウス溝
ウェルニッケ野　角回
視覚野

図 3·4　ゲシュヴィンドの弓状束
出典）Gechwind(1972)を改変

のに過ぎず，弓状束も例外ではない。

　こうした状況が打破されたのは，1章で述べたDTIの出現で，これによって生きている人間の脳に侵襲を加えることなく線維結合を視覚化することが可能となり，目覚ましい数の論文が次々に発表されて，それらをまとめた書物も発刊されている(Mori et al., 2005；Catani & Thiebout de Schotten, 2012など)。そうした論文や書物に鮮やかに色分けされて提示されているさまざまな長連合線維の図をみると，脳の構造がここまで分かったのかとの感嘆の念を禁じ得ない。しかし実際には，DTIにも致命的な欠陥が存在している。それは，一定量の軸索がまとまって走っている部分はとらえられるが，軸索の起始部と終止部はとらえることができない点と，複数の長連合線維が交差したり近くを走っている場合は，それらを明確に分離することができない，の二点である。最近では，こうした欠点を解決する方法もさまざまに工夫されてはいるが，まだ万全ではない。そのため報告されている各種の長連合線維の起始部と終止部については不確実な情報が含まれている。例えば機能が明確に議論されてきた弓状束を例にとると，DTIによって弓状束を明確に把握したと

する報告は多い(Catani et al., 2005など)が,起始部と終止部をどのように確認したかは明らかではなく,なかには言語課題によって活性化した部位を起始部と終止部とみなすという,非科学的な論文も報告されている(Powell et al., 2006など)。これは弓状束がブローカ野とウェルニッケ野を結んでいることを前提としているだけのことで,何ら新しい知見を提供したことにはなっていない。

こうしたなかで,長年サルの皮質の線維結合の研究を続けてきたペトライヅ(Petrides, M.)とパンディア(Pandya, D. N.)らのグループは,サルで得られている確実な知識(グループの研究成果はSchmahmann & Pandya, 2006にまとめられている。さらにSchmahmann et al., 2007では,サルにもDTIを施行して従来の解剖学的方法で得られた結果とDTIの結果とを比較し,人間の脳の研究への道を開くとともに,DTIの限界も明らかにしている)と人間のDTIの結果とを対応づけることによって,人間の皮質の長連合線維の実態を出来るだけ正確に明らかにしようと試みている。

例えばマクリスら(Makris, N. et al., 2005)は,弓状束がその一部とされてきた皮質の前部と後部とを結ぶ長連合線維の上縦束(SLF)が,サルではSLFⅠ,SLFⅡ,SLFⅢ,弓状束(AF)の4つに区分され,さらにそれぞれの経路に以下のように名前が付けられて起始部,終止部も確認されている。SLFⅠ;背側前頭頭頂線維(頭頂葉の内側部と背側部から出て頭頂葉と前頭葉の白質の背側部を通り,補足運動野と6野,8野の背側部へ),SLFⅡ;中側前頭頭頂線維(下頭頂小葉の尾側部(角回)と頭頂間溝の下堤から出て外側溝の上を通り,6野と8野の背側部および46野と9野へ),SLFⅢ;腹側吻側線維(下頭頂小葉の吻側部(縁上回)とその近辺の頭頂間溝から出て外側溝の弁蓋部を通り,6野の腹側部とその近辺の44野,46/9野の

腹側部へ),弓状束;前頭側頭線維(上側頭回の最後部(Tpt)から出て外側溝の後端を迂回して8野の背側部へ)。マクリスらはこうした点に基づいて人間での検討を続け,人間でも同じように4つに区分されることを確認している。特に弓状束については,サルと同様にブローカ野とは関係していない可能性が高いことを示唆している。マクリスらの結果で注目すべき点は,ブローカ野の一部に当たる44野に投射しているのは弓状束ではなくSLFⅢであるとしていることと,SLFに含まれている線維はどれも45野には投射していないことの2点である。この結果を踏まえてフレイら(Frey, S. et al., 2008)は人間の言語野に焦点を当て,ブローカ野の44野(弁蓋部)はSLFⅢを介して下頭頂小葉の最吻側部(縁上回)と,45野(三角部)は最外包を通る線維を介して上側頭回と上側頭溝のヘシュル回より前の部分と結合しているという,サルで明らかにされているのと同じ結果を得ている。従来ブローカ野として一括して扱われてきた44野と45野が細胞構築学的に明確に区別されることは既に述べたが,この結果は,線維結合の点でも全く異なっていることを示すとともに,ヒトの後言語野(ウェルニッケ野)と前言語野(ブローカ野)は弓状束を介して結ばれているとする長年神経心理学で信じられてきた考え方に対しても疑問を提起している。弓状束の吻側端がブローカ野ではなく中心前回の運動前野と一次運動野であることは,ベルナルとアルトマン(Bernal, B. & Altman, N., 2010)もDTIを用いた研究で明らかにしている。また,起始部も終止部も確認することができないDTIでとらえられた弓状束が言語の半球優位には関係していないことを示した研究も多い(Vernooji et al., 2007など)が,これも弓状束が言語機能に関係していない可能性があることを示唆している。

こうした論争の中で,マルティノら(Martino, O. et al., 2012)は,皮質保存線維解剖(cortex-sparing fiber dissection)と名づけられた従来の方法より線維を終止部(起始部)まで確実に追跡することができる方法で人間の剖検脳12半球(左右各6)の上縦束を検討し,さらに健常脳3例のDTIのデータも踏まえて,これまでの報告よりは信頼性の高い結果を報告している。それによると,上縦束は①前部成分:縁上回,上側頭回—中心前回,②後部成分:中側頭回の後部—角回,③長成分:中側頭回,下側頭回—中心前回,下前頭回後部,中前頭回後部,に分けられたとし,③の長成分を弓状束とみなしている。これによると,弓状束はブローカ野(下前頭回後部)にも到達していることになるが,さらに中心前回と中前頭回後部にも到達しており,カタニら(Catani, M. et al., 2005)がブローカ領域と呼んだ領野と一致している。一方,弓状束の尾側端は,中側頭回と下側頭回で,従来のいわゆるウェルニッケ野とは明らかに異なっており,この点と吻側端がブローカ野を越えて広く及んでいることとの2点を重視すれば,弓状束はウェルニッケ野とブローカ野とを結ぶとするこれまで広く受け入れられてきた考え方は,ここでも疑問を提示されたことになる。しかしここで気になるのは,マルティニらの上縦束の3分類が,先のマクリスら(Makris et al., 2005)の4分類とは異なっている点で,この点の整合性が問題となる。既にカタニら(Catani et al., 2005)が弓状束を前・後・長連合成分の3つに分類していることを考えると,マルティニらのいう上縦束自体がカタニらの弓状束に該当している可能性も考えられる。

弓状束と言語機能との関係に関する問題をさらに発展させたのがマクリスとパンディア(Makris & Pandya, 2009)で,ウェルニッケ野(彼らは上側頭回後部ではなく中部としているが,この点は,先

のオジェマンらの刺激実験に一致しているものの，モロソンらの主張とは異なっている）とブローカ野とを結ぶ線維が最外包を通ることを重視して，弓状束に替わる新しい言語回路を提唱している。最外包は，脳の前額断面で外側溝の奥，島皮質の内側に位置する白質の薄い層で，その内側が前障，さらに内側が外包，その内側が被殻と続いている。パンディアらのグループは，この特定の部位を示す用語を，そこを通過する線維の意味で用い，最外包線維システム(Extreme Capsule Fiber System：EmCFS) と呼んで，SLF などと同じ長連合線維の一つとして扱っている。EmCFS は，ブローカ野とウェルニッケ野とを結んでいるが，さらに後方に伸びて角回にまで達している。一方いわゆるウェルニッケ野と角回とは，角回を出て上側頭回を通り，側頭極まで達している中縦束(Middle Longoitudinal Fasciculus: MdLF)によっても結ばれている(Makris et al., 2009)。中縦束と EmCFS とは，ともに角回といわゆるウェルニッケ野を結んで並行して走っているが，EmCFS が中縦束の内側を走るなど，両者は人間でも明確に区別されている。マクリスとパンディアは，こうした知見をもとに，角回―中縦束―いわゆるウェルニッケ野の経路は言語理解に，いわゆるウェルニッケ野―EmFCS―ブローカ野(45野)の経路は言語表出に関与すると主張している。しかしその後，中縦束は上側頭回と角回ではなく上頭頂小葉や頭頂後頭領域とを結んでおり，言語ではなく聴覚系の"何処"経路として機能しているとする(Wang et al., 2012)，マクリスらとは対立する結果も報告されているが，一方では，側頭極から上側頭回を経由して角回に終わることを確認したとする報告もある(Monjot de Champfleur, N. et al., 2012)。

　近年言語の神経機構は，このようにブローカ野やウェルニッケ野

といった特定の皮質の機能としてではなく，これらの領野を結ぶ神経回路として議論されており，さまざまな神経回路が提唱されている。例えばリリングら(Rilling, J. K. et al., 2008)は，人間ではDTIを，マカクサルとチンパンジーではDTIと解剖学的手法を用いて弓状束の系統発生を検討しているが，側頭葉から前頭葉まで弓状束が連絡しているのは人間のみでるとし，その前頭葉の終止部は44野，45野，47野，側頭葉の終止部は中側頭回(Middle Temporal Gyrus: MTG)と下側頭回(Inferior Temporal Gyrus: IFG)で，ウェルニッケ野があるとされてきた上側頭回(Superior Temporal Gyrus: STG)とPTは弓状束とは関係ないとして除外している。ところが同じ年に報告されたグレイザーとリリングの論文(Glasser, M. F. & Rilling, 2008)では，弓状束には前頭葉の44野，6野とSTG(上側頭回；22野)とを結ぶSTG経路と44野，45野，6野，9野とMTG(中側頭回；21野，37野)とを結ぶMTG経路の2つが区別されるとし，賦活研究の結果も踏まえてSTG経路は音韻処理，MTG経路は語彙―意味処理に関与するとしている。DTIを用いた研究では，このように同じ研究者の報告でも結果に不一致がみられることは決して珍しいことではない。例えば，弓状束をDTIを用いて最初に可視化し論文に当たるカタニら(Catani et al., 2005)では，既に述べたように弓状束を前部成分，後部成分，長連合成分の3つに分けているが，縁上回から出る前部成分の前頭葉の終止部は中前頭回と中心前回に留まり，後部成分はSTG後部とMTG後部(いわゆるウェルニッケ野)から出て角回に終わるが，長連合成分は後部成分と同じSTG後部とMTG後部から出て第3前頭回後部(ブローカ野)まで伸びており，まさに古典的な弓状束の概念を支持するかたちになっている。ところが，皮質のさまざまな長連合線維のアトラスを図

示した 2008 年の論文(Catani & Thiebout de Shotton, 2008)では、弓状束の吻側端は中心前回までで終わっており、後端は中側頭回からさらに下側頭回前部にまで伸びていて、上側頭回にはほとんど終わっていない(この点は、先の Rilling et al., 2008 と一致している)。カタニもグレイザーも、ともに参加している 2 つの論文の間の結果の違いに関しては、何も説明していない。

人間の脳に DTI を用いて線維結合を探索する研究は現在ブームの観を呈しており、多数の論文が次々に報告されているが、こうした状況からも、まだ結果の信頼性を保証する段階には至っていないとみるべきであろう。

このように、弓状束に関しては構造の面からの議論が沸騰している一方で、損傷研究の分野でも弓状束と復唱との関係が議論されており、弓状束限局損傷により復唱の障害が起きたとする報告(Tanabe et al., 1987 など)がある一方で、弓状束損傷で復唱が可能な症例の報告(Shurren et al., 1995; Epstein-Paterson et al., 2012 など)もあり、また皮質下を含まない皮質のみの損傷で復唱の障害が起きたとする報告(Anderson et al., 1999 など)や、復唱障害を示す患者に弓状束後部の損傷が認められても、灌流強調画像の結果下頭頂小葉の血流低下が確認されたことにより、復唱障害の原因は皮質下ではなく皮質機能低下であるとする報告(Fridrikson et al., 2010)もあって議論が紛糾している。最近では、5 歳時に再発性悪性脳腫瘍が発症したために放射線治療を受け、腫瘍は消失したが放射線の影響で白質を中心とした壊死が生じて弓状束が両側とも欠如した状態となったのに、復唱は正常で読字障害(dyslexia)だけが生じた症例も報告されている(Rauschecker et al., 2009)。また、発話産生の遅れを示した早産児が、12 歳の時点で DTI により左右両半球の上縦束

と弓状束のみが壊死し最外包と鉤状束を含む他の白質は健全なことが確認された状態で,言語産生,文の復唱,読みで正常な成績を示したとの報告もある(Yeatman & Feldman, 2013)。一方では,弓状束と復唱とは関係ありと強く主張するベルティエーら(Berthier, M. L. et al., 2012)は,弓状束自体や言語の側性化に個体差が著しいことを根拠に,弓状束損傷で復唱が残った症例を,個体差の面から説明している。

d. 音声知覚の運動理論とミラーニューロンの問題

神経心理学の分野ではあまり問題にされないが,言語の神経機構に関連するとして近年活発に議論されている問題に,音声知覚の運動理論とミラーニューロンがある。

音声知覚の運動理論(Motor Theory of Speech Perception: MTSP)は,リバーマン(Liberman, A. M., 1967)によって提唱された理論で,音素は前後の音素環境によって音響パターンが大きく変化しているにもかかわらず同じ音素は同じと知覚される事実を,音素環境が変化しても特定の音素を生成するために構音機関に送られる運動指令は同一で,それが音声知覚に利用されるからと説明している。音声の知覚は,音響信号からそれを生成した話者の構音機関の運動を推定することによって成立する,と考えるのである。

言語音の認知は話者の脳内に表象されている不変の構音意図が関与しているとするこの理論は,一時は実験的支持を得ていないとして否定された(Galantucci et al., 2006 を参照)が,PET や fMRI,TMS など研究法の進歩によって,近年息を吹き返している。例えば,運動野の唇に対応する部位の TMS 刺激は閉唇状態で出だす音(b)の知覚に影響し,舌に対応する部位の刺激は舌の運動が重要な音(r)の知覚に影響することが明らかにされている(D'Ausilio et al., 2009)。

これに対して MTSP に反対する立場は，発話の運動系が言語音の知覚に重要な役割を果たしているのなら，発話の運動系の障害が言語音の知覚の障害を起こすはずだが，事実はこれに反するとしている。MTSP 反対論者があげている反証には，構音障害やブローカ失語など重度の発話障害を示す患者でも言語音の知覚は残っていること(Naeser et al., 1989)，WADA テストによる左半球の急性非活性化により発話が完全に停止した場合でも言語音の知覚は保たれており，誤り率は 10% 以内に留まっていること(Hickok et al., 2008)，子どもの発話運動の発達障害は，先天性の構音障害の場合でも(Lenneberg, 1962)，前頭弁蓋の両側性の損傷による獲得性の構音障害の場合でも(Christen et al., 2000)，正常な言語受容の発達を妨害しないこと，乳児はまだ産生できない言語音を弁別することができること(Eimas et al., 1971)，などが挙げられている。MTSP 反対論者は，先の TMS の実験の結果などを認めて，運動表象が言語音の知覚に何らかの形で関係していることは容認しながらも，運動表象が言語音の知覚に中心的な役割を果たしているのではない，と主張している(Hickok, 2009)。

ミラーニューロン(Mirror Neuron: MN)は，サルの前頭葉で，餌をつまんだり棒を握るなど物に係わる運動を行うときに発火するニューロンの一部が，同じ運動を他者が行うのを観察するときにも発火することが発見されたことに由来している(Rizzoratti & Craighero, 2004 を参照)が，この発見は神経科学に大きなインパクトを与え，サルの他の脳部位における MN の存在や人間における MN の存在を問題にする膨大な数の研究が報告されている。サルでは下頭頂小葉など多数の領野で MN が存在することが明らかにされたが，人間でも同一の行為の実行とその観察でともに活性化する脳

部位としてのMNの存在が明らかにされ，行為の理解，模倣，コミュニケーション，社会的認知，情動など，さまざまな認知機能との関係が論じられている。中でも言語機能との関係は，MNが最初に発見された部位がサルの運動前野にあたる6野のF5で，そこは人間のブローカ野の44野に相当するとされたことから，MNと言語機能との関係が考えられるとして大きな関心を呼び，MNを音声言語の先駆的存在とする考え方も提唱されている(Corballis, 2010など)。

しかし一方では，サルのブローカ野はF5とは別に存在し，MNが発見されたF5は運動前野の一部にあたるとする結果(Petrides et al., 2005)も発表され，またMNは連合学習の結果にすぎず行為の理解とは関係ないと断定する論文(Heyes, 2010)も現れている。行為の実行と同じ行為の観察とが時間的に接近して起これば，行為の実行によって発火するニューロンと観察によって発火するニューロンの間に連合が成立し，実行にも観察にも反応するニューロンすなわちMNが成立するというのである。その根拠としては，ダンサーや音楽家など特殊な運動訓練を経験した人物では，一般人にはみられないタイプのMNが捉えられていることなどが挙げられており，MNは言語機能とは関係しないとする考え方(Hickok, 2009など)を支持している。

専門誌 *Brain and Language* 2010年の112巻では，「発話と言語処理におけるMNの役割」と題する特集が組まれ，MN支持派と反対派双方の論客が議論を展開している。その巻頭論文を担当しているヒコック(Hickok, G., 2010)は，「発話や音声処理における運動系の役割についてはまだ見解の一致が得られておらず，さまざまな言語処理により運動に関連したシステムに何かが起きていることは

多くの資料からも明らかだが,この何かがMNモデルにどのようにフィットしているかが問題である」と結ばれている。自身の他の論文ではMNと言語機能との関係を強く否定する議論を展開しているヒコックとしては穏便な記述といえるが,支持派にとっても反対派にとってもまだまだ確実な資料が不十分な現状を意味しているとみてよいであろう。

◀ ま と め ▶
□ 脳の損傷によって,言語の表出面と受容面にさまざまな障害が起こる。
□ 失語症は,障害の組み合わせによってタイプが分類されるが,その分類に問題が生じている。
□ 皮質下組織の損傷によっても失語症が起こるとされているが,反対する意見もある。
□ ほとんどの右利き成人で言語は左半球優位とされているが,右半球にも言語表出能力はないが言語理解能力はある。
□ ブローカ野,ウェルニッケ野,弓状束など,これまで広く認められてきた知見に疑問が提起されている。
□ 音声言語の運動理論とミラーニューロンに関しては,賛否両論に沸騰している。

◀ より進んだ学習のための読書案内 ▶
Goodglass, H. (1993). *Understanding Aphasia*. Academic Press. (波多野和夫・藤田郁代(監訳) (2000).『失語症の理解のために』創造出版)
　☞ ボストン学派の重鎮による失語症のテキスト。
酒井邦嘉 (2002).『言語の脳科学—脳はどのように言葉を生み出すか』中公新書
　☞ 言語と脳についての最先端の知見を分かりやすく解説した好著
相馬芳明・田邊敬貴 (2003).『失語の症候学』医学書院

☞臨床の立場からの失語症のテキスト。CD-ROM によって実際の病態を知ることができる。

Whitaker, H. A. (2010). *Concise Encyclopedia of Brain and Language.* Elsevier.
　　☞大項目主義による脳と言語に関する事典。

竹内愛子・河内十郎(編) (2012).『脳卒中後のコミュニケーション障害　改訂第2版』協同医書出版
　　☞本書ではほとんど触れられなかった脳の構造にも詳しい。

◀課題・問題▶

1. 言葉を話すことができない病態にはどのようなものがあるか。
2. 言葉を聴いて理解できない病態にはどのようなものがあるか。
3. 錯語とはどのような病態で、どのような種類があるか。
4. 弓状束と復唱の障害について、現在どのような論争が続いているか。

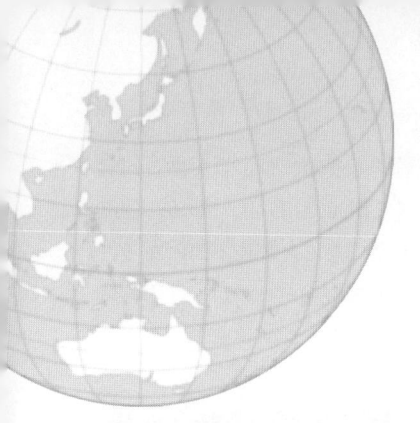

4章

読み書きの障害

書字言語の神経心理学

【キーワード】
失語症と読み書き障害，失読失書，純粋失書，言語学と読み書き障害

4-1 さまざまな読み書きの障害

（1）失語症に随伴する読み書きの障害

既に述べたように，失語症の患者は読み書きにも障害を示すが，障害の様相は，失語症タイプによって異なっている。

ブローカ失語の患者は読解よりも音読の障害が重度で，日本語の場合は音読・読解も書字も漢字より仮名の障害が重い。文は漢字の羅列になることが多い。仮名では音韻性錯書が起こる。発話の非流暢性が書字にも現れ，拙劣で汚い文字を努力して書く（多くは右手の麻痺のため左手の書字）。欧米語では，活字体で書く傾向が強く，筆記体で書くように指示しても活字体を用いる。写字は保たれていることが多い。

ウェルニッケ失語の場合は音読も読解も悪い。書字は発話と同様に流暢に書くが，錯書や言語新作が多くジャーゴン風になる。個々の文字は正しく書けているのに，語や文になると意味不明になることが多い。聴き取りに障害があるので書き取りが悪いが，写字も障害されている。日本語の場合は，読みも書字も仮名，漢字ともに障害される。

音韻性錯語を特徴とする伝導性失語では，読解は保たれているが音読が悪く，音韻性錯読を示す。書字も同じで音韻性錯書となる。音読でも書字でも誤りを認識しているので，復唱の場合と同じように自己修正を試みるが，新しく誤りを生じてしまうことが多い。日本語の場合は特に仮名単語でこの特徴が強く表れる。漢字では文字の形態の想起の障害が認められる。

超皮質性感覚性失語の場合は音読が保たれていることがあるが，音読可能な単語でも理解が伴っていないことが多い。書字は重度に障害され，意味性の錯書が出現する。自発書字よりも書き取りの方がよい。

超皮質性運動性失語では，読み書きの能力は症例によってさまざまで，読解がほぼ正常なのに書字が重度に障害されていることもある。この場合も，自発書字よりも書き取りの方がよい。

このように失語における読み書きの障害は，音声言語の障害の特徴を反映していることが多いが例外も多く，音声言語では聴覚理解が重度に障害されたジャーゴン失語の患者が，音読と読解では高い能力を示した例も報告されている。

(2) 非失語性読み書き障害

失語によらない読み書きの障害は，一括して非失語性読み書き障

4-1 さまざまな読み書きの障害

害と呼ばれるが，さまざまな臨床症状の二次的障害として起こることが多い。半側空間無視の患者は，横書きの単語や文章の左側を無視して読み，これを無視性失読(neglect dyslexia)という。書字の場合は用紙全体を使わずに右側に寄せて書くが，単語や文章の左側だけを書くことはない。しかし行の乱れや字と字の間の不揃い，語と語の間の区切りの省略など，空間性失書(spatial agraphia)と呼ばれる特徴を示す。構成障害の患者は，読みには問題がないが，書字では字画が重なったり離れすぎたりして構成の乱れを示す。この傾向は，自発書字でも模写でも書き取りでも認められる。書くべき文字は想起できているがそれを実現する段階の障害なので，錯書は起こらない。こうした病態は構成失書(constructional agraphia)と呼ばれる。患者は図形の描画や模写でも構成失行の特徴を持つ障害を示すが，まれに図形やモデルの構成では重度に障害されていても自発書字は保たれている例もある。

構成失書と同様に，書くべき単語は想起できていて綴りを口頭で述べることもできるのに書字運動が難渋し，書かれた単語も拙劣になるのが失行性失書(apraxic agraphia)である。文字の書き出しに戸惑い，書き出して中断したり書き直したりする。通常は両手に生じるが，右手一側性の場合もある。自発書字と書き取りで障害が認められるが，写字は患者によってさまざまである。図形やモデルの構成には問題がない点が構成失書とは異なっている。読みには何の問題もない。

欧米語の書字の誤りには，単語を構成する文字の省略，添加，他の文字への置換などがあるが，書き取りの場合でも呼書の場合でもこうした誤りの出現率(7%)に比較して，文字の位置の誤りが極端に多い(80%)症例も報告されている。この症例は読みには問題は

なく，単語内で文字が入れ替わると他の単語になる場合でも正しく読んでいる(Gvion & Friedmann, 2010)。

書字の面にだけ生じる特殊な病態に，書字過多と小字症がある。書字過多(hypergraphia)は書字産生の病的な過剰で，筆記用具が身近にあるとそれを手にして自動的に書字運動を続ける。書字の内容には文法や用語の点で言語学的な誤りはないが，コミュニケーション上価値のない意味希薄なものが多い。文章ではなく単語や日付などを無秩序に書き続ける場合もある。側頭葉てんかん患者が発作間欠期に強迫的に書き続けることがあるが，書字は丁寧すぎるほどで誤りはほとんどない。

小字症(micrographia)は，文字を大きく書くことができない症状で，書いていくうちに次第に小さくなる場合と，始めから小さく書く場合とがある。錐体外路症状を特徴とするパーキンソン病に随伴して起こる場合と単独で起こる場合とがある。自発書字，書き取り，写字のすべてで認められるが，写字が最も軽い。小さく書くだけではなく文字形態が崩れている場合と，文字形態は保たれている場合とがある。利き手だけに生じることが多いが，両手で生じた報告もある。

文字や単語が左右逆転して鏡像になる鏡像書字(mirror writing)は，書字の習得過程の子どもに時にみられ，右利き正常成人でも左手の書字でみられることがあるが，脳の損傷によって生じることがある。右手で書字を習得した右利き成人が左半球損傷の結果右麻痺が生じて左手で書字を行う場合がほとんどで，出現率は左半球損傷の2%程度とされている(Schott, 1999)。特異な例としては，ヘブライ語とポーランド語のバイリンガルの女性(利き手の記載はない)が，軽度の頭部外傷の後，ヘブライ語(右から書く)では鏡像書字を

示したが，ポーランド語（左から書く）では正常に書いたと記載されている（Stleifler & Hofman, 1976）。

(3) 純粋型の病態としての読み書きの障害

失語症や失行症，半側無視など他の病態に随伴して起こる読み書きの障害ではなく，それぞれ単独に起こるのが純粋型の読み書き障害で，純粋失読，失読失書，純粋失書の3つがあり，神経心理学で古くから議論されてきたものである。このうち視覚性失認性失読とも呼ばれる純粋失読については，既に2章で述べてあるのでここでは触れない。読み書きは言語機能に含まれ，しかも特別な訓練によって学習される点で音声言語よりも高次のレベルに位置づけられるので，失語症が回復しても読み書きの障害が残ることが多いが，純粋失読，失読失書，純粋失書はいずれも発症初期から読み書きの障害が前景に立っている。

a. 失読失書

失読失書（alexia with agraphia）は，音声言語の障害が軽度なのに読み書きが重度に障害されている病態で，2章で述べたデジュリンの第一例がこれにあたる。デジュリンの症例は剖検によって左角回の損傷が確認されているが，後に側頭葉後下部の損傷による失読失書の報告が相次いだことから，頭頂葉（角回）性失読失書と側頭葉後下部性失読失書とが区別されるようになった。

頭頂葉性失読失書は，読み書きが顕著に障害されるが，純粋失読とは異なってなぞり読みができず，また単語の綴りを聴いて単語を理解することもできない。これは，体性感覚や聴覚によっては読みが改善しないことを意味しており，左角回に貯蔵されている文字の視覚心像自体が喪失したためと考えられる。しかし写字は正常で，

次に述べる純粋失書のように形態をそのまま書き写すのではなく，書き写すべき文字を一瞥した後で自分の書体で書く方略が認められるので，文字の形態知覚はよく保たれていることは明らかである。読みの障害と書字の障害は並行していることもあるが，どちらかが重度で差が認められることもある。

　書字障害に限ってみると，その重症度はさまざまで，軽度の場合は書く速度が遅く，形態も拙劣化する。重度の場合は文字を書き出すことすらできないが，署名を重視する欧米では，十分書き慣れた署名だけが可能なことも多い。

　日本語では読みについては仮名が，書字については漢字の障害が重い。自発書字，書き取りともに仮名も漢字も障害されるが写字は自発書字や書き取りよりはよく保たれていることが多い。書字の誤りは錯書や文字形態の想起不能による。読みの障害は単語より仮名1文字で重度で，仮名単語の音読では音韻性錯読が目立つ。漢字単語の音読は仮名と比較して障害が軽度だが，意味性錯読が起こる。

　側頭葉後下部性失読失書は，岩田（Iwata, 1986）がハンブルグの学会で「漢字に選択的な失読失書」として世界に向けて発表し，欧米語とは異なる書字体系を持つ日本語の特殊な事例として世界中の関心を集め，その後もわが国で類似の症例が次々に報告されている（Kawamura et al., 1987；Sakurai et al., 1994 など）。読み書きの障害は，頭頂葉性失読失書より軽度だが，物品呼称障害を随伴している点に特徴がある。漢字に選択的といっても実態はさまざまで，発症初期には仮名にも漢字にも障害がみられ，経過とともに仮名の障害が回復する場合もある。

　側頭葉後下部性失読失書の病巣は，下側頭回後部，紡錘状回，海馬傍回を含む37野とされているが，この部位は，健常成人の漢字

の読みで活性化することが確認されており(櫻井, 2005, 2007 を参照), その中には, 2章で述べたコーヘンら(Cohen, L. et al., 2000)の VWFA が含まれている。コーヘンらは VWFA の損傷で起こるのは純粋失読としているが, この違いが, VWFA の近辺に損傷により失書を起こす部位があるためなのか, あるいは日本語と欧米語の書字体系の違いによるのかは明らかではない。

b. 純粋失書

純粋失書(pure agraphia)は, 運動や感覚, 協調運動など手の機能に異常がないのに書字が障害されている病態で, 音声言語の障害はあっても軽度である。今日では, 前頭葉性純粋失書と頭頂葉性純粋失書とが区別して議論されている。

前頭葉性純粋失書は, 1881年にエクスナー(Exner, S., 1881)が文献例の検討から失書症状を示す患者は前頭葉中前頭回後部に損傷部位の重複がみられるとしてここに書字の中枢を設定したことに始まる。失書症状は書字形態の歪みなど書字の運動面の障害が顕著で, しかもこの部位が一次運動野の手の領野に相当する部位の前方に位置していることから, エクスナーはここに書字運動の記憶が形成されると考え, 以後この部位は「エクスナー中枢」と呼ばれている。しかしその後は, 剖検でエクスナー中枢の損傷が確認された症例の報告がほとんどなく, エクスナー中枢の存在は疑問視されるようになった。

そうした状況に変化をもたらしたのは X 線 CT の出現で, 1970年代から 80 年代になると, エクスナー中枢の損傷による失書例が次々に報告され, エクスナー中枢は再び注目を浴びるようになった。

前頭葉性純粋失書の症状は, エクスナーの指摘通り書字の運動面の障害を特徴とするが, 日本語の場合は, 自発書字, 書き取りとも

に仮名，漢字の両方に障害が起こる。しかし，乖離することも多く，仮名が選択的に障害されている例もある。写字は患者によりさまざまで，まったくできない例から問題のない例まである。

頭頂葉性純粋失書は，右手でも左手でも起こり，自発書字と書き取りは障害されるが写字は保たれていることが多い。しかしその場合の写字行為も，形態をそのまま書き写す方略(刺激従属的；slavishと呼ばれる)をとり，健常者の写字行為とは明らかに異なっている。日本語では漢字と仮名の両方が障害されるが，漢字の障害が強い症例や仮名の障害が強い症例も報告されている。文字形態の想起障害と筆順の誤りなど書字の運動面の障害が出現するが，運動面の障害が強い場合は先に述べた失行性失書になる。

言われた文字をマッチ棒で構成する課題にも困難を示し，閉眼状態で患者の手掌に書いた文字や患者の指を動かして受動的に書いた文字を読むこともできない。また，特定の文字をイメージさせて水平線や垂直線，円や弧が含まれているかどうかを答えることもできず，文字の表象が失われていることが示唆されている。

c. 認知神経心理学的にみた読み書きの障害の分類

アルファベットの系列によって単語が構成されている欧米語では，アルファベットがすべて読めても単語を読むことはできず，単語は書記素-音素変換規則(Grapheme-Phoneme-Convertion-Rule: GPCR)に従って音読される規則語と，GPCRには従わない例外に当たる不規則語(yachtなど)に分類される。またアルファベットの系列が実在する単語かどうかを判断する語彙性判断課題などに使われる非単語も，GPCRに従っているので発音可能な非単語と発音不可能な非単語とがある。こうした欧米語の単語・非単語構成の中で，脳損傷患者によって読み書きが可能な種類と不可能な種類とが乖離するこ

とがあり，そうした観点から読み書きの障害を分類することが，特に英国の認知神経心理学者の間で行われている。

深層性失読(deep alexia)と深層性失書(deep agraphia)は，音読でも書字でも意味性の誤りが目立つ場合で，誤りは音韻的に類似していないことが多い。名詞は形容詞や動詞よりも成績が良く，抽象名詞よりは具体名詞の方が成績が良い，文法的機能語の読み書きは省略されるか他の機能語に置換される。非単語の読み書きは，GPCRにかなったものでもできない。深層性という用語は，意味という読み書き機構の深いレベルの障害であることに由来している。

表層性失読(surface alexia)と表層性失書(surface agraphia)は，語彙性失読(lexical alexia)と語彙性失書(lexical agraphia)とも呼ばれるが，規則語は問題が無く，非単語でも GPCR にかなった発音可能なものは読み書きができるのに，不規則語は高頻度語でも読み書きができない場合で，不規則語の読み書きでは，GPCR を無理に適用させようとする規則化錯読／錯書(regularization errors)が認められる。表層性という用語は，文字単位の処理，すなわち読み書き機構の表面的レベルのみに依存していることに由来している。

音韻性失読(phonological alexia)と音韻性失書(phonological agraphia)は，実在語であれば読み書きが可能で，規則語はもとより低頻度の不規則語にも問題がないことが多いのに，非単語の場合はGPCR にかなったものでも読み書きができない。文法的機能語の読み書きが困難なことがあるが，深層性失読・失書よりは障害が軽い。

こうした読み書きの障害は，文字入力を理解する過程に，音韻経路と音韻系を介さずに直接意味理解に達する意味経路の2つがあるとする二重回路モデルによる説明が試みられており，深層性失読は音韻経路の選択的障害，表層性失読は意味経路の選択的障害によ

ると考えられている。

　なお深層性失読と表層性失読という用語は，認知神経心理学が登場する以前には，前者は音読ができないのに読解ができる病態を，後者は逆に音読ができるのに読解ができない病態を意味する用語として使われていた。

◀まとめ▶
❑ 失語症に随伴する読み書きの障害の病態は，失語症のタイプによって違ってくる。
❑ 非失語性読み書き障害にはさまざまなものがある。
❑ 純粋型の読み書き障害には，失読失書，純粋失読，純粋失書がある。
❑ 読み書きの障害は，誤りのタイプなどからもさまざまに分類されている。

◀さらに進んだ学習のための読書案内▶
岩田　誠・河村　満(編)　(2007)．『神経文字学』医学書院
　☞ 読み書き障害研究の第一人者たちがそれぞれの専門領域を執筆したテキスト。

◀課題・問題▶
1. 非失語性読み書き障害にはどのようなものがあるか。
2. 読み書きの中枢はどこにあるのか。
3. 不規則語の読み書きができない病態はなんというのか。

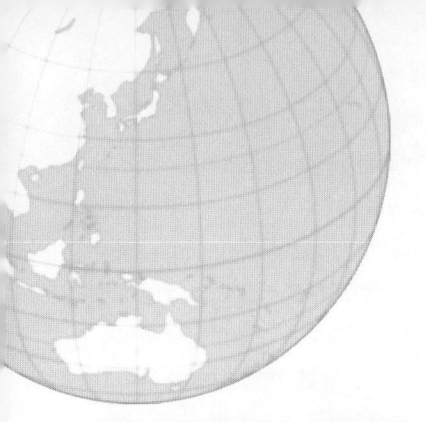

5章

視空間認知機能の障害

空間知覚と空間行動の神経心理学

◀キーワード▶

半側空間無視,空間による無視の乖離,方向性運動低下,運動無視,地誌的障害,自己中心的見当識障害,方位見当識障害,バリント症候群

●●● 5-1 ●●●
半側空間無視

(1) 半側空間無視とは

半側空間無視の患者は,身体や外空間の一側を無視して行動する。右半球の損傷による左側の無視が圧倒的に多い。具体的には,歩いていて左にある物や人に気づかずにぶつかる,食事の際に左にある物を食べ残す,左の桁を無視するので筆算ができない,身体の右側だけ洋服を着る,顔の右側だけ髭を剃る,などの行動を示すが,古くからさまざまな名称で呼ばれている。最もよく使われているのは「左半側(空間)無視(left hemi(spatial)neglect)」だが,無視されるのは必ずしも空間の半分ではなく,左の方にあたる。そのため「左

一側性(空間)無視(left unilateral (spatial)neglect)」ということもあるが, この用語はわが国ではあまり使われていない。「半側空間失認(hemispatial agnosia)」,「左一側性空間失認(left unilateral spatial agnosia)」と呼ばれることもあったが, 対象の認知には問題がないので, 2章で述べた失認症の定義からみてもこの用語は適当ではない。この章では, 慣例にならって(左)半側(空間)無視を用いることにしたい。文脈によっては単に無視とすることもある。

(2) 半側無視の検査

a. 線分二等分テスト

水平に提示されたさまざまな長さの線分に中点を記入する課題で, 無視患者は中点を右に寄せて記入する。右への偏りの程度で無視の重症度が評価される。同じ長さの線分でも, 繰り返し提示される度に偏りが大きく変動するのが無視の特徴である。線分が非常に短いと, 逆に左に偏る傾向がある。変法として, 中点に当たる印が既に記入されている線分を提示されて左右どちらが長いか(あるいは短いか)を口頭で答える(あるいは指差す)場合もあり, ランドマークテスト(landmark test)と呼ばれている。他に, 離れた位置の2つの点の間の中点を記入する, 中心から右あるいは左だけに描かれている線分を, 反対側に同じ長さだけ描く, などがあり, 診断や研究の目的によって使い分けられている。

b. 抹消テスト

紙面上に配置された多数の刺激に印をつけていくテストで, 無視患者は右側の刺激のみに印をつけて左側を無視する。無視された刺激の量で重症度が評価される。さまざまな角度の短い線分をすべて抹消する単純な課題から, 大きさも異なる複数の種類の刺激の中か

c. 模写と描画

人間や風景の絵を模写させたりモデル無しで描かせたりする課題で，軽度の場合は左側を小さく弱々しく描くが，重度になると左が脱落する。ほとんど左側が描かれていない状態でも，患者が自信を持って鉛筆を置くのが特徴的である。指摘されて描き足りない部分に気づいて訂正するのは軽度な患者で，重症度が増すと，気づくが訂正はできない場合や指摘されても気づかず，「全部描きました」と頑固に主張するようになる。これは，無視患者の特徴である病識欠如が無視が重度なほど強いことを示している。

d. 横書き文章や横書き文字の読みと模写

文章の読みと模写では，行が変わったときに次の行の左端からではなく，途中から読んだり模写したりする。単語の場合は左側の文字を落とすが，「健康診断」など複合単語の場合は，「診断」とだけ読んだり模写することはあっても，「康診断」となることはほとんどなく，無視される範囲に意味が関与している。

無視患者の特徴は，テストによる変動が大きいことで，あるテストで無視を示さなくても，他のテストではかなりの無視を示す例が多い。そのため無視の診断には，多種類のテストを施行することが必要とされている。しかし，日常生活では明らかに無視が観察されるのに，複数の検査でも無視がとらえられないことも多い。そのため，無視の検査には日常生活に関わる項目を重視すべきとの主張もある(Eschenbeck et al., 2010)。

(3) 空間の多様性と無視の多様性

私たちの回りの空間は，身体自体(身体空間；personal space)と

身体の外の空間(外空間；extrapersonal space)に分けられ，外空間はさらに手の届く範囲の空間(近位空間；near space)と手の届かない範囲の空間(遠位空間；far space)とに分けられる。無視は，こうしたさまざまな空間すべてで起こることもあるが，特定の空間に限って起こることもある。例えば身体空間(身体空間の無視は，櫛けずり動作，髭剃り動作などによって検査される；いずれも頭や顔の左側を行わない)だけに無視が起こる，逆に外空間では無視が起こるが身体空間には起きない，近位空間に無視が起き，遠位空間には起きない，などである。この最後の場合は，線分2等分テストを手の届く机上で行うと中点を右寄りに記入する(無視あり)が，線分を遠くに提示してレーザーポインターで中点を指示させるとほぼ中央を指し(無視なし)，手に長い棒を持たせて近位空間を広げると机上でのテストの場合と同じように右寄りに指す(無視あり)症例もいる(Berti & Frassinetti, 2000)。これは，棒を持つことによって手の届く空間が拡大したためと解釈されている。しかしペニャら(Pegna A. J. et al., 2001)は無視患者 C. M. に，近い距離は鉛筆とポインター，遠い距離は棒とポインターの条件で線分二等分課題を施行し，距離に関係なくポインターでは無視は出ず，鉛筆と棒では無視が出たという結果を報告し，無視の出現には距離だけではなく手の運動の違いも関係していると主張している。

外空間は，左右を意味する水平方向だけではなく，垂直方向，遠近方向も区別されるが，こうした水平とは異なる方向で起こる無視も報告されており，それらが相互に独立に生じることがあることから，空間性注意は3つの座標(水平，垂直，遠近)にそれぞれ独立に配分されているとみられている。

外空間には，身体を中心にした空間(自己中心；body-centered

または egocentric 空間；視覚の場合は観察者中心空間ともいわれる）と個々の対象を中心とした空間（対象中心 object-centered または allocentirc 空間）という異なる座標軸がある。一般の半側空間無視は自己中心空間で起こるが，対象中心空間で起きた無視も報告されている。例えば，線分抹消テストでは，線分をまとめて提示した場合はどちらも左側を無視し，線分を間を開けて左右2つの裂に分けて提示した場合は，自己中心無視は左側の列の左を無視するか，左側の列をすべて無視し，さらに右側の左を無視する。一方対象中心無視は，左の列も右の列もそれぞれ左を無視する（図5・1）。対象中心無視の検査としては，完全な円10個，左側あるいは右側にギャップがある円各10個，計30個の円がランダムに配置された中で完全な円に○をつける Ota テスト(Ota et al., 2001)がよく用いられている。自己中心無視は用紙の左側を無視し，対象中心無視は用紙全体をチェックするが，左が欠けた円にも○をつけてしまう。

外空間の無視は，同じ空間内の刺激の特性によっても乖離することがある。例えばブランケら(Blanke, O. et al., 1996)が記載している患者は，無視が回復する過程で花の絵は無視せずにすべて描くようになったが，花に色を塗る段階で描いた花の右側だけに色を塗っている。また，左無視からの回復過程で，静物画を線画で描く場合

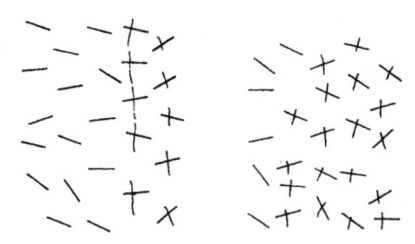

図5・1　対象中心無視患者の線分末梢テストの結果

は無視はなく，水彩で描くと左を無視する症例も報告されている（Kondo et al., 2012）。水平な線分の中で垂直な線分を検出する課題では無視を示すが，すべて水平な線分の中で色の違う線分を検出する課題では無視を示さず，刺激の方向と色が乖離する場合もある（Wilkinson et al., 2008）。さらに，ヤングらが記載している症例 K. L.（Young, A. W. et al., 1990）は，さまざまな視覚刺激のなかで，顔に対してだけ無視を示している。こうした結果は，無視における知覚探索の障害は，注意のレベルだけではなく，視覚のレベルでも生じていることを示している。

さらに，刺激の全体と部分で無視が乖離することもあり，マーシャルとハリガン（Marshall, J. C. & Halligan, P. W., 1995）が記載している症例 J. R. は，図 5・2 のように小さい点によって構成されている刺激を提示すると，刺激全体を見るときは無視はなく，複合図形の頂点の位置を落とすことなくすべて指摘しているが，刺激を構成している点を抹消させる課題になると，明らかな無視を呈している。

さらに私たちは空間のイメージを持つことができるが，このイメージ空間でも無視が起こることがある。ビジアックとルザッティ（Bisiach, E. & Luzzatti, C., 1978）の有名な実験では，イタリア人な

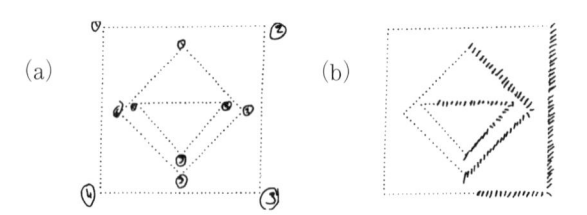

図 5・2　半側無視における全体の知覚（健全）(a)と部分の知覚（無視）(b)の乖離
(a)の数字は指摘した順序を示す。
出典）Marshall & Halligan（1995）を改変

ら誰もが何回も訪ねて熟知しているミラノの大聖堂の前の広場を，大聖堂を背にした場合と広場を挟んで大聖堂を見る位置の場合の2方向からそれぞれイメージしてもらい，周囲に何があるかを記述してもらったところ，無視患者はいずれの場合も右側にあるものは詳しく述べたが，左側は無視し，イメージする方向が変わると以前の方向では無視した新しく右側になったものを詳しく述べたという結果を報告されている。こうしたイメージ空間も，近位(自動車の運転席に座った場合を想定したときのハンドルや計器のイメージなど)と遠位(先に述べた広場の例など)に分けられ，ここでも無視の出現が乖離することがある(Ortigue et al., 2003)。また，イメージでの外空間と身体空間の障害が乖離することもあり，オルティギュら(Oritgue, S. et al., 2006)は，イメージ上の身体空間は5分前まで身体につけられていた12個の毛玉の位置を思い出して右手で定位する課題，外空間は熟知した広場の記述，などによって調べ，実際の外空間では全く無視のない2例の患者が，一人はイメージ上の外空間のみで強い左無視を，もう一人はイメージ上の身体空間のみで強い左無視を示すという，イメージ空間における外空間と身体空間の二重乖離を報告している。また，熟知した広場のイメージについて，広場を前にした通常のイメージでは左側を無視するが，広場を背にして立ったとして背後の広場の状況をイメージして記述する場合には無視を示さない患者を記載し，イメージ空間は，左右空間と前後空間とが脳内で別個に表象されていると主張している論文もある(Viaud-Delman et al., 2007)。イメージ空間の無視は，外空間の無視と比較すると出現率は低く(Baltolomeo & Chokron, 2002)，多くは外空間の無視に合併して起こるが，単独で起こることもある。

　無視は左側が圧倒的に多く，右側の無視はまれなことは既に述べ

たが，同じ患者が課題によって左を無視したり右を無視したりする例も報告されている。リドックら(Riddoch, M. J. et al., 1995)が記載している左頭頂葉に一側性の損傷を持つ症例 E. L. がその一人で，単語の読みと物品の呼称では左無視(動物の頭部など，同定の手がかりになる部分が左側にあると呼称できない)を，線分抹消，描画，模写，単語の綴りでは右無視を示している。なお線分抹消テストでは，まとまって提示された場合は右無視だが，真ん中に空間を空けて分けて提示された場合は，左無視を示し，自己中心空間と対象中心空間でも無視する空間が逆転している。

このように，私たちを取り巻く空間が複雑な構造を持ち，障害の乖離がさまざまなかたちで起きていることは，無視の責任病巣の解明や成立機構の解明をきわめて困難なものにしている。

(4) 他の感覚モダリティにおける無視

無視は，視覚以外のモダリティでも起こる。触覚性無視は，目隠しの状態で手が外空間を探索するなどの場合に起こるもので，身体感覚における無視にあたる身体空間無視とは区別される。触覚性無視の検査法としては，迷路を右手で探索してターゲットを見つける方法，棒を手で触って二等分する方法などが考案されている。視覚性無視で自己中心無視と対象中心無視を分離する Ota テスト(Ota et al., 2001)の触覚版を作成して右半球損傷患者に施行した研究では，触覚にも対象中心無視が存在することを明らかにしている(Marsh & Hillis, 2008 など)。

聴覚性無視は，日常では左から話しかけても患者が応答しないか右を向いて応答するなどの行動によってとらえられるが，検査としては，①患者の前に配置した複数のスピーカーの1つから出た音

を聞いて音源を定位させる，②2つのスピーカーから音を経時的に出して2つの音源の中間点を定位させるなどの方法があり，①の場合も②の場合も，定位が右に偏倚すれば無視ありと診断される。

(5) 無視の責任病巣

古くはブレイン(Brain, R., 1941)が右頭頂葉損傷による左半側空間無視の剖検例3例を報告して以来，無視は右頭頂葉損傷で起こるとされてきたが，その後前頭葉内側部(帯状回)と外側部(Heilman & Valenstein, 1972)，視床(Watson & Heilman, 1979)など皮質下の部位の損傷でも起こることが報告された。メスラム(Mesulam, M.-M., 1981)は，これらの部位をまとめて注意に関する回路を提唱し，それが広く受け入れられてきたが，これに反旗を翻したのがカルナス(Karnath, H.-O., 2001)の報告である。カルナスは，彼が純粋空間無視と称している視野欠損を随伴しない右半球の皮質のみの損傷による無視患者25例の病巣を精密に検討して重ね合わせた結果，無視の責任病巣は従来主張されているような頭頂葉ではなく上側頭回で，そこから中心後回腹側と弁蓋部に広がっていると主張した。これに対しては反論も多く，例えばドリッチとトマイュオロ(Doricchi, F. & Tomaiuoro, F., 2003)は，カルナスらが中央値が発症後9日の急性期の患者を対象としている点を問題にして，中央値が発症後121日の慢性期の視野欠損を伴わない無視患者21例を対象に，カルナスらと同様に皮質下損傷を伴わない10例と伴う11例(いずれも視野障害を伴わない純粋空間無視)に分けて病巣を分析している。結果はカルナスらとは異なり，純粋空間無視の病巣の中心は上縦束と脳梁線維を含む皮質下白質と縁上回外側部の最吻側で，無視のない患者はこの両部位に損傷がないというものであった。彼らは

この結果から、上縦束の切断による頭頂葉と前頭葉の離断が無視を起こすと主張している。またモルトら(Mort, D. J., 2003)は、詳細な病巣局在法を駆使して角回の重要性を主張している。これに対してカルナスら(Karnath et al., 2004)は、こうした結果の食い違いの原因として、無視の診断に使われたテストの違い(カルナスらは抹消、モルトらは線分二等分)を指摘している。線分二等分と抹消テストは無視の診断に最もよく使われる検査にあたるが、両者の成績が乖離する患者も珍しくなく、ビンダーら(Binder, J. et al., 1992)は、抹消テストより線分二等分の成績が悪い症例は脳後部に損傷が、これとは逆に抹消テストの成績の方が悪い症例は脳前部に損傷があると述べており、最近ゴライら(Golay, L. et al., 2008)もこれを確認している。一方カルナスら(Karnath et al., 2004)は、複数の検査で無視と診断された78例と無視なしと診断された62例計140例(視野欠損も皮質下損傷も含む)の病巣を分析し、無視を起こす損傷部位は上側頭回、島、被殻、尾状核であると再度主張している。

こうした議論には、健常者を対象に視覚性注意課題遂行中に無視の病巣とされている部位に経頭蓋磁気刺激を加えてその効果を調べる研究も参加しており、ランドマークテストと視覚探索テストを実行中に刺激した研究では、上側頭回の刺激では無視様の反応は起こらず、頭頂葉後部の刺激で起きたとして、カルナスの主張を否定している(Ellison et al., 2004など)。また線分二等分テスト実施中に刺激したオリヴェリとヴァラー(Oliveri, M. & Vallar, G., 2009)の研究は、無視様の反応を起こす刺激部位は上側頭回でも角回でもなく、頭頂葉後下部の中でも縁上回であると主張している。

こうした中でヴェルドンら(Verdon, V. et al., 2010)は、80例の右半球一側性損傷患者に6種類の検査を施行して因子分析を行い、

抽出した因子ごとに病巣を検討して，① 視空間知覚因子(線分二等分など)—頭頂葉，② 視覚運動探索因子(抹消テストなど)—前頭葉，③ 対象中心無視因子(Ohtaテストなど)—側頭葉，との結果を報告している。この研究は，無視をあたかも単一の病態であるかのように少数の検査で捉えて病巣を対応づける従来の多くの研究に比べれば一歩先に進んでいるといえるが，用いている検査はすべて机上で行う近位空間に関するもので，ここでも，近位空間と遠位空間の乖離の問題，イメージ空間での無視の問題には触れられていない。

無視が生じる空間を分けて病巣を検討した研究としては，コミッテェリら(Committri, G. et al., 2007)が身体空間の無視と外空間の無視を比較して，身体空間無視は縁上回から中心後回とその背側の白質の損傷によって，外空間の無視は側頭葉上部と前頭葉の運動前野腹側部や中前頭回とを結線維の損傷で起こるとしている。

さらに，無視を自己中心と対象中心とに分けて病巣を検討する研究も盛んに行われている。例えば右半球損傷21例を対象とした研究(Grismen et al., 2008)では，自己中心と対象中心がともに4例，両者の合併が1例で，残りの12例は無視なしと分類されているが，自己中心無視の病巣は前頭前野を中心とする前頭葉，対象中心無視の病巣は側頭葉腹内側部で，前者は空間情報の処理に当たる視覚の背側経路，後者は対象の精密な分析に関係している腹側経路にあたると説明されている。また41例(両側損傷13例，左8例，右12例)を対象とした研究(Chechlacz et al., 2010)では，自己中心無視10例(左8例，右1例)，対象中心無視13例(左11例，右2例)に分類され，自己中心無視の病巣は中前頭回，中心前回，縁上回，上側頭回，島皮質で，対象中心無視の病巣は上側頭溝後上部，角回，中側頭回，下側頭回，中後頭回となっている。

しかし，自己中心無視と対象中心無視とを分離すること自体に疑問を呈している報告も出てきており，カルナスらのグループ(Rorden et al., 2012)は，対象中心無視はほとんどが自己中心無視に合併して生じており，単独で生じた例はきわめて少ないことを根拠に，自己中心無視と対象中心無視とは，同じ病態の異なる側面の現れに過ぎないと主張している。しかし，先に紹介した触覚性無視にも対象中心無視があることを明らかにした研究(Marsh & Hillis, 2008)では，視覚における対象中心無視は，単独例が右半球損傷患者98例中4例で，自己中心無視との合併2例より多くなっている。

1章で述べたように，近年DTIの発展によりヒトの脳内の線維結合に関する議論が盛んになっているが，無視に関しても，明らかにされている線維結合を根拠に無視を離断症候群としてとらえる試みが進んでおり，バルトロメオら(Bartolomeo, P. et al., 2007)は，そうした観点から進めた議論の中で，無視は特定の皮質領野の損傷によって起こるのでなく，頭頂葉と前頭葉を結ぶ多様な神経ネットワークの中の白質の損傷によって起こると結論した上で，カルナスらが主張した上側頭回の損傷も，皮質下の損傷により腹側視覚系路の切断を考えるべきだと主張している。ドリッチら(Doricchi, F. et al., 2008)も上側頭回説に関してはこれと同じ見解を述べている。

無視が大脳基底核や視床など皮質下の組織の損傷でも起こることは既に述べたが，この点に関しては失語の場合と同様でPETやSPECTで血流を測定した研究では，CTやMRIでは損傷が認められない皮質に血流低下が生じていることが明らかにされている(Hillis et al., 2002, 2005など)が，基底核損傷で皮質の灌流低下が認められない症例も報告されており(Karnath et al., 2005)，結論は得られていない。

このように，無視の責任病巣に関する研究は近年ますます盛んになっているが，結果の不一致が目立ち，まだ明確な結論は得られていない。先に述べたように，一人の患者でもさまざまな空間の中で無視が乖離することがある無視の複雑さからみれば，多数の患者を無視群と非無視群とに分けて病巣を引き算する方法では明確な結果が得られないのは明らかであろう。無視患者をより精密に分類して検討することが必要なのである。その意味では，精密に分析した個別症例検討の蓄積が無視の場合は特に重要になってくる。

(6) 無視と区別すべき症状

a. 半盲と視野欠損

左半側空間無視患者が左同名性半盲を随伴していることも多いが，随伴していないこともあり，また，半盲や視野欠損があっても無視を伴わない症例も多い。左同名性半盲の患者は，健常者以上に眼球を左に動かす場合が多いので，左側の無視は起きないことがある。半盲や視野欠損は，損傷反対側の空間に生じるが，右半球損傷でも左半球損傷でも出現率に差がなく，その点が右半球損傷での左無視が圧倒的に多い空間無視とは明らかに異なっている。

視野欠損を伴う無視と伴わない無視とで無視の重症度に差があるかどうかを検討したところ，差がないとの結果が得られたとの報告がある(Halligan et al., 1990)。

b. 消　去

消去(extinction)は，2章の中枢性視覚障害の項で述べたように，単独で提示された場合は正確に知覚される刺激が，他の刺激と同時に提示されると知覚されない現象で，無視との関係が議論される場合は，左右の視野へ刺激を同時に提示した場合の左視野の消去が問

題とされる。消去と無視は合併して生じていることが多く,無視が回復しても消去が残る例が多いことから,当初は消去は無視の軽症型とみる立場が有力であったが,最近では,消去と無視がそれぞれ独立に生じ,二重乖離が認められることがある事実などを根拠に,消去と無視は別個の病態で,責任病巣も異なるとする議論が有力になっている(de Haan et al., 2012 を参照)。

初期の研究では,無視の出現率は右半球損傷が左半球損傷より圧倒的に高いのに対して消去は左右半球損傷で差がなく(De Renzi et al., 1984 など),これが無視と消去が別個の病態であることの根拠とされていたが,最近ではこの点は否定されている。例えばベッカーとカルナス(Becker, E. & Karnath, H.-O., 2007)は,左半球損傷51例と右半球損傷42例を対象に無視と消去の出現率を検討し,左半球損傷では無視が2.4%,消去が4.9%,右半球損傷では無視が26.2%,消去が24.3%という結果を報告している。

通常,消去は対座法によって診断される。これは,検査者が患者と対面して座り,患者が検査者の眉間を凝視しているのを確認しながら顔の横で人指し指を動かして見えるか見えないかを答えさせるという単純な方法で,検者の右指(患者の左視野)の動きが単独では見えることが確認され,左指(患者の右視野)も同時に動かしたときには左指だけが見えると答えた場合が消去に相当する。他にコンピュータを使用して左右の視野に刺激を瞬間的に提示する方法などもあるが,いずれにせよ刺激提示が一過性ですぐに消えてしまう点が,刺激が長時間提示されたまま探索を求める抹消テストなどの無視の検査とは異なっており,こうした検査法の違いも消去と無視を区別する根拠とされている。

c. 方向性運動低下

方向性運動低下(directional hypokinesia)は，損傷反対側への運動が減少する病態で，右半球損傷の場合は，右手の左側への運動の開始の遅れや移動の大きさの減少が起こる。線分二等分テストで無視患者が中点を右寄りに記入するのは，線分全体が見えていないため(知覚性無視)とも考えられるが，線分の左端に書いた文字を読ませてから中点を記入する条件でも中点が右に偏位する症例がいること(Heilmamn & Valenstein, 1979)が明らかにされて，右手の左側への方向性運動低下が関与している可能性も考えられるようになった。そのため右手で反応する線分二等分テストや抹消テストでは，知覚性無視と方向性運動低下を分離して測定することが必要となる。そのために，ビデオカメラとモニターを用いる方法，鏡を直角に組み合わせて抹消テスト用の紙面が左右逆転して写るようにする方法，滑車やコンピュータのマウスを用いて右手の運動と中点や末梢を指示する矢印とが逆方向に動くようにする方法，などが工夫されている。こうした方法を用いた研究では，無視患者4例中2例(Coslett et al., 1991)，別の研究では18例中4例(Tegner & Levander, 1991)が方向性運動低下を示しており，方向性運動低下の出現率は決して低くはない。知覚性無視と方向性運動低下とが合併している例も報告されている。

d. 運動無視

運動無視(motor neglect)は，明確な麻痺や感覚障害がないのに損傷側とは反対の肢の運動が乏しくなる病態で，励ます，強制するなどの条件では正常な強さで動かすことができる手を，日常ほとんど自発的に使おうとせず，椅子に座ったときや就眠時にも不自然な肢位を示す。手に痛覚刺激を加えると痛みは感じるのに逃避反射が

起きず, 健側手で痛みの刺激源を払いのけようとする(Laplane & Degos, 1983)。折り紙細工を両手で始めたりすることもあるが, すぐに片手のみでの作業になってしまう(Nakagawa et al., 1998)。この病態は, 無視という名称は同じでも, これまで述べていた半側無視とは関係していない。文献例も含めて20例を概説している論文(Laplane & Degos, 1983)では, 右半球損傷が12例, 左半球損傷が8例となっており, 左右半球で出現率に大きな差はない。病巣は15例が前頭葉, 4例が側頭頭頂葉, 1例が視床となっている。

5-2
地誌的障害

2章で脳の損傷によって熟知した環境で道に迷う事態が生じることがあり, これには移動の方向を決める手がかりとなる建物や街並を認知できない街並失認と, 手がかりは認知できても手がかり相互の空間的関係が分からないために進むべき方向が決まらない道順障害(道順発見困難, 方位見当識障害ともいう)とがあることを述べたが, この道順障害が視空間認知障害にあたる。半側空間無視の患者も, 左に曲がるべき角に気づかないために自分の家の中でも迷うことがあるが, これは道順障害には含めない。道順障害の患者は, 周囲の建物の認知はできており, 自分が何処にいるのかも分かっているのにどちらの方向に進めばいいのかが分からないのである。

アグアイルとデポジト(Aguirre, G. K. & D'Esposito, M., 1999)は, 道順障害を自己中心的見当識障害(Egocentric Disorientation: ED)と方位見当識障害(Heading Disorientation: HD)の2つに分けている。

EDは, 街並など周囲に存在する事物を自己との関係で位置づけ

ることができないために方向が分からなくなる場合で、アグアイルらがその代表例に挙げている両側頭頂葉後部の軽度の萎縮を示す症例 G. W. (Stark et al., 1996)は、視覚性注意にも知能にも問題がないのに、熟知した街中や自分の家の中でさえも方向が分からないために迷ってしまう。日常生活では周囲の事物までの距離が判断できないためにぶつかったり、ベットで正しい位置で寝ることができないなどの異常を示した。レストランで席に着くときに、椅子と自分の体との位置関係が分からないために床に尻餅をついた、とも記載されている。物品の認知には問題がないが、街並の認知が可能かどうかは記述されていない。アグアイルらは、自己中心的見当識障害とみられる文献例を、G. W. を含めて5例挙げているが、いずれも街並の認知は検討されておらず、唯一レヴィンら(Levine, D. N. et al., 1985)の第2例が、何年も通っていて熟知している商店までの道順を説明することはできない(他の4例も同じ)が、どんな商店か、店の主人はどんな人物か、を正しく説明することはできたと記述されており、建物や人物に関するイメージは残っていることになる。

EDが自己を基準とした座標系の崩壊なのに対して、HDは、外部中心的見当識障害(exocentric disorientation)とも呼ばれるように、認知された外部の事物同士の空間関係が理解できない状態にあたる。高橋ら(Takahashi, N. et al., 1997)が記載しているタクシー運転手の症例は、6年間仕事をしていた市内で運転中突然方向が分からなくなった。周囲の建物などから自分のいる位置がどこかは分かっても、どの方向に行けばよいかが分からなくなったのである。標識、風景、建物などを頼りに長い時間をかけて何とか営業所に戻ったが、その間同じ場所を何度も通ったと記述されている。

アグアイルによれば、ともに熟知した環境の中で迷う ED と HD

とを最も明確に区別する検査はコルシ(Corsi)のブロックテスト(ランダムに配置された9個の立方体を検者が順に叩き，被検者が順番通りに叩くテストで，視覚性短期記憶テストとして使われる)で，EDは自己と目の前の立方体との関係が分からないので障害を示すが，HDは問題なくできる。

高橋ら(1997)のHDの症例は，熟知した市内の特定の位置に立ったと想定したときに何が見えるかを記述させると，位置に関係なく正確に記述することができたが，2つの位置の間の関係は記述できなかった。高橋らはこの結果から，HDは一目で見える範囲の空間関係には問題がなく，一目で見えない範囲の空間関係に障害があると主張している。これに対してブルゲスら(Burgess, N. et al., 2006)は，初期のアルツハイマー病ながらも知能も記憶も問題ないが典型的なHDの徴候を示す症例C. F. が，仮想現実の条件で提示された小さな街の中の移動にも障害を示したことから，HDには一目で見える範囲の空間関係でも障害があるとして高橋らの主張に反対している。ブルゲスらはC. F. を対象に，仮想現実の条件での刺激の位置の記憶を検査しているが，刺激提示時と検査時とで視点が同じ場合は障害はなく，検査時に視点が移動していると顕著な障害が見られたことから，HDはまさに外部中心的見当識障害にあたるとしている。

アグアイルら(Aguirre & D'Esposito, 1999)は，文献例の概観から，地誌的障害の責任病巣を街並失認は後頭葉内側下部の舌状回の損傷，EDは頭頂葉下部の損傷，HDは帯状回後部の損傷に対応づけており，海馬傍回の損傷では新しい空間関係の表象の形成が障害されるとしている。一方，河村(2002)は，多数の自験例の検討から，街並失認は右海馬傍回，EDとHDを含めた道順障害は右脳梁膨大後域の損傷で起こるとしている。

5-3
バリント症候群

バリント症候群については2章の同時失認の項で既に述べたが、その中の③視覚性運動失調が視空間認知障害にあたる。

視覚性運動失調(Optic Ataxia: OA)は、視覚や手の運動に問題がないのに、注視した対象を手でとらえることができない病態で、手が誤った方向に動いてしまう。バリントの症例は、右手に持った火をタバコの端につけられない、肉を切るナイフが皿の外にそれてしまう、などの異常を示したが、左手ではこうした異常を示すことはなく、また自己の身体部位は右手でも正しく触れることができた。この症例は剖検が行われて両側頭頂後頭接合部の広範な損傷が確認されているが、その後報告されたバリント症候群の症例も、ほぼ同じ部位の損傷を示している。

視覚性運動失調の患者は注視した対象を手でとらえることができず、中心視野で障害を示すが、1967年にガルサンら(Garcin, P. et al., 1967)が中心視では問題がないが周辺視野の対象をとらえることができない病態を記載してAtaxie Otique: AO(訳語はOAと同じ視覚性運動失調になる)と呼んだ。AOは、対座した検者が患者に眉間を注視させた状態で指標を周辺視野に提示する方法で検査するので、検査で初めてとらえられる徴候で、患者自身の自覚はほとんどない。わが国の臨床では、中心視野の場合はOptische Ataxieと原語を用いるか、バリント症候群の中の視覚性運動失調と呼んでOAとAOを厳密に区別しているが、諸外国の論文では明確に区別されておらず、AOが重度の場合は注視対象でも障害が起こるとされていることが多い。OAもAOも上肢を用いた検査で明らかにな

るが，左半球の頭頂葉から後頭葉に及ぶ広範な損傷で，特に右脚による右周辺視野での目標の定位を誤る脚のAOに相当する病態を示す症例も報告されている(Evance et al., 2012)。

◀ま と め▶
☐ 半側空間無視はテストによって成績が乖離することがある。
☐ 空間はさまざまに区分されるが，半側空間無視はそうした空間すべてに起こる場合と，特定の空間に選択的に起こる場合とがある。
☐ 半側空間無視に類似しているが異なる病態に，半盲，消去，方向性運動低下などがある。
☐ 地誌的障害には，道順障害と街並失認とが区別される。
☐ 道順障害は，自己中心的見当識障害と方位見当識障害に区別される。
☐ 視覚性運動失調には，中心視で起こるOptic Ataxiaと周辺視で起こるAtaxie Optiqueとがある。

◀より進んだ学習のための読書案内▶
石合純夫　(2009).『失われた空間』医学書院
　　☞豊富な自験例を含む半側空間無視の総合的テキスト。
高橋伸佳　(2009).『街を歩く神経心理学』医学書院
　　☞街並失認と道順障害に関する総合的テキスト。豊富な自験例が紹介されている。

◀課題・問題▶
1. 半側空間無視の病態は，我々を取り囲む空間の構造の理解にどのように役立つか。
2. 自己中心無視と対象中心無視の異同について述べよ。
3. 地誌的障害にはどのようなタイプがあるか。

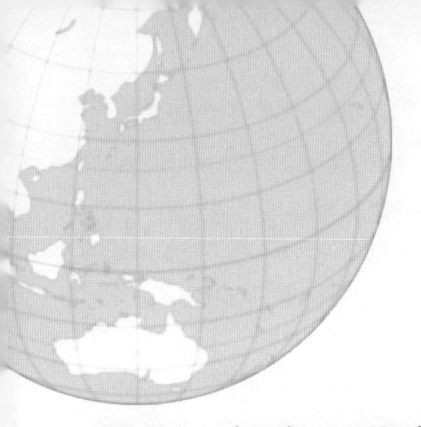

6章

動作・行為の障害

単純な動作から社会行動まで

◆キーワード◆
失行症,リープマンの3類型,構成失行,着衣失行,行為解体症候群,遂行機能障害

6-1
失 行 症

(1) 失行症の定義とリープマンの3類型

　失行症(apraxia)は,「運動が可能であるにもかかわらず合目的的な運動ができない状態」(Liepmann, H. K., 1920)と定義される。「運動が可能な状態」とは,麻痺,運動失調,不随運動などの要素的運動障害や感覚障害では説明することができず,また行うべき行為や用いる道具,行為の対象なども十分理解しており,意欲もあることを意味している。障害されるのは,経験,学習などによって習得された熟練行為である。

　失語症の研究史で有名なブローカの第一例ルボンニュは,何かを

言おうとして「タンタン」としか言えず,意思を伝えるためにさかんに身振りを示したが,その中には理解できない身振りも含まれており,それが失行にあたる症状の最初の記載とみられている(Goldenberg, G., 2008)。その後スタインタール(Steinthal, H., 1871)が,文章を書こうとしてペンを握ってしまい,スプーンとフォークをこれまで使ったことがないかのような握り方をする失語患者を記載して,これを失行(Apraxie)と呼んだ。さらにフィンケルンバーグ(Finkelnburg, R., 1870)は,食事のときの祈りの際に十字をきることができないなどの症例を記載して,言語象徴も身振り象徴も含めて象徴を理解し表現する能力の障害として失象徴(asymbolia)の概念を導入したが,マイネルト(Meynert, 1890；Liepman, 1900 の引用による)はこれを感覚性失象徴(後にフロイトがこれを失認と呼んだ)と運動性失象徴とに分け,後者を物品をうまく扱えない患者や上肢の運動をスムースに開始できない患者に当てはめた。こうした中で,スタインタールの用語とマイネルトの概念を結びつけて失行論を体系化したのが,20世紀初頭から始まったリープマンの一連の研究である(Liepmann, H., 1900, 1920 など)。

リープマンは,言語に限らず行為に関しても左半球優位が成立しているとしたうえで,左半球角回には左右の手で習得された複雑な熟練行為の記憶(概念企図あるいは運動形式)が形成されており,ここに損傷が生じると個々の行為は正しく行えてもそれらを順序立てて目的を達成することができなくなる観念性失行(ideational apraxia)が生じるとした。また,左右両半球の中心領域(中心溝を挟む前後の領域で,運動野と体性感覚野を含む)には反対側の手と腕によるさまざまな動作の習熟過程で形成された運動記憶が貯蔵されているので,この部位の損傷によってそれぞれ反対側の手の行為

が拙劣になる肢節運動失行(limbkinetic apraxia)が起こり，左縁上回などの損傷で左角回と左中心領域との連絡が絶たれると，言語命令によって敬礼，サヨナラと手を振るなどの象徴的ジェスチャーが行えなくなったり，物品なしで物品の使用法を示すパントマイムができなくなる観念運動性失行(ideomotor apraxia)が起こるとした。その後他のタイプの失行症が次々に提唱されたことから，リープマンの失行症の3類型は古典型失行と呼ばれることもある。

失行症は，日常行われる象徴的ジェスチャーの言語命令による実行と模倣，日常使用する道具や物品の使用法を物品を手にしないで示すパントマイムの言語命令による実行と模倣，道具や物品の実際の使用(単一物品の場合と複数物品の場合とがある)などによって検査されるが，表6·1に上記失行3類型とこれら検査の結果の概要をまとめてある。

失行症患者が示す誤りには，動作の拙劣化(肢節運動失行)，動作開始の遅延，別の物品の使用法を示す錯行為，保続による誤り(観念運動性失行)，複数物品使用時の順序の誤りや脱落(観念性失行)などがあり，他に無反応や部分反応，無定型反応などもある。観念運動性失行の患者が，物品なしで使用法を示すパントマイム課題では，自分の身体の一部を物品にみたててしまう誤り(金槌を握って釘を叩く動作の代わりに拳骨で直接叩く，歯ブラシを握って歯をみがく動作の代わりに人指し指で歯をみがく，など)を示すことがあり，これを身体物品化(body parts as object: BPAO)という。また，出現率が最も高い観念運動性失行の患者は，ジェスチャーでもパントマイムでも検査場面ではできない行為を実生活では問題なく行うことができ(検査室でサヨナラはどうしますか問われてできない患者が，部屋を出るときにはサヨナラと手を振る，パントマイムがで

表6·1 失行の検査と予想される誤反応

	検　査	症　状
肢節運動失行	針と糸で縫う ボタンをはめる 手袋をはめる 物をつまむ	運動がおおざっぱ 荒削りでぎこちない運動 運動の発端が見いだせない 運動失調に類似した動作
観念運動性失行	対象物を用いない単純な習熟動作(サヨナラ，軍隊の敬礼など) 再帰性運動(左手で口を指すなど) 対象物無しでの対象物を用いる動作(歯ブラシで葉をみがくなど) 物品の操作(歯ブラシ，金槌，櫛など) (これらの動作を言語命令と模倣で行う)	運動の取り違い 運動の脱線 保続 一時的な運動の中断
観念性失行	マッチとローソクを使ってローソクに火をつける 急須とポットと茶筒と湯飲みを用いてお茶をいれる 手紙と封筒と切手と糊を用いて投函できる状態にする	正しい運動を間違った対象に行う 行為の一部の省略 行為の順序の間違い

きない道具を日常生活では問題なく使用する，など)，これを自動的／意図的乖離(autonomic/voluntary dissochiation)という。

このようなリープマンの失行の3類型は，いずれも上肢での行為が問題にされるので，肢節失行(limb apraxia)として一括されるが，肢節失行の患者は全身を使用する運動は保たれていることがある。例えばゲシュヴィンド(Geschwind, N., 1975)は，「アッパーカット」，「ジャブ」など上肢のみを使用する運動には困難を示すが，全身を使用する「ボクシングの構えをして下さい」という言語命令は問題なくできる症例を記載している。これとは逆の場合としては，

椅子に座れない症例や，椅子から立ち上がれない症例などが記載されているが，これらの症例で四肢の運動が保たれているかどうかは明らかではない。

(2) リープマンの3類型を巡る論争

失行研究は，リープマンの3類型を巡って展開されて現在に至っているが，主な論点は肢節運動失行を失行症として認めるかどうかと，観念性失行と観念運動性失行とをどう区別するかの2点である。

神経支配失行(innervatory apraxia)とも呼ばれる肢節運動失行は，損傷反対側に現れる巧緻動作や熟練運動の拙劣化で，運動拙劣症ともいう。具体的には手や指に麻痺や感覚障害がないのに小さな物をうまく指でつかめない，ポケットに指を入れようとしても，指の一部がポケットの縁にひっかかってうまく入らない，指折り数えることがうまくできない，ナイフで果物の皮をうまくむけない，などが起こる。中心領域の小病変で反対側の上肢に起こるとされているが，中心領域には一次運動野と一次体性感覚野が含まれており，運動麻痺や感覚障害の不全型である可能性が否定できず，これを失行症に含めない立場(Geschwind, 1975など)もある。自発運動，口頭命令，模倣すべてで認められる点も観念性失行や観念運動性失行と明確に異なっている。最近では，補足運動野と大脳基底核を含む回路の重要性が指摘されている(Rothi et al., 1991など)。

リープマンが角回に形成されるとした熟練運動の記憶は，まとまった運動を構成する幾つかの運動表象の結合様式にあたり，角回の損傷によってそれが障害されると，複雑な行為の系列に異常がおこると考えられている。そのため観念性失行については，複数の物品

を操作して目的を達成する行為系列の障害が強調されており，単一物品の操作の障害はないことになる。リープマン自身は単一物品の使用についてはあまり述べていないが，こうした事情からリープマンの分類では単一物品の使用の障害は観念運動性失行にあたると受け取られている。そのため観念運動性失行は，検査場面に於ける象徴的ジェスチャーや物品使用のパントマイムの障害に加えて，物品使用の障害も示す（日常生活では問題はない）ことになる。この点を問題にしたのがモーラース(Morlaas, J., 1928)で，彼は，「象徴的行為」と道具を造って使用する「実用的行為」とは本質的に異なる行為なのでそれぞれ別個の神経基盤を持つとし，これら2つが独立に障害される事例を経験したことから，ジェスチャーの障害と物品使用の障害を明確に区別すべきである主張して，後者を観念運動性失行ではなく観念性失行に含めている。この考え方を継承しているのがデ・レンジら(De Renzi, E. et al., 1980など)で，単一物品の使用の障害は使用法の忘却（意味記憶の障害）によるものとして，これを観念性失行に含めている。山鳥(1994など)もこの考えを受け入れて，単一・複数にかかわらず物品使用障害を示す病態を使用失行(apraxia of object use)と呼んでいる。使用失行の患者の中には，物品を見てその使用法をパントマイムで示すことができるのに，同じ物品を実際に使用することができない患者も報告されている(Motomura & Yamadori, 1994など)。

一方，リープマンの考え方を継承しているのがペック(Poeck, K., 1986など)で，観念性失行患者は複数物品の操作課題で，単一物品を適切に操作しながら順序を誤ったり行為を脱落させたりすることを重視し，単一物品の使用障害を観念性失行に含めていない。これに対して神経心理学のテキストなどで最も紹介されることが多いハ

イルマン(Heilman, K. M.)らのグループは，単一物品の使用障害を物品の概念の障害としてとらえ，これを概念失行(conceptual apraxia)と呼んで(Ochipa et al., 1992 など)，複数物品の系列操作の障害である観念性失行とは明確に区別し，これら2つに物品を使用しないパントマイムの障害を中核とする観念運動性失行を加えて失行の3類型としている。

このように失行症の分類は研究者によって異なる面が多いために失行研究に混乱がみられるなかで，個々の検査によってとらえられた障害を重視する立場も見受けられる。先の山鳥の使用失行もその一つで，他にパントマイムに選択的障害を示すパントマイム失行(pantomime apraxia)，模倣課題に選択的に障害を示す伝導性失行(conduction apraxia)などがあげられる。また，それぞれの検査課題が複数の要因からなることを重視して，障害されている要因を実験パラダイムによって抽出しようとする試みも進められている。

(3) 失行症の責任病巣

リープマンが観念性失行は左半球の角回の損傷，肢節運動失行は左右両半球の中心領域の損傷，観念運動性失行は左半球の縁上回・角回と中心領域を離断する損傷によって起こると明確に述べて以来，テキストなどではこの考え方が広く紹介されているが，既に述べたように，リープマンの失行3類型のそれぞれには異質な行為の障害が含まれていることから，最近では障害されている行為の種類別に損傷部位を明らかにしようとする試みも行われており，古典的な考え方とは異なる結果も報告されている。

こうした試みを積極的に続けているのがゴールデンバーグ(Goldenberg, G.)で，例えば2007の総説(Goldenberg, 2007)では，観念

運動性失行の中核とされているパントマイムの障害が，左下前頭回とその近辺の島皮質や中心後回の損傷で起き，頭頂葉の損傷はパントマイムの障害とは関係していないことを明らかにしている。ゴールデンバーグは「失行と頭頂葉」(Goldenberg, 2009)と題するレビュー論文で，こうした自身の研究も含めて多数の研究結果を概観し，失行の古典論で重視されている左頭頂葉の損傷によって確実に起こるのは，検査者が行う無意味なジェスチャーの模倣の障害(これは，熟練行為の障害と定義される失行症には含まれない)だけで，道具使用のパントマイムの障害は，頭頂葉に加えて他の領野も損傷されている場合に起こると結論し，頭頂葉と下前頭回を含む神経回路を重視している。

さらにゴールデンバーグとスパッツ(Goldenberg, G. & Spatt, I., 2009)は，道具使用の障害が左頭頂葉損傷で生じることを認めた上で，さまざまな構成要素から成る道具の使用のどの成分が頭頂葉と関係しているかを，左半球損傷患者38例を対象に検討している。課題は，道具に関する機能的知識の想起(機能連合)として，一つの道具の下に提示された4つの物品から道具の対象となるものを選ぶ条件(櫛と髪，皮むきとジャガイモなど)と，同じ目的に使える他の物品を選ぶ条件(櫛とブラシ，皮むきとナイフなど)の2種類，新しい道具の使い方(機械的課題解決；ソケットにはめ込まれているシリンダーを取り外すための道具を1/3選択で選ぶ)，既知の道具の実使用(ハンマー，はさみ，ねじ回し，鍵，スパナ)の3種が用意された。

結果はテストに影響する損傷部位として，中心領域から吻側に広がって中前頭回から下前頭回に及ぶ領域と，縁上回から背側に伸びて頭頂葉の下部と上部に達する領域の2つが明らかにされたが，

このうち前頭葉の損傷はすべての検査に影響し，頭頂葉の損傷は新しい道具と既知の道具の実使用に影響しているが機能連合には影響しておらず，機能連合の障害を示す患者の損傷部位は側頭葉であった。ゴールデンバーグらは，頭頂葉損傷が新しい道具の使用にも影響していることを重視して，既知の道具の典型的な使用法に関する記憶は頭頂葉ではなく側頭葉に貯蔵されるという，失行の古典論とは異なる結論を導いている。このゴールデンバーグらの結果は，機能画像研究で複雑な道具使用で活性化する部位として中側頭回後部，縁上回と角回，前頭葉下部と運動前野腹側部を明らかにした研究((Johnson-Frey et al., 2005)の結果と一致しているが，ラメイヤら(Ramayya, A. G. et al., 2010)は，DTIを用いてこれら3部位の線維結合を検討し，中側頭回と縁上回前部，中側頭回と縁上回／角回を結ぶ線維は強い左半球優位の非対称性を示すが，縁上回／角回と前頭葉を結ぶ線維は右半球優位の非対称性を示すことを明らかにしており，この解剖学的非対称性によって失行出現の左半球優位が説明される可能性が考えられる。

このように失行研究は，古典論を離れて新たな展開を示しているが，まだ知見が断片的なことは否定できず，今後のさらなる進展が期待される。

(4) さまざまな失行症

リープマンの失行論の確立以降，それまで臨床上観察されることはあっても，他の失行症や運動障害の一部と見られていたさまざまな病態が，失行症として記述されるようになった。

a. 構成失行

個々の運動動作も視知覚も保たれている状況で素材の組み立てな

どの造形行為や描画に生じる空間的側面の障害を構成失行(constructional apraxia)と名付けて他の失行から分離したのはクライスト(Kleist, K., 1922)で，彼はこれを，「視空間認知機能と運動遂行機能とを橋渡しする情報伝達機能の障害」と規定した。しかし，構成失行の検査でよく使われる図形やマッチ棒のパターンの模写や積み木の構成は，患者が日常生活では経験することのない初めて見るパターンなども多く，熟練行為の障害という失行症の定義にあわない面もあり，また，構成行為の障害は半側空間無視や視空間知覚障害でも起こり，報告例の多くがこれらを明確に除外していないこともあって，こうした障害を失行症と呼ぶべきかどうかは早期から問題視されており，単に構成障害(constractional disorder)と呼ぶべきとの主張もある。本邦のテキストでも，一連の失行症に含めて記述されている場合と，構成障害として独立に扱われている場合とがある。構成障害は日常生活ではほとんど問題になることはなく，検査によってはじめて明らかになる病態である。

クライストは，構成失行は左半球の角回の損傷で起こるとしたが，その後右半球の頭頂葉損傷でも起こることが報告され(Paterson & Zangwill, 1944)，左半球損傷の場合と右半球損傷の場合で，障害の内容が異なることが指摘されるようになった。描画や図形の模写における左右各半球損傷の特徴は**表6・2**のようにまとめることができる。

こうした損傷半球側による差異は，構成障害の原因が右半球損傷の場合は視空間知覚の障害，左半球損傷の場合は運動行為のプログラムと執行の段階の障害にあるためと考えられている(Warrington, 1969など)。

山鳥(1985)は，構成障害は図形やマッチ棒，積み木などの客体

表 6・2　左右各半球損傷の特徴

- 左半球損傷
    見本に重ねて描く接近現象(closing in phenomemon)がみられる
    空間関係は保たれているが図形の単純化と縮小がみられ，角を描くことが困難
    細部が欠如している。
    描き方が遅くためらいがち
    図形の方向は正しい
    模写すべき図形の一部を描いておくなどの手がかりを与えておくと改善がみられる
- 右半球損傷
    細部を断片的に描いていく(piecemeal approach)
    空間関係が消失あるいは変化している
    図形の方向が異常
    線の数の増加
    修正を試み，無関係な書き込みがみられる
    描き方が拙速
    手がかりによる改善がみられない

を素材とした検査だけではなく，指パターンなど自己の身体を対象とした検査でもとらえられると述べているが，この点に関しては，ゴールデンバーグらが一連の失行研究の中で，無意味なジェスチャーの模倣として詳細に検討している。

　構成障害の原因としては視知覚機能が重視されているが，構成障害が言語課題でも生じていることを示す結果が最近報告されている。それはリナルディらの論文(Rinaldi, M. C. et al., 2010)で，通常の検査で構成障害ありと診断された半側無視も失語も伴わない患者5例と，構成障害無しと診断された患者5例に，文章の断片が書かれた紙がばらばらに提示された条件で文章が完成するように並び替える課題などを施行している。結果は，構成障害ありの患者はこうした課題でも障害を示すというもので，一部の患者は自身の生活歴

のなかで生じた出来事が書かれたものを年代順に並べることもできていない。こうした結果は，入力モダリティに関係なく，一連の刺激を正しく構成する能力の存在を示唆しているとみることができる。

b. 着衣失行

日常自動的に行ってきた衣服を着る行為に異常が生じ，左右の袖を取り違えたり，袖に足を通したりして着衣ができなくなるのが着衣失行(dressing apraxia)で，こうした病態の存在は古くから知られていたが，ブレイン(Brain, R., 1941)が「日常生活における自動的で自然な着衣の能力の喪失」と定義して他の失行から分離した。半側無視や半側身体失認，さらには片麻痺があると身体の一側の着衣が障害されるが，着衣失行は身体の両側に起こる。

患者は対象が衣類であることを認識しており，衣類を畳んだりポケットから物を出し入れする行為などには障害を示さない。着衣行為は，衣服の各部を自己の身体の各部に正しく対応づけていく過程にあたるので，その障害は，構成障害に対応する面を含んでおり，事実，着衣失行には構成障害を随伴する症例が多く，着衣失行の原因を構成障害とみる考え方もある一方で，構成障害を伴わない着衣失行患者も報告されている。左右どちらの半球の頭頂葉あるいは後頭葉の損傷でも起こるが，右半球損傷の方が出現率が高い。しかし，純粋型は極めてまれである。

患者自らが着衣の困難を訴えるのが普通で，自動的行為と意図的行為の乖離は認められず，その点でもこれを失行症と呼ぶべきかどうかは疑問視されている。

c. 口舌顔面失行

口や舌，顔面の運動に限って起こる失行症で，要素的運動障害も感覚障害もなく，自動的／意図的乖離が認められるなど，失行症の

定義にかなった条件を備えている。

呈舌，舌打ち，咳払い，ウインクなどによって検査するが，口頭命令と模倣で成績に差がない。誤りは行為の拙劣化ではなく，遅延，錯行為，無反応などからなり，特有の誤りとして，「咳払いをして下さい」という口頭命令に対して「ゴホン，ゴホン」と声を出すなどの言語化(verbalization)がある。

顔面が関わる行為の中で特定のものだけが障害されることがあり，開眼失行(apraxia of lid opening)，閉眼失行(apraxia of lid closing)，眼球運動失行(apraxia of eye movement)，嚥下失行(apraxia of swallowing)，発声失行(apraxia of phonation)，発語失行(apraxia of speech)などと呼ばれている。いずれも要素的運動・感覚障害がないという失行症の条件を満たしているが，失構音，アナルトリーともよばれる発語失行以外は障害される行為が学習を必要としない先天的なものであることから，失行症と呼ぶことには否定的な見解もある。

6-2 前頭葉損傷と脳梁損傷による手の行為障害

前頭葉，特にその内側面の損傷や脳梁の損傷により，さまざまな手の行為障害が起こることが知られている。

掌に触れたものを強く握り，本人の意思では離すことができないのが強制把握(forced grasping)で，視野内に入ってきた対象を意思とは無関係に手で追ってとらえようとするのが強制模索(forced groping)である。検者が対象を視野内で手から離すように動かすと，あたかも磁石で引っ張られるかのように手が追いかけるので，磁性

反応(magnet reaction)とも呼ばれる。手で追いかけた対象が手に触れれば強く握るので，強制把握と強制模索を合わせて本能性把握反応(intrinsic grsp reaction)ということもある。

把握反応の逆にあたるのが回避反応(avoiding reaction)で，手に触覚刺激が加わると，患者は無意識的に刺激を避けようとするかのように，指や手首の伸展を繰り返し，関節を屈曲させたりする。

命令されていないのに，眼前の検者の行為を意思に反して真似てしまうのが模倣行動(imitation behavior)で，片手でも両手でも起こる。机の上に眼鏡を2つおき，検者が一つをかけると患者も残りの一つをかけるなど，道具を用いる行動でも起こる。書字や描画でも模倣が生じ，また文の復唱など言語レベルにまで及ぶこともある。

目の前に鉛筆と紙があると右手で鉛筆を手に持って文を書いたり，櫛(くし)が置かれていると右手に持って梳(くしけず)る動作をするなど，目の前の道具や右手で触った道具を意思に反して使用してしまい，左手がそれを押さえようとするのが道具の強迫的使用(compulsive manipulation of tools)である。道具を見たり触ったりしたときだけではなく，道具の名を聴覚的に提示された場合でも，道具がないのに言われた道具の使用するパントマイムを強迫的に示すこともある。これに対して右手が眼前の物品を取り上げて使用すると左手が協調的に動く場合があり，これを使用行動(utilization behavior)という。道具の強迫的使用は中止命令に従えないが，使用行動は命令に従って中止することができる。また，使用行動の道具の使い方は，道具の強迫的使用とは異なってゆっくりとしており，強迫的という印象はない。

右手がジャンケンのグーを出すと，左手もグーを出すなど，一方の手の運動を他方の手が無意識的に真似してしまうのが鏡像動作(mirror movement)で，両手が同様の運動をする平泳ぎやバタフラ

イの動作はできるが，クロールの動作はできない。

　ドアがあると開けてしまう，スイッチがあると押してしまうなど，環境内に存在する刺激に対して意思に反して反応してしまう場合があり，環境依存症候群(environmental dependency syndrome)と呼ばれるが，この用語は，道具の強迫的使用，使用行動，模倣行動も異常行動を喚起するのは環境内の刺激なので，これらも含めて用いられることが多い。

　脳梁の一部あるいは全部が切断された患者では，検査場面に限らず日常生活でも，右手と左手が相反する行為を行うことが観察されている。これを最初に報告したのはファン・ワゲネンとヘレン(van Wagenenn, W. P. & Herren, R. Y., 1940)で，右手でドアを開けようとすると左手が同時に閉めようとしたなどが記載されているが，こうした現象を詳しく検討して拮抗失行(diagnostic dyspraxia)と名付けたのはアケライティスら(Akelaitis, A. J. et al., 1942など)である。アケライティスらは，拮抗失行は左右の手の運動だけではなく，椅子から立ち上がろうとすると再び座ってしまったなど，全身の運動でも起こるとしているが，その後，右足は前に進もうとするが左足は後ろに引いてしまった，トイレから出ようとすると再び戸を開けてトイレに入ってしまったなどの例が報告されている。田中ら(1994)は，多数の文献例の左手の運動を詳しく分析した結果から，左手は必ずしも右手と反対の運動をするのではなく，無意味な運動や時には右手に協調する運動，さらには右手が行おうとする運動を右手に先駆けて行ってしまう(右指でスナップしようとしたときに，左指が先にスナップしたなど)場合があることを明らかにし，拮抗失行を，右手の運動の随意的意図や随意運動に触発された左手の異常運動としてとらえている。先に述べた脳梁失行も脳梁離断によっ

て起こるが，この場合は，左手が言語命令や模倣，命令による物品使用など，検査場面のみで異常を示し，日常場面では問題が無いのに対して，拮抗失行では日常場面でも左手の異常行動が観察される点が異なっている。

　左手がかなりまとまった運動を不随的に起こし，本人の意思では止めることができないので右手で左手を制止しなけらばならず，その際勝手に動く左手を患者自身は自分の手ではないと表現する場合があり，これを他人の手症候群(alien hand syndrome)という。ゴールドシュタイン(Goldstein, K., 1908)が，脳卒中後に左手が喉を締めて右手で引きはがすのに強い力が必要だったなど，左手が「自分の腕ではなく悪魔のように振る舞った」と訴えた57際の女性患者が剖検によって脳梁損傷が確認されたことを記載したのが最初とされているが，その後ブリオンとジェディナック(Brion, S. & Jedynak, G. P., 1972)が，脳梁後部腫瘍3例と脳梁後部周囲の血管種1例で，左右の手に運動障害も感覚障害もないのに，両手を背中に廻して見えなくするなど，視覚入力をなくした条件で一方の手が他方の手を掴むと，掴まれた手を自分の手とは思わない両側性の主観的障害を記載して他人の手徴候(signe de la main erangre)と名付けた。後にボーゲン(Bogen, J. E., 1985)がこれを"alian hand sign"と英訳したが，ボーゲン以降は拮抗失行や道具の強迫的使用など，左手が自身の意図とは異なる運動をしてしまう運動障害すべてを他人の手徴候に含める傾向が生じ，用語に混乱が生じている。広義，狭義を問わず他人の手徴候には，前頭葉損傷型，脳梁損傷型，脳後部損傷型が区別されるとみられている。

　一定の運動状態を維持することができない状態が運動維持困難(motor impersistence)で，開眼や手を挙るなど，個々の運動を行う

ことはできるが行った状態を維持することができないタイプと，呈舌と閉眼など複数の動作を同時に行わせると一方の動作が維持できなくなるタイプとがある。

以上述べてきた行為障害の中の多くは，前頭葉内側面の補足運動野や前部帯状回の損傷によるもので，人間の発達過程の初期にみられた反射が，前頭葉の抑制機構の発達に伴って抑制されて消失したが抑制がとれて再現したとみられている。そのためこうした行為障害を「熟練行為の解放現象」と呼ぶこともある。

6-3 行為解体症候群

失行研究が，他の失行と比較して出現率が格段に高い観念運動性失行を中心に進められているなかで，近年，日常生活での物品の使用の障害にあたる観念性失行に近い病態に対する失行症とは異なる視点からのアプローチが注目を集めている。これは，ルリア(Luria, A. R., 1966)が広範な前頭葉損傷によって系列行為に特異な障害が起こることを指摘した流をくむもので，現在では行為解体症候群(Action Disorganisation Syndrome: ADS)と呼ばれている。こうした研究に用いられる課題は，紅茶をいれる，ポストに投函できるように封筒を準備する，サンドイッチを作ってランチボックスに入れる，といった日常生活そのものともいえる系列動作で，必要な物品のみが提示される条件と，余計な物品も提示される条件を作るなどによって困難度の異なる課題が用意される。このように，検査課題の点では観念性失行の検査と本質的な違いはないが，失行研究の対象が要素的な運動障害や感覚障害を除外するために観念性失行の報

告例が少ないのに対して，ADSの場合はそうした除外条件がないので，一酸化炭素中毒や頭部外傷，さらには変性疾患など多様な病因の患者が含まれており，前頭葉を中心とする広範な損傷を持つ患者がかなりの数報告されている。ADSの研究は1980年代から盛んになり，2002年の専門誌 *Neurocase* には，「日常行為の認知神経心理学(Cognitive Neuropsychology of Everyday Actions)」と題された特集が組まれていて，観念性失行とADSの関係も考察の対象となっている。

6-4 遂行機能障害

系列行為など複雑な行為の障害にあたる観念性失行や行為解体症候群が，屋内での日常生活レベルの障害を問題にしているのに対して，屋外の社会生活を含め，さらに高次な行為の障害を問題にしているのが遂行機能障害(executive dysfunction)である。遂行機能(executive function；実行機能ともいう)とは，ヒトが社会の中で創造活動も含めて有効に活動するために必要な機能で，神経心理学でこれを初めて明確に定義したレザック(Lezak, M. D., 1995)によれば，「目的を持った一連の行動を有効に行うために必要な機能」と規定されている。この機能は，①目標の設定(goal formation)，②計画の立案(planning)，③計画の実行(carrying out goal-directed plans)，④効果的な行動(effective performance)の4つの機能クラスが含まれるとされている。

遂行機能障害は，前頭葉，特に前頭前野の損傷で起こるが，遂行機能自体は通常神経心理学で障害が問題にされる知覚(失認症)，行

為(失行症)，言語(失語症)，記憶(健忘症)といった個々の認知機能の上位に位置づけられる統合的機能で，遂行機能障害は上記の障害がない場合でも生じてくる。そのため遂行機能障害を検査で明確にとらえることは困難で，日常生活の中での行動，例えば役所や銀行で必要な手続きをとることができるか，旅行の計画を立てることができるか，スーパーでの買い物ができるかなどで気づかれることが多い。ウィルソンら(Wilson, B. D. et al., 1996)は「遂行機能障害症候群の行動評価」を考案し，さらにそれには「遂行機能障害質問表」も含まれているが，先に挙げた遂行機能に含まれる4つの機能クラスをすべて測定するまでには至っていない。そのため，前頭前野の機能を測定するものとして使われているウイスコンシン・カード分類検査(思考の柔軟性の測定)，ストループテスト(選択的注意の測定)，流暢性テスト(所定の時間内に特定の文字で始まる単語をできるだけ多く言う語流暢性テストと，形が違う呼称できないデザインをできるだけ多く描くデザイン流暢性テストとがある；発散的思考の測定)などが用いられることが多い。しかし，こうした検査も遂行機能障害の一部の側面をとらえているに過ぎない。

◀ま と め▶
❏ 失行研究は，リープマンの3類型から始まる。
❏ リープマンの3類型を巡ってはさまざまな議論があり，責任病巣についても疑念が提唱されている。
❏ 失行には，構成失行，着衣失行など，3類型以外にもさまざまなタイプがある。
❏ 前頭葉と脳梁の損傷によって手にさまざまな行為障害が起こる。
❏ 失行に類似した病態に，行為解体症候群と遂行機能障害がある。

◀より進んだ学習のための読書案内▶

Rothi, L. J. G., & Heilman, K. M. (Eds). (1997). *APRAXIA The Neuropsychology of Action*. Psychology Press.
　☞数少ない失行症のテキスト。

河村　満・山鳥　重・田邊敬貴　(2008).『失行』医学書院
　☞三人の著者の対談形式で書かれた失行症のテキスト。

Goldenberg, E. (2009). *The New Executive Brain: Frontal Lobe in a Complex World*. Oxford University Press.
　☞遂行機能に焦点を当てた前頭葉についての総説。

◀課題・問題▶

1. リープマンの3類型については，今日どのような点が問題になっているのか。
2. 観念運動性失行と観念性失行との違いはどこにあるのか。
3. 行為解体症候群とはどのようなものか。
4. 遂行機能は，言語や記憶などの他の認知機能とどのような関係にあるのか。

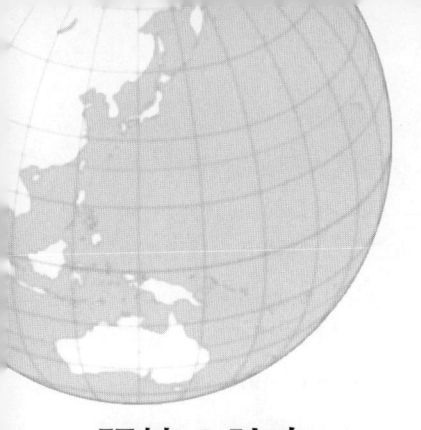

7章

記憶の障害

憶えることと忘れることの神経心理学

◆キーワード◆
短期記憶と長期記憶，作業記憶，陳述記憶と非陳述記憶，エピソード記憶と意味記憶，顕在記憶と潜在記憶，再生記憶と再認記憶，前向性健忘と逆向性健忘，症例 H. M., 側頭葉内側記憶システム

7-1
記憶の分類

記憶は，経験を脳に残すことができるかたちに符号化し，それを脳が保持し，後になって必要なときに取り出して意識や行為の中に再現する現象である。この符号化(coding；記銘ともいう)，保持(retention)，取り出し(recollection；想起，再生ともいう)を，記憶の三大機能という。

記憶過程は複雑で，さまざまな観点から分類されている。

まず，保持時間の長さによる分類では，短期記憶(short-term memory；数十秒程度)と長期記憶(long-term memory；永続的)に

分けることができる。短期記憶は入力情報が短期間だけ保持されて以後は忘れられてしまう記憶で、この能力は数唱(digit span)などでテストされる。臨床では数唱テストのように刺激提示後干渉を挟まないですぐに想起させる場合を即時記憶(immediate memory)という。その間記憶内容は意識に上がったまま保たれている。短期記憶は容量に限界があるとされ、ミラー(Miller G., 1970)は7±2としている。これは、音節数が少ない仮名1文字を聴覚提示する場合も、音節数が多い単語や数を提示する場合も、低容量の被験者は5個、高容量では9個、平均で7個は答えられることから出てきた数字で、音節数にかかわらず提示される刺激がそれぞれ一つの単位になっているとみられ、この単位をチャンク(chank)と呼んでいる。神経心理学では数唱が5桁できれば短期記憶は正常とされる。

保持時間が短期記憶と同程度の記憶に作業記憶(working memory；作動記憶ともいう)がある。これは日常生活で特定の認知機能実現のために情報が短期間保持される場合にあたる。意識的現在を作り上げるために必要な記憶(Mesulam, M. –M., 1998)ともいわれている。短期記憶と作業記憶は、前者が情報の貯蔵機能を重視した概念で、後者が情報の操作を重視した概念である点が異なっている。

長期記憶は永続的に保持される記憶で、容量に限界はない。神経心理学では、後に述べる逆向性健忘で問題になる。

その他臨床でよく使われる分類に、近時記憶(recent memory)と遠隔記憶(remote memory)の区別がある。近時記憶は、「朝食に何を食べたか？」など、記憶検査時からみて近い過去の記憶で、一度忘れられても再び想起されることがある。近時記憶の障害は、後で述べる前向性健忘にあたる。遠隔記憶は、記憶検査時から遠く離れた時期の記憶で、何度も繰り返し思い出されているために、壊れに

くい。遠隔記憶の障害が逆向性健忘である。

記憶内容による分類では，陳述記憶(declarative memory；宣言的記憶ともいう)と非陳述記憶に区別される。陳述記憶は言語化やイメージ化が可能な記憶の総称で，エピソード記憶と意味記憶を含み，明確に意識化されている点に特徴がある。

エピソード記憶(episodic memory)は，結婚，就職など個人の生活史や個人的体験の記憶で，特定の時間と空間に結びついている記憶にあたり，自伝的記憶(autobiographical memory)ともいわれる。意味記憶(semantic memory)は，思考の材料となる記憶で，百科事典的な知識にあたり，知識が獲得された時期や場所は問題にされない。言語も意味記憶に含まれる。臨床では言語性の意味記憶と非言語性の意味記憶とが区別される。言語性の意味記憶の障害は語義失語にあたるが，非言語性の意味記憶の障害は，どのモダリティの入力でも日常物品や人物などが認知できない場合にあたる。

他に①個人と関係はしているが特定の出来事とは関係していない記憶(小学校のときの先生の名前など)，②個人とは直接関係していないが特定の時間・空間的文脈を持つ社会的出来事の記憶(メディアなどによって獲得される)，③個人とは関係がなく，特定の時間・空間的文脈も持たない一般的知識の記憶，がある。このうち，③は意味記憶とされるが，①と②は，エピソード記憶に含めるか意味記憶に含めるかで研究者の間で見解が分かれている。

非陳述記憶は，反復により次第に習得される技能で，意識にのぼることはない。運動学習に当たる手続き記憶(prosedual memory)，認知学習，プライミング，条件づけなどが含まれる。

陳述記憶のように，自分が思い出しているという意識を伴う記憶は顕在記憶(explicit memory)といい，プライミングなど意識を伴

わない手続き記憶は潜在記憶(implicit memory)と呼んで区別することもある。

記憶の検査法による分類では，意識的想起が要求される再生法(method of recall)によって測定される再生記憶(recollection memory；回想記憶ともいう)と，提示された素材の既知性(familiarity；親近性と訳されることもあるが，記憶研究では「新近性(recency)」がよく使われるので混同を避けた。また，熟知性ともいうが，後で述べるように熟知のレベルには達していない既知感が問題にされることもあるので，これも避けた)のみを判断させ，何時，何処で経験したかは問わない再認法(recognition method)によって測定され再認記憶(recognition memory)とに区別される。

他に臨床では，現在より先の時点で特定の行動を起こしたり計画を実行したりすることを覚えている記憶が問題にされることがあり，これを展望的記憶(prospective memory；予定記憶ともいう)という。未来に関係するので未来記憶(future memory)と呼ばれることもある。これに対して過去に起こっている事象の記憶は回想記憶(retrospective memory)という，この2つはエピソード記憶に属している。

7-2
健忘症候群

記憶障害(memory disorder)の代表ともいえるのが，健忘症候群(amnessic syndrome)だが，記憶障害イコール健忘症候群ではない。健忘症候群は，失語症や失認症，失行症など他の高次脳機能障害の場合と同様に，知能や他の認知機能が保たれていることが条件とされており，アルツハイマー病などの認知症は，記憶障害が重度であ

っても知能も低下しているので健忘症候群とはいわない。健忘症候群と診断される目安としては、知能指数(IQ)と記憶指数(MQ)の差が30以上とされている。したがって、MQが90でもIQが120と高ければ健忘症候群となる。

健忘症候群は、疾患の発症時点を起点として、前向性健忘と逆向性健忘に分類される。

前向性健忘(anterograde amnesia)は発症時以降の記憶の障害で、経験が脳に残らない記憶形成の障害にあたる。一方、逆向性健忘(retrograde amnesia)は、発症時以前の経験の記憶が想起できない場合で、発症時から一定期間の記憶は想起できず、それ以前の記憶は想起できることが多く、これを時間的勾配という。逆向性健忘の期間は障害の重症度によってさまざまで、数時間、数日のこともあれば、数十年に及ぶこともある。急性期から回復してくると、より古い記憶が想起できるようになり、逆向性健忘の期間が次第に短くなる。発症時に近い記憶が想起できて古い記憶が想起できないことはほとんどない。逆向性健忘の期間の記憶が部分的に想起できることもあり、これを記憶の島という。

一般に前向性健忘と逆向性健忘は、重症度(逆向性健忘の場合は健忘の期間)が並行しているが、乖離していることもあり、逆向性健忘がほとんどないのに前向性健忘が認められる場合は孤立性前向性健忘(focal anterograde amnesia)、これとは逆の場合は孤立性逆向性健忘(focal retrograde amnesia)という。

出典健忘(source amnesia；山鳥(2002)は、この用語は誤解を生む恐れがあるので発生源記憶障害と呼ぶべきと主張している)は、エピソード記憶において、エピソードの内容は想起できるが、その内容が何時、何処で獲得されたかを思い出せない状態をいう。出典

健忘は前頭葉損傷と関係が深いとされている(Janowsky et al., 1989)が,鹿島と加藤(1995)はこれに疑問を呈している。

一過性全健忘(transient global amnesia)は,発作性に起こる健忘症候群で,突発する高度の前向性健忘で始まる。患者は少し前のことも覚えていられないので自分の置かれた状況が分からず,当惑した表情で最近の自身の行動や時間について同じ質問を繰り返す。発作中の短期記憶と意味記憶や手続き記憶は保たれており,記憶以外の認知機能も正常で,発作中運転を続けた例も報告されている(Fisher & Adams, 1956)。逆向性健忘は,数日から数十年に及ぶものまで症例によってさまざまで,同一患者では発症初期が最も長く時間とともに短縮する。患者の意識は清明で,他の神経心理学的異常も神経学的徴候もみられず,作話もてんかん発作もなく,正常な脳波を示す。発作は数時間持続して徐々に回復し,24時間以内には消失して再発はきわめてまれである。回復後は発作期間中の健忘を示すが,発作中にみられた逆向性健忘は消失しており,他の後遺症も生じない。原因としては,海馬を中心とした大脳辺縁系の一過性の機能低下が考えられており,SPECTを施行した検討では,発作中に海馬を含む側頭葉内側部の低灌流がとらえられている(Tanabe et al., 1991)。

小説や映画などで話題になることが多い全生活史健忘(total retrograde amnesia)は,発症前のエピソード記憶が,通常の逆向性健忘の範囲を超えて幼児期まですべて失われた特異な状態で,前向性健忘はなく,意味記憶も手続き記憶も保たれていることが多いが,この両者が失われている場合もある(De Renzi et al., 1997)。ただしこの症例では,書字・読字も含めた言語機能は,やや低下はしていたが保たれていた。大半が心因性の原因によるとされているが,

ごく少数,器質性病変例が記載されており,側頭葉前部を中心とした病巣がとらえられている(Kapur et al., 1992)。

古くから知られている健忘症候群に,19世紀末にロシアの精神科医コルサコフ(Korsakoff, S. S.)が記載したコルサコフ症候群がある。これは,乳頭体,視床背内側核など間脳病変が原因で,重度の前向性健忘とさまざまな程度の逆向性健忘,見当識障害,作話,病識欠如を特徴としている。特に,実際には経験していないことをあたかも経験しているかのように話す作話は,内側側頭葉など他の部位の損傷による健忘症候群にはみられない特異な点とされている。原因はアルコール中毒が主で,ビタミンB1の欠乏によって起こるウェルニッケ脳症(Wernicke encephalopathy)の回復期に出現することが多く,その場合はウェルニッケ・コルサコフ脳炎という。

健忘症候群には属さない特異な記憶障害である記憶錯誤(paramnesia)は,過去の経験を時間的あるいは場所的に誤って想起する場合で,患者は間違いを指摘されると,つじつまを合わせるかのようにますます間違いを増強する傾向を示す。この特異型が重複記憶錯誤(reduplicating paramnesia)で,これは,本来1つしかない特定の人物や場所,身体の一部などが複数あると確信を持って主張する現象で,「実際の妻の他にもう一人の妻がいる」などと訴える。記憶障害を持つ患者の作話反応の一つとみられている。これに類似した現象がカプグラ症候群(Capgras syndrome)で,意識清明な患者が,妻や夫など自分にとって大切な人物が,それとそっくりな他人に置き換わっていると強く訴える。

7-3
記憶の神経心理学的研究の流れ

(1) 症例 H. M.
a. H. M. の病歴

先に述べたコルサコフ症候群からも明らかなように，間脳，特に乳頭体，視床背内側核の損傷によって記憶障害が起こることは19世紀末から知られていたが，パーペッツ(Papez, J. W., 1937)が情動回路として提唱した海馬―脳弓―乳頭体―乳頭視床路―視床前核―帯状回―帯状束―海馬傍回―海馬と続く閉回路に乳頭体が含まれ，また視床背内側核は，ヤコヴレフ(Yakovlev, P. I., 1948)が記憶回路として提唱したとされている扁桃体―視床背内側核―前頭葉眼窩皮質後部―鈎状束―側頭葉皮質前部―扁桃体と続く閉回路(山鳥(2002)は，この閉回路の提唱者はNauta(1962)としている)に含まれていることから，この2つの閉回路が記憶回路として広く認められ，どのテキストでも紹介されるようになった。とくにパーペッツの情動回路は，その後ディレイとブリオン(Delay, J. & Brion, S., 1969)が記憶回路として提唱したために，今日ではディレイ・ブリオン回路とも呼ばれている。

このように，間脳や脳前部の記憶との関係に関心が集中していた中で，この流れを一気に変えたのが，記憶障害研究の中ではあまりにも有名な症例H. M. の出現である。

H. M. は，1926年生まれの労働者の家庭の一人っ子で，7歳までは順調に成長したが，7歳のときに自転車とぶつかって倒れ，左上眼窩部に裂傷を負い，5分間意識を失っている。その後も順調に成長したが，10歳でてんかんの小発作が始まり，16歳からは大発作

7-3 記憶の神経心理学的研究の流れ

が始まっている。

その後は発作に苦しむ生活が続くが，1953年27歳頃には小発作が日に10回，大発作が週1回起こるようになり，薬で押さえることができなくなったために，この年に手術を受けることになった。

執刀したのは脳外科医スコヴィル(Scoville, W. B., 1954)で，扁桃体と海馬を含む内側側頭葉が両半球とも，側頭極から8cmまで切除された。海馬と海馬傍回は，前部2/3が切除されたと報告されている。しかし1997年に報告されたMRIによる病巣確認の結果(Corkin et al., 1997)は，① 切除されたのは側頭極から左半球は5.4cm，右半球は5.1cmまでで残された海馬の尾側1/2は萎縮していること，② 嗅内野はすべて切除されているが周嗅野の腹尾側と海馬傍回は残っていること，③ 外側面の中側頭回と上側頭回の前部は切除されていること，④ 小脳に萎縮が見られ，乳頭体は縮小していること，⑤ 視床背内側核は健全に残っていること，を明らかにしている。残った海馬が萎縮し，嗅内野は完全に切除されていることを考えると，H. M. の海馬はほとんど機能していないと考えられる。図7・1にH. M. が両側切除された内側側頭葉(Medial Temporal Lobe: MTL)の概要を示す。図から明らかなように，皮質連合野→海馬傍回・周嗅野→嗅内野→海馬→嗅内野→海馬傍回・周嗅野→皮質連合野，と続く閉回路の中で，嗅内野は皮質連合野と海馬を結ぶ重要な役割を果たしており，嗅内野の両側切除は海馬に皮質連合野からの情報が一切入らない状態と考えられる。

手術はてんかんの治療としては大成功で，発作の回数が大幅に減少したが，予想もされなかった後遺症が残った。それは重度の前向性健忘で，H. M. は記憶を形成することがほとんどできなくなってしまったのである。スコヴィルはこの結果に驚き，今後はこのよう

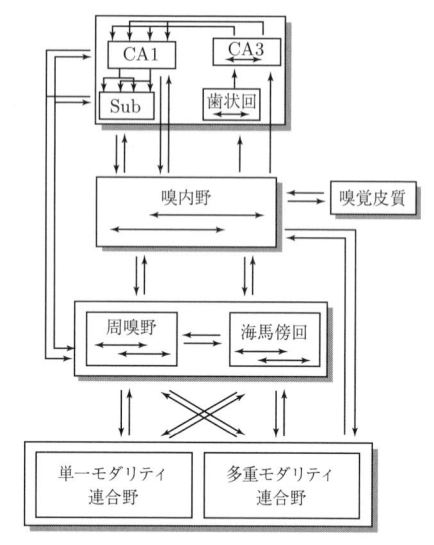

図 7・1　側頭葉内側部各領域の線維結合の概要
ボックス内の水平の矢印はその領域内での連絡を示す
出典) Lavenex & Amaral (2000) を改変

な手術は行うべきではないとするキャンペーンを行ったので，H. M. は記憶研究史上唯一の貴重な存在となったのである。

　H. M. の重篤な記憶障害に驚いたスコヴィルは，モントリオール神経学研究所のペンフィールド(Penfield, W.)と連絡を取った。ペンフィールドは既にてんかんの治療のために側頭葉を切除した患者で記憶障害が起こることを発表しており，ミルナー(Milner, B.)がそうした患者の研究を続けていたからである(Milner & Penfield, 1955 など)。1955 年にスコヴィルはミルナーを H. M. の居住地であるハートフォードに招いて共同研究を開始したが，1954 年のスコヴィルによる簡単な報告を除けば H. M. に関する最初の研究発表

となった 1957 年の論文(Scoville & Milner, 1957；この論文はその後記憶研究の分野で最も引用回数が多いものの一つとなっている)には，モントリオールで蓄積されたミルナーの記憶研究法のノウハウが活かされており，それがその後 2009 年に H. M. が死亡するまで 50 年以上続く H. M. 研究の価値を一層高めたとみることができる(Milner, 2005)。

H. M. の記憶障害は，純粋健忘症候群とも呼ばれているが，知能，言語その他高次機能の障害がない中で前向性健忘が極めて重度で，しかも症状が 50 年以上の長期にわたって安定している点に特徴がある。逆向性健忘は軽度で，当初は 2 年程度と報告されたが，その後 11 年と修正された。これは 16 歳，すなわちてんかんの大発作が始まった年にあたり，大発作のために記憶が十分形成されなかった可能性も考えられる。表 7·1 は，手術後何回か繰り返された知能検査(WAIS)の結果得られた知能指数(IQ)で，術後は一時上昇すら示している。一方，記憶指数(MQ)は，残念ながら術前の資料はないが，1977 年を除いて一貫して 60 代半ばの数値を示しており，

表 7·1　H. M. の知能指数(WAIS)と記憶指数(WMS)

施行時期	年齢	言語性 IQ	動作性 IQ	全 IQ	記憶指数(MQ)
手術前					
1953	27	101	105	104	*
手術後					
1955	29	107	114	112	67
1962	36	109	125	118	64
1977	51	107	126	118	74
1978	52	91	104	98	63
1980	54	97	108	104	64
1983	57	97	115	108	64

出典) Corkin(1984)を改変

IQ との差は常に 30 以上となっている。

　H. M. は，両親も含めて研究・検査に極めて協力的で，しかも前向性健忘のために被験者効果がなく，H. M. から得られた検査結果は信頼性がきわめて高いとみられている。ここで被験者効果というのは，H. M. のような純粋型の症例は数少ない貴重な存在であるために多数の研究者が次々に実験や検査を行い，患者自身が次第に検査慣れしてくることによって生じる問題で，具体的には患者が実際には答えを分かっているのに分かっていないふりをする，などである。この問題が話題になった例の1つは，ゴールドシュタインとゲルプ(Goldstein, K. & Gelb, A., 1918 など)が統覚型の視覚性失認として多数の論文で報告している症例シュナイダー(Schneider)の場合で，戦後にドイツの小さな町で町長まで務めたシュナイダーをベイ(Bay, E.)が発見して検査したところ，ゴールドシュタインらの報告と同じ結果を示したことから問題が生じ，クリッチェリ(Critchley, M.)も含めてゴールドシュタインと熾烈な論争が繰り返されている(河内，2005 を参照)。H. M. は，前向性健忘のために何回検査を受けてもそれを一切記憶していないので，被験者効果が生じることはなかったのである。

b. H. M. の短期記憶

　H. M. の 20 世紀の記憶研究に残した功績は極めて大きく，多くのことが明らかされたが，その中の重要なものの一つは，長期記憶と短期記憶の障害の乖離が示されたことである。1955 年以降の一貫した結果として，H. M. は数唱は 6 桁か 7 桁に保たれており，視覚性短期記憶を調べるブロックパターンの成績も問題はなく，H. M. は長期記憶は重度に障害されているが，短期記憶の障害はない，と結論されている。この事実を明確に示すのがスプラスパン学習で，

7-3 記憶の神経心理学的研究の流れ

H. M. に記憶スパンにあたる7桁の数列を提示すれば、問題なく言い返すことができるのに、スパンを一つ超えた8桁の数列になると、20回繰り返しても言えなかった。これは、8桁を提示して言えず、「もう一度言いますよ。良く聴いて下さい」と言って同じ8桁を再度提示しても、H. M. は前に提示されたことを忘れてしまっているので、H. M. にとっては新しい8桁の数列が提示されたのと同じことになり、同じ8桁の数列を20回繰り返すことは、H. M. にとっては記憶スパンを超えた20種類の数列が1回ずつ次々に提示されたのと同じことだったのである。この事実は、H. M. では、経験したことが如何に急速に忘れられてしまうかを示しており、H. M. の前向性健忘が極めて重篤なことを意味している。

H. M. が短期記憶の障害を持たないことが報告されて話題になったと同じ頃に、H. M. とは逆の形の短期記憶と長期記憶の障害の乖離を示す症例 K. C. が報告された(Warrington & Shallice, 1969 など)。K. C. は交通事故によって左頭頂葉に損傷が生じた若い男性で、聴覚的に提示された刺激は、数列でもアルファベットでも単語系列でも、確実に言い返せるのは1桁だけで、2桁になると誤りを示した。しかし日常生活での記憶障害はなく、10個の単語の系列を同じ年齢の健常対象群よりも少ない反復回数で学習している。

K. C. が問題になるのは聴覚言語性の短期記憶に限られているが、これによって短期記憶の障害と長期記憶の障害の二重乖離が得られ、海馬は長期記憶の形成には必要だが、短期記憶には関係しないことが確認されたのである。しかし、その後 K. C. については、無意味な音韻刺激の長期記憶が障害されているとの報告(Ranganath & Blumenfeld, 2005)が出て、K. C. の事例からは長期記憶と短期記憶の乖離は主張できないとの見解も提唱されている。

c. H. M. の手続き記憶

　もう一つの重要な点は，重度の前向性健忘で日常生活でも記憶が形成されない H. M. でも成立する学習もあることが明らかになったことである。それは手続き記憶にあたる運動学習で，H. M. は鏡映描写課題や回転追跡課題では，健常者よりは遅い(遅い理由は，長年にわたるてんかん治療薬の摂取の影響で小脳が萎縮したためとされている)が一日の試行の中でかなりの進歩を示し，学習された結果が翌日まで保持され(Corkin, 1968)，さらに 1 年後でも保持が認められている(Gablieli, 1993)。しかし，そうした学習を繰り返したという H. M. の経験自体は全く記憶されておらず，H. M. は訓練装置の前に連れてこられる度に，装置を初めて見るような態度を示している。回転追跡課題の訓練を何日も繰り返してかなりの進歩を示した段階で H. M. を機械の前に連れてきて「この機械は何をする機械と思うか？」と質問したところ，H. M. は「クルクル回っていてここにポッチがあるから，この鉄の棒でポッチに触って回転を止めるのでしょう」と答えている。

　H. M. が運動学習が可能なことは，日常生活でも観察されている。H. M. は 50 代のとき，足を骨折して折りたたみ式の車椅子を使用することになったが，車椅子の安全なセットの仕方，普通の椅子から車椅子への移動，使用後の車椅子のたたみ方などをすぐに習得することができた。また，携帯ラジオは H. M. の手術後に普及したが，H. M. はそれを自由に使いこなしている。

　H. M. は運動学習以外にも，知覚学習(鏡映文字の読み取り)，各種のプライミングなどといった非陳述記憶が保持されていることが明らかにされている(Corkin, 2002)。

(2) 記憶と海馬を巡る論争

H. M. が両側切除を受けた側頭葉内側部(Medial Temporal Lobe: MTL),特に海馬は,パーペッツの記憶回路の一部に含まれてはいるもののそれまでは記憶との関係がほとんど注目されることがなかったのに対して,H. M. の出現によって記憶形成にとって重要なことが示されると注目の的となり,海馬を破壊する動物実験が盛んに行われるようになった。しかし結果は否定的で,ラットやサルでは海馬を損傷しても学習の障害は起きないという報告が続き,海馬は系統発生的に,人間と動物では機能が異なるのでは,という意見も出されるようになったが,大きなインパクトを与えたのはホレル(Horel, J. A., 1978)の主張で,彼は側頭葉が極めて狭い領域である側頭狭部(temporal stem)によって脳本体と連絡していることを根拠に,H. M. の手術はこの側頭狭部も破壊しているので側頭葉外側面の新皮質が脳本体と離断されており,それが記憶障害を起こしたのであって,海馬は記憶とは関係ないと述べ,論争を引き起こした。

この問題を解決したのはミシュキン(Mishkin, M., 1978)の実験で,彼は海馬損傷の動物に使われた弁別学習は,試行の反復によって成績が上昇するので手続き記憶に相当し,これは海馬損傷で障害されないのは当然との観点から,海馬と扁桃体を損傷したサルに遅延非見本合わせ(Ddelayed Non Matching to Sample: DNMS)を行った。これは,サルにサンプルを見せ,一定の遅延時間後にサンプルともう一つ新しい刺激とを対にして見せて新しい方を選ばせるという課題である。サルは2つの刺激のうち新しい刺激を選ぶ強い習性があるので,前に見た古い刺激を選ばせる通常の遅延見本合わせ(Dlayed Matching to Sample: DMS)では,サルはその習性に打ち勝って新しい刺激を選ばなければならないので無理があり,DNMS の

方が純粋に記憶を測定できると考えたのである。さらにこの DNMS は, 多数の刺激の組み合わせを用意しておけば, それぞれ1回だけの提示で刺激を覚えているかどうかが分かるので, まさに1度だけの経験で成立するエピソード記憶に相当すると主張している。

結果は予想通りで, H. M. と同様に海馬と扁桃体を切除されたサルは, DNMS で障害を示したが, 弁別学習では障害はなく, 一方, 側頭狭部損傷サルはこれとは逆の乖離を示し, ホレルの主張は否定されたのである。

その後, サルの手続き記憶を測定する方法として, 垂直に立てられた多数の棒の奥に水平に置かれた細いパンを折らないように取り出す「障壁通過課題」や, くねくねと曲がった針金に取り付けられたキャンディーをできるだけ速く取り出す「キャンディー取り出し課題」などが考案され, 海馬と扁桃体を切除されたサルが健常なサルと同じ成績を示すことが明らかになり (Zora-Morgan & Squire, 1984 など), サルでも海馬と扁桃体の損傷によってエピソード記憶は障害されるが手続き記憶は障害されないという, H. M. と同じ事態が起こることが確認された。

ここで新たに出てきた問題は, ミシュキンが海馬と扁桃体の両方を破壊して初めて DNMS の障害が起きるとしたのに対して, スコヴィルが H. M. 以前にてんかんの治療のために両側扁桃体を切除した患者では記憶障害が起きなかったことを根拠にスクワイヤ (Squire, L. R.) は扁桃体は記憶とは関係ないと考えており, この点の対立である。

ミシュキンは, 自身の結果を踏まえてパーペッツの記憶回路に扁桃体と視床背内側核を加えた独自の記憶回路を提唱している。一方スクワイヤらは, これまでのサルの海馬や扁桃体の損傷は, 嗅内野,

周嗅野,海馬傍回など周囲の皮質も壊しているとの観点から,側頭葉内側部の損傷を他の部位をできるだけ壊すことなく精密に行うようにし,さらに新しい方法として,太い動脈から挿入したバルーンを海馬を灌流する動脈まで送り込み,そこで膨らませて血流を断ち,海馬に限局した梗塞を起こすことも行っている。

結果はスクワイヤの予想通りで,海馬と扁桃体に加えて周囲の皮質も破壊した場合(Mishkin, 1978の状態)ではDNMSの成績は大きく低下するが,扁桃体のみの損傷では健常なサルと変わらない成績であることが確認された。さらに重要なのは,海馬に限局した梗塞でも,周嗅野と海馬傍回も同時に破壊した場合よりは弱いがかなり重度な障害が認められたことである(Zora-Morgan et al., 1989)。この結果は,心臓のバイパス手術の際に併発した虚血発作のために記憶障害が生じた男性R. B.が,剖検で錐体細胞の消失が両側の海馬,特にCA1野(海馬内の主要な部位)で選択的に起きていることが確認された(サルでバルーンを用いた実験の場合と同じ)(Zola-Morgan, Squire & Amaral, 1986)ことから,人間の場合にも同様であることが明らかにされている。以後,扁桃体は情動の中枢であることから情動記憶には関係してるとしてもエピソード記憶には関係していない,と考えられるようになった。

(3) 海馬と意味記憶

H. M.の出現によって記憶研究が隆盛を極めていた中で新たな流れが生じてきた。それはタルヴィング(Tulving, E., 1972)による意味記憶の提唱で,彼は陳述記憶にあたる意識的に想起できる記憶を命題記憶(propositional memory)と定義したうえで,それをエピソード記憶と意味記憶に分けている(後にスクワイヤが,命題記憶を

陳述記憶と定義し直している(Squire, 1987))。タルヴィングの意味記憶の定義は，単語の意味や概念などに関する記憶とされているが，今日の記憶研究では，この章の冒頭で述べたように，より広い意味で使われている。タルヴィングがエピソード記憶と意味記憶を分けた発端は，エピソード記憶が選択的に失われているが意味記憶は保たれている症例 K. C. (K. C. については多数の論文が報告されている)を経験したことである。交通事故により左前頭頭頂領域と右後頭頭頂領域に脳挫傷が生じ，さらに左後大脳動脈流域に梗塞が生じている K. C. は，チェスの実力が高く，チェスはどのような競技なのか，どのようにすれば勝てるのかなどを明解に説明することができたが，会社や地域の代表としてかつて何回も大きなチェスの試合に出場していたにもかかわらず，過去に誰かとチェスを戦ったことを全く思い出すことができなかった。精密機械を製造する会社に勤務していた K. C. は，自社製品のカタログを見ながら各製品について詳しく説明することができたが，自分がその会社に勤務していたことは一切思い出すことができず，自分のオフィスのカラー写真を見せてもそれを認知することができなかった。

その後，K. C. とは逆の記憶障害，すなわち意味記憶を選択的に喪失した症例がイタリアで相次いで報告された。その一人は，ヘルペス脳炎によって左側頭葉前下部に損傷が生じた 44 歳の女性 L. P. で，チェルノブイリの原発事故によって野菜の販売が禁止されたために，家庭の主婦としてどんなに苦労したかを明確に述べることができたが，事故が起きた場所や原子力との関係など，イタリアでは誰もが知っている一般的知識は何も想起できていなかったのである (De Renzi et al., 1987)。

K. C. と L. P. の存在によって，エピソード記憶の障害と意味記憶

の障害の二重乖離が成立し,この2つの記憶の独立性が確認されたが,これは逆向性健忘の場合で,H. M. のようにエピソード記憶の形成が重度に障害されている事例では,意味記憶の獲得も障害されているのかどうかが次の問題となった。そこで行われたのがガブリエリらの実験(Gabrieli, J. D. E. et al., 1988)で,H. M. が手術を受けた後に出現して辞書にも載るようになった新しい単語(カリスマ charisma,サイケデリック psychederic,グラノーラ granola など)を,テレビなどでこうした単語に接する機会が多いと思われる H. M. が学習しているどうかを,手術前から使われていた単語(旧単語;高頻度後と低頻度後を用意)と比較するかたちで調べられた。一つの実験では,母音1個と子音1個を入れ替えた発音可能な非単語も用意し,70% のノイズ条件から初めて1段階でノイズが1.2%減少し,15秒で0になる条件で読みの速さが検討された。単語をよく知っていればノイズがあっても読めるが,知らない単語はノイズがあると読みにくいという発想である。結果は表7・2の通りで,H. M. は新しい単語は非単語と同じだけノイズが減少しないと読むことができず,これは H. M. が新しい単語を知らないためとみることができる。結論は,H. M. は手術後出現した単語を習得して

表7・2 H. M. の新し単語の成績

	正しく読むまでの平均反応時間	
	健常対照群	H. M.
高頻度既知単語	5.4 sec	5.1 sec
低頻度既知単語	6.1	9.2
非単語	7.8	13.6
1950年代出現新単語	6.7	11.1
1950年代以降出現新単語	6.5	14.8

出典)Gablieli et al.(1988)を改変

いないというもので，意味記憶は形成されないことになる。しかし，単語以外の意味記憶，例えば H. M. の手術後に出現した有名人については，Lee Harvey Oswald を「大統領を暗殺した人物」と答えるなど，限られてはいるが意味記憶が全く獲得されていないわけではないことも明らかにされている。この点は，H. M. の手術後にマスコミなどに登場した有名人の名前を与えて姓を答えさせる課題で，健常者よりは劣るがかなりの成績を示し，職業などの手がかりを与えると正答率が倍増したことからも確認されている(O'Kone et al., 2004)。

エピソード記憶が障害されているにもかかわらず，意味記憶の獲得がかなりのレベルまで可能な事例は H. M. 以外にも報告されている(Vergha-Khadem et al., 1997)。出生初期の低酸素性虚血脳症のために，海馬が全長に渡って 50% ほど萎縮しているが，他の部位は淡蒼球に多少の異常が認められる以外は正常な Jon と呼ばれる青年(Jon についても多数の論文が報告されている)で，歩行開始や言語習得はやや遅れている程度なのに，5歳6か月で親が記憶障害に気づき，以後日常生活で重度の前向性健忘を呈している。しかし IQ は正常(16.3歳のときの測定は，VIQ：109，PIQ：109)で，読みや綴りも問題なく習得し，学校でも平均的な成績を収めており，これは，Jon が意味記憶を習得していることを意味している。

Jon の意味記憶の習得は，MTL 内で残っている皮質の働きによると考えられたが，その後の fMRI を用いた研究で，Jon は自伝的記憶の想起時に健常者と同じように海馬が活性化する(健常者は左海馬のみだが Jon は両側)ことが明らかにされた(Maguire et al., 2001)。これは Jon の海馬に機能が残っている可能性を示唆している。また，Jon は幼少期からの前向性健忘のため，自伝的記憶は形

成されていないと思われるが，手がかりが必要とはいえ fMRI の測定が可能なだけの想起が成立していることは，エピソード記憶の障害自体も H. M. に比較して軽いことも考えられる。その後，63歳のときに低酸素性虚血脳症を起こして前向性健忘を呈した73歳の男性 V. C. が自伝的記憶想起時(この場合は発症前の記憶になる)に fMRI の計測を受けているが，V. C. の場合は海馬は活性化していない(Maguire et al., 2005)。V. C. も海馬は全長に渡って萎縮しているがその程度は数値化されていない。しかし，記載されたグラフから健常対照群のほぼ50% とみて良いであろう。V. C. は，海馬以外には扁桃体の異常のみがとらえられている。

なお，この点に関しては，剖検を伴う動物実験の結果から，虚血性脳症の事例が内側側頭葉損傷による記憶障害のモデルとして適切かどうかが疑問視されている(Markowitsch et al., 1997)ことを指摘しておかなければならない。

(4) 再び間脳性健忘

こうした海馬，海馬，また海馬という趨勢の中で，H. M. 出現以前に盛んに議論され，その後も臨床の分野では症例報告が見られていたもののあまり議論されることがなかった間脳性健忘に再び関心を引き戻したのが，アグルトンとブラウンの論文(Aggleton, J. P. & Brown, M. W., 1999)である。

彼らは記憶回路として，エピソード記憶と空間記憶，再認記憶のうちの再生記憶に関与する，海馬→海馬支脚→脳弓→乳頭体→視床前核→帯状回→海馬と続く，パーペッツの回路と同様の回路と，再認記憶の内の既知性想起に関与する周嗅野→下視床脚→視床背内側核→帯状回→周嗅野という2つの閉回路を提唱している。この主

張の特徴は，既知性想起に関与する第二の回路から海馬を除外していることで，その根拠は，動物実験で海馬など第一の回路に含まれる部位の損傷では物品の再認課題は障害されずに空間学習が障害され，第二の経路に含まれる部位の損傷ではこれとは逆の結果が出たこととされている。これは，内側側頭葉の中でも海馬と周嗅野とで機能が異なることを意味しており，その後内側側頭葉は一体として機能することを主張してきたスクワイヤを中心とする熾烈な論争が繰り返されている。

7-4 記憶障害研究を巡るコントロバシー

(1) 内側側頭葉と知覚機能・再認記憶の問題

症例 H. M. の出現以来，海馬，嗅内野，周嗅野，海馬傍回を含む内側側頭葉(MTL)の記憶への関与が広く認められ，内側側頭葉記憶システム(Medial Temporal Lobe Mempry System: MTLMS)なる用語も用いられるようになり，内側側頭葉は全体として機能し，もっぱら記憶，特に陳述記憶に関与しているが他の高次機能には関係していない，とまで主張されるようになった(Squire & Zola-Morgan, 1991 など)。これに対して，ラットやサルを対象とした研究では，内側側頭葉内には機能分化があり，海馬は空間弁別，周嗅野は物体弁別に関与していることを示す実験結果が早くから報告されていた(Graham et al., 2010 を参照)。そうした中で，1990 年代半ば頃から，内側側頭葉損傷による健忘症患者を海馬限局損傷群と内側側頭葉全域に及ぶ損傷群とに分けて動物実験に用いられたのと同じ実験パラダイムを施行し，海馬損傷では空間状況の弁別は障害されるが

7-4 記憶障害研究を巡るコントロバシー

物体弁別は障害されず，物体弁別の障害は周嗅野を含む内側側頭葉の広範な損傷で起こることが報告され，人間の内側側頭葉にも海馬と周嗅野で機能分化があるとする主張が台頭してきた。そうした論文の一つ(Lee et al., 2005)の題名には「内側側頭葉記憶説に対する挑戦」という文言までが含まれている。

内側側頭葉内の機能分化を主張する立場は，海馬の入出力部位にあたる周嗅野には皮質の「何」経路からの情報が入り，海馬傍回には「何処」経路からの情報が入る事実も機能分化の根拠としてあげている(Eichenbaum et al., 2007 など)。

一方一貫して内側側頭葉記憶システム説を主張してきたスクワイヤを中心とするグループは，長年研究対象としてきた健忘症患者に，動物実験に用いられたのと同じパラダイムの実験を施行して，周嗅野損傷患者でも視覚弁別に障害がないとの結果を報告している。そのため最近では，サルに関しても人間に関しても，内側側頭葉記憶システム説に反対する結果と支持する結果とが次々に報告され，それらに関する総説も出現して論争が続いている。その中でも興味深いのは，*Neuron* の 2009 年の企画で，そこには内側側頭葉記憶システム説を支持する立場のスズキの総説(Suzuki, W. A., 2009)と否定する立場のバクスターの総説が(Baxter, M. G., 2009)が並列して掲載されている。スズキの主張は，周嗅野損傷により知覚弁別の障害が起こるとする動物実験，特にサルの結果が，易しい弁別課題では障害がなく，難しい弁別課題で初めて障害がとらえられていることを根拠に課題自体が知覚機能と記憶機能を明確に分離できていないというもので，健忘患者の結果については，知覚障害が起きたとする周嗅野を含む内側側頭葉の広範な損傷の患者では，内側側頭葉以外に損傷が広がっている可能性が否定できないとしている。一方

バクスターは，こうしたスズキの主張に慎重に答えつつ，周嗅野は腹側視覚系路に含まれる内側側頭葉の中でも知覚機能を持つ部位であるとする主張を展開している。

新しいところでは，一貫して内側側頭葉記憶システム説を否定する結果を報告してきたグラハムら(Graham, K. S., et al., 2010)が，20頁以上に及ぶ長大な総説を *Neuropsychologia* に掲載し，対立する論文も含めて関連する多数の研究を詳細に紹介している。その中で特徴的なのは，H. M. に言語障害があることを主張しているマッカイらの一連の論文(MacKay, D. G. et al., 1998 など；Kensinger, E. A. et al., 2001 が明確に反論)を重視していることで，内側側頭葉は長期記憶，特にエピソード記憶にのみ関与しているのではなく，知覚や言語も含めて多様な機能を営んでいるとする理論を展開している。

内側側頭葉記憶システム内の機能分化の有無の問題は，再認記憶に関しても論争が沸騰している。再認記憶のテストでは，特定の項目を以前に経験したかどうかを問題にするが，その場合でも反応は，その項目について詳細な内容を意識的に思い出す(回想性：recollection；エピソード記憶に近い)場合と，詳細は思い出せないが見たことがある，経験したという感じはする(既知性：famiriality；意味記憶に近い)場合の2つが区別される。ヨネリナスら(Yonelinas, A., 2005 など)は，海馬限局損傷では回想性のみが障害されて既知性は残り，損傷が内側側頭葉記憶システム内に広く及んでいる場合は既知性も障害される，という健忘症患者のデータと賦活研究の結果に基づいて，海馬は回想性のみに関係し，既知性は海馬周辺の皮質が関与していると主張している。これに対してスクワイヤらのグループ(Wais et al., 2008 など)は，回想性と既知性には記憶の強さ

に違いがあり,この強さを統制すれば損傷研究でも賦活研究でも内側側頭葉記憶システム全体が回想性と既知性の両方に関与していると一貫して主張している。一方,ブラウンとアグルトン(Brown, N. M. & Aggleton, J. P., 2001)は動物実験の結果に基づいて,回想性は海馬,既知性は周嗅野とまで主張しており,海馬を残した周嗅野損傷で回想性は残り既知性のみが障害された側頭葉前部切除患者の報告(Bowels et al., 2007)が,この主張を支持している。

こうした問題に関する現状は,内側側頭葉記憶システム説を支持する立場も反対する立場もそれぞれ自説を支持する研究結果を次々に報告している状態にあるが,特に人間を対象とする損傷研究での結果の不一致の原因は,それぞれの立場が一貫して研究対象としている患者群による結果を報告していることで,病因も病巣の広がりも異なる患者群を対象にたとえ同じパラダイムの実験を施行しても,結果が一致しないのは当然とみることができる。

(2) 頭頂葉と記憶

頭頂葉は,行為記憶や空間記憶との関係が問題にされているが,頭頂葉損傷では明らかな前向性健忘も逆向性健忘も起きないことから,頭頂葉とエピソード記憶との関係はほとんど問題にされることはなかった。しかし1990年代に入って機能画像研究が進むと,エピソード記憶の想起課題で頭頂葉が,側頭葉内側部や間脳内側部,さらには前頭葉などこれまで記憶に関係しているとされてきた領域よりも強く活性化することが多くの研究で明らかにされ(Henson et al., 1999など),記憶研究の謎として問題となってきた。そうした中でベリヒルら(Berryhill, M. E. et al., 2007)は,2例の両側頭頂葉損傷患者でエピソード記憶の想起の障害があることを明らかにし,

頭頂葉とエピソード記憶との関係を示す最初の損傷研究となった。しかしその障害の内容は，39歳と49歳の患者の生涯を5期に分けて自伝的記憶を自由に再生させたところ，再生はできても詳細に欠けるというもので，構造的インタビューに対する応答には問題がないというものであった。

その翌年の2008年には，シモンら(Simon, J. S. et al., 2008)が賦活研究と損傷研究を同時に行い，これまでの想起課題で活性化がみられた頭頂葉の部位に損傷がある患者6例(左3例，右3例)に賦活研究と同じ想起課題を施行して，6例とも障害を示さなかったと報告している。シモンらは，頭頂葉の経頭蓋磁気刺激が再認記憶の障害を起こさなかった研究(Rossi et al., 2006)も引用して，頭頂葉は記憶の想起に関与はしているとしても，記憶の想起に必須の領域ではないと結論している。

同じ2008年には，*Neuropsychologia*誌が，「頭頂葉は記憶の想起に必須の部位か？」と題する長大な特集を企画している。そこには企画・編集にあたったシモンとマイエス(Simon, J. S. & Mayes, A. R., 2008)の前文と損傷研究4題，メタアナリシスも含めた賦活研究4題が掲載さえれているが，損傷研究4題の結論は頭頂葉とエピソード記憶の想起との関係には否定的で，結果を注意機構の視点や作業記憶との関係から解釈している。しかしこれら損傷研究4題はいずれも実験室内での再認記憶実験を行ったもので，ベリヒルらの報告のように長い過去にまで及ぶ自伝的記憶は全く扱っていない。

一方，オルソンとベリヒル(Olson, I. R. & Berryhill, M. H., 2009)は，人間の頭頂葉の解剖学的構造と線維結合に関する研究，賦活研究，損傷研究を概観して，頭頂葉は作業記憶に強く関与しているが，

エピソード記憶の想起にも強く関与していると結論している。これに対してウンカファーとワグナー(Uncapher, M. R. & Wagner, A. D., 2009)は、賦活研究の概観から、頭頂葉と記憶との関係の注意の側面からの説明を試みている。

このように頭頂葉とエピソード記憶との関係は、研究自体が始まったばかりのこともあって、資料も乏しく見解の一致をみるまでには至っていないが、ベルヒルらも述べているように、事例の報告が少ないのはこれまで関心が持たれなかったためで、今後の症例の増加が期待される。

7-5 特異な記憶障害

H. M. の出現以来記憶研究は大きな伸展を示し、神経心理学の中でも最も成果を上げている分野の一つといえるが、研究者の間で一致しない面も多く、記憶の神経機構の全貌の解明にはまだほど遠い状況と言わざるを得ない。そうした中で、これまで述べてきた文脈とはやや異なるが、記憶の神経機構解明の手がかりが含まれていると思われる特異な症例を紹介しておきたい。

その一人は、明るく社交的で、学校の成績も良い青年として順調な成長を示していたが、13歳のときに松果体腫瘍が発症して重度の前向性健忘を呈した1974年生まれのNeilと呼ばれる青年(Vargha-Khadem et al., 1994)で、逆向性健忘はなく発症以前の経験は覚えており、言語で明確に述べることができた。日常の会話でみる限り、認知能力にも特に異常は感じられず、ロンドンの塔テストは、3位置3種の大きさ、4位置4種の大きさ、3位置4種の大きさを、

いずれも最少の回数（7回，9回，17回）で解いている。

　読みの障害を伴う重度の視覚障害があり，物品の認知は悪いが，書字は健全で，長いエッセイも書くことはできたが，書いた後は全く読めず，自分が書いたことも忘れている。日常生活でも大きな問題があり，物品の置き場所，人の名前や電話番号などを覚えられない。Neil自身一番困ることとして，「学校で先生に質問しても先生が答えているうちに自分が何を質問したのかを忘れてしまう」と述べている。こうしたNeilも学校の成績は特に問題はなく，テープで問題を出して，答えを書かせて評価する方法では，十分進歩していることが認められた。そこで，テープに録音した物語を聴かせてその内容についての質問に口頭で答えさせると全く答えられなかったが，何でも良いから覚えていることを書くように指示すると，14個の単語を含む文章を書き，「私は何を書いたのかしら」と言いながら検査者に見せた。Neilが書いた文章は，聴かせた物語の内容に関係したものだったのである。

　その後，発症直後に入院したときのことを口頭ではなく書字で書かせてみると，断片的ではあるが正確に書き，病院の医師やスタッフの名前も間違わずに書いた。家で母親が，学校の先生や友達の名前を書かせたところ，口頭では一人として言わなかったのに長いリストを書き，後でそれらがすべて正しいことが確認された。

　このように，Neilの記憶は口頭で検査すると重度の前向性健忘にあたるが，書字で検査すれば，記憶が立派に形成されていたのである。前向性健忘が記銘の障害なのか想起の障害なのかという議論があるが，Neilの場合は，経験の記銘には障害はなく，保持されている記憶を口頭で表現する過程の障害とみることができる。脳内に形成された記憶痕跡が口頭表出機構にアクセスする経路は障害されて

いるが，書字表出機構にアクセスする経路は残されていることになる。これら2つの経路にどのような違いが生じているのかなど，Neilについては更に詳しい研究が期待された。特に，Neilが書字で記憶の想起を表現しているときは，その内容から見てもかなり高次の心的機能が関与していることが考えられるが，このときのNeilの意識状態がどのようなものなのかは極めて興味深い問題である。しかし残念ながら親の希望により，この報告以降Neilに関する研究を続けることができなくなったという。

特異な記憶障害のもう一つの例は，スクワイヤらのグループが最近報告している交通事故で短期間の意識喪失を起こした女性(Smith et al., 2010)で，一日の中での記憶検査では問題がなく，直後再生と8時間後の再生との比較では健常対照群より優れているくらいの記憶保持能力を示すが，翌日になると前日記憶したことが全く保持されておらず，鏡映描写などの手続き記憶も，学習自体が遅いものの一日のセッションで示した進歩が翌日まで保持されていない。一日の間に昼寝を挿入した場合は，こうした記憶保持の喪失は起こらない。覚醒状態を強制的に36時間持続させた場合は記憶は保持されており，また睡眠時間を4時間に限ると保持は可能だが，6時間の睡眠では記憶は喪失した。MRIの結果は脳には全く異常がとらえられず，神経学的にも神経心理学的にも特に問題はない。

この女性は，一定時間以上の睡眠によって記憶のほぼ完全な忘却が起こることになるが，従来の研究では，陳述記憶も非陳述記憶も睡眠によって保持が促進されることが明らかにされている(Squire, 2009を参照)。その点から見てもこの症例は，忘却のメカニズム解明の手がかりを与えてくれる貴重な存在とみることができる。

◀ま と め▶

- ☐ 記憶にはさまざまな種類があり，記憶障害にもさまざまなタイプがある。
- ☐ 記憶の神経機構に関する研究は，当初は乳頭体や視床前核など間脳が重視されていたが，H. M. の出現により，側頭葉内側部，特に海馬が注目されるようになった。
- ☐ 側頭葉内側部の機能分化については，現在も議論が続いている。

◀より進んだ学習のための読書案内▶

Squire, R. L.（1987）．*Memory and Brain.* Oxford University Press.
（河内十郎(訳)（1989）．『記憶と脳—心理学と神経科学の統合』医学書院）
　☞ 引用されることが多い記憶障害の古典的テキスト。

浅井昌弘・牛島定信・倉知正佳・小山　司・中根充文・三好功峰（1999）．『記憶の臨床』中山書店
　☞ 臨床精神医学講座の一環としてまとめられた記憶障害の総合的テキスト。

山鳥　重（2002）．『記憶の神経心理学』医学書院
　☞ 記憶の臨床像を整理して神経心理学の立場から記憶の神経機構を考察したテキスト。

Bartsch, T.（Ed.）（2012）．*The Clinical Neurobiology of The Hippocampus. an integrative view.* Oxford University Press.
　☞ 海馬を含む側頭葉内側部に関する神経科学の最先端の知見を網羅したテキスト。記憶障害や H. M. に関する記述も詳しい。

◀課題・問題▶

1. H. M. は，20 世紀の記憶研究にどのように貢献したか。
2. 当初は，動物の海馬破壊は人間とは異なって学習障害を起こさないとされたが，これがどのように修正されたか。
3. 海馬と再認記憶との関係についての論争を説明せよ。

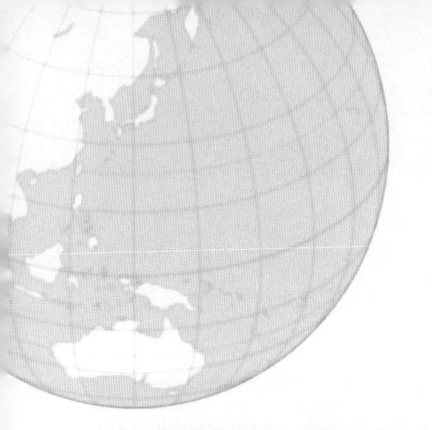

8章

半球機能の側性化と半球間離断症候群

左右大脳半球の離断に生じる病態

キーワード
半球機能の側性化，半球優位性，半球間離断症候群

8-1
半球機能の側性化と半球優位性

脳を構成している左右2つの大脳半球が等価ではなく，機能的に差異があることは，既に19世紀にマーク・ダックスやブローカが失語症が左半球の損傷によって起こると指摘して以来よく知られている。このように，特定の機能が一方の大脳半球によって営まれていることを，機能の側性化(lateralization)といい，一方の半球が特定の機能に優れていることを，半球優位性(cerebral dominance)と呼んでいる。

その後20世紀に入ってリープマンが左半球損傷によって観念運動性失行が起こることを明らかにし，半球優位性の概念は，言語機能に加えて意図的熟練運動機能にも拡大された。このように，言語

や熟練運動など主要な機能が左半球に局在することから，左半球を優位半球と呼び，一方，右半球は人間に固有の機能を持たないことから劣位半球とみなす主張も生じてきた。この考え方は，20世紀中頃にニューロンの興奮する仕組みのほぼ全貌を解明した業績でノーベル生理学医学賞を受賞したエックルス(Eccles, J., 1965)へと引き継がれていく。エックルスは，心についてのあらゆる概念に当たる言語，思考，文化は，言語機能があって脳と心の相互作用が成立する左半球から生じ，右半球は動物レベルの機能に限られている，と主張している。

こうした議論が続けられている中で，損傷研究の分野では，左半側無視など主として右半球の損傷で起こる病態があることを示す知見が蓄積され，右半球にも固有の機能があることが知られるようになってきた。この点に最も大きく貢献したのは，スペリー(Sperry, R. W.)などによる，左右の大脳半球の間を連絡する交連線維が切断された分離脳(split brain)の研究である。分離脳は，左右2つの大脳半球が互いに独立した状態にあるため，入力―出力の経路を一方の半球に限るなど適切な実験パラダイムを用いれば，それぞれの半球の機能を独立に調べることができるからである。

スペリーらの業績により，左脳・右脳のブームが起こると，さまざまな方法により両半球の機能の違いを明らかにする研究が輩出した。その中には，健常者を対象に両耳分離聴や半側視野刺激法を用いた研究や，特定の課題によって左右どちらの半球がより強く活性化するかを調べる賦活研究，覚醒下開頭手術中の脳の電気刺激なども含まれているが，そうした研究の結果は，**表8・1**のようにまとめることができる。しかし，**表8・1**に示した側性化は絶対的なものではなく，あくまでも相対的・統計的な優位性にすぎず，特定の

8-1 半球機能の側性化と半球優位性

表 8·1 左右半球の機能分化の概要

左半球	機 能	右半球
文字・単語	視 覚	顔・感情表現・空間パターン
短い時間成分の処理 （言語音・非言語音）	聴 覚	音のスペクトル処理 （非言語音・音楽）
	触 覚	触覚的パターン
複雑・精密な運動	運 動	空間的運動
言語的記憶	記 憶	非言語的記憶
発話・読み・書字	言 語	
	空間的能力	空間性注意・心的回転
分析的・局所的	処理様式	総合的・全体的

機能にそれぞれの半球が異なった程度で参加していることを意味している。

表中最も側性化が強いのは，言語の左半優位と空間性注意の右半球優位といえるが，出現率は低いが例外も報告されている。右利き・右半球損傷による失語（交叉性失語）と左半球損傷による右空間無視の2つで，これらの場合は，優位半球が通常の場合とは逆転していることになるが，交叉性失語には無視を伴う例と伴わない例があり，また，左半球損傷による右空間無視にも失語を伴う例と伴わない例とがあって，2つの機能の優位性の逆転だけではなく，同一半球に言語機能と空間性注意の2つがともに表象されている場合もあることが示唆されている（Suchan & Karnath, 2011 を参照）。

半球機能の側性化は具体的な機能自体ではなく，情報の処理様式や課題解決の方略の違いなどとしても議論されており，左半球は分析的・局所的，右半球は総合的・全体的，などの分類も提唱されている。

8-2
半球間離断症候群

2つの大脳半球は、脳梁、前交連、海馬交連、後交連などの交連線維によって結ばれているが、これらのうちの全部あるいは一部が何らかの原因で切断され、左右半球間の連絡が途絶した結果生じた症状が半球間離断症候群で、最大の交連線維である脳梁が問題にされることが多いので、脳梁離断症候群とも呼ばれる。

交連線維の切断の原因としては、てんかんの治療のための交連切開術、脳血管障害、脳腫瘍とその治療のための手術、脳梁に限局した変性疾患であるマルキアファーヴァ・ビニャミ病などさまざまなものがあるが、最も報告例が多いのは交連切開術を受けた分離脳の患者で、半球間離断症状群も、分離脳の患者の研究から得られたものが多い。しかし、交連切開術も、脳梁はもとより皮質下の交連線維も含めてすべてを切断する場合から、脳梁の一部のみを切断する場合までさまざまで、また手術を受けた年齢や術前の脳疾患の発症年齢と重症度、さらには近年明らかにされて来た脳梁内の機能分化の個体差など多くの要因のために、報告されている半球間離断症候群の中には一致しない面も多い。ここでは、現在多くの研究者の間で一致していると思われる点について述べることにしたい。

(1) 機能の側性化に起因する障害

分離脳は、左右の大脳半球の間の連絡が絶たれた状態にあたるので、特定の機能が一方の半球に側性化されている場合は、他方の半球はその機能を実現することができない。

a. 左半球優位の機能(言語)に関係した障害

ほとんどの右利きで言語は左半球に側性化されているので,離断された右半球によって動く左手には,言語命令によって象徴的動作やパントマイムを行えない観念運動性失行や,文字や文章を書けない失書が生じる。また,左視野に瞬間提示された文字や単語,物品は右半球にのみ投射されるので,左視野の音読障害と呼称障害(左視野の視覚性失語)が起こる。

左右の耳に同時に異なる刺激を提示する両耳分離聴の条件では同側性の投射が抑制されて左耳の刺激は右半球だけに投射されるので,左耳に提示した刺激に言語で反応することができない(左耳の聴覚性失語)。

嗅覚伝導路は他の感覚伝導路とは異なり同側性投射なので,右鼻孔への嗅覚刺激は右半球に到達し,これにも言語で反応することはできない(右鼻孔の嗅覚性失語)。嗅覚系は脳梁線維を持たず,左右の連絡は前交連と海馬交連が行っているので,この病態はこれらの離断によって起こる。

左視野の音読障害や視覚性失語,左耳の聴覚性失語,右鼻孔の嗅覚性失語などはすべて,刺激が右半球だけに投射されるために言語反応ができないだけで,いずれの場合も刺激は正しく認知されており,左手で該当する刺激(例;レモンの匂いにレモン)を選ぶことができる。

b. 右半球優位の機能(空間性注意と構成行為,部分・全体認知など)に関係した障害

右半球に最も強く側性化されているのは空間性注意で,左半球は対側の注意を向ける能力が右半側空間に限られているが,右半球は左右両方の空間に注意を向けることができ,そのために右半球損傷

による左半側無視が生じると考えられている。そのため脳梁離断の状態では，左半側空間に対する注意が左半球に伝わらず右半側空間のみに注意することになるので，左半球に起因する反応，すなわち言語反応と右手の反応では，左半側空間無視が起こる。具体的には，右手での描画や図形模写で左側が脱落し，抹消課題でも左側を消し残す。

立体図形の模写やコース立方体構成テストでは，左手より右手の成績が悪い分離脳患者が多く，これを右手の構成障害という。視空間認知構成課題は，左右どちらの半球の損傷でも生じるので両側性の機能と見られていたが，こうした分離脳患者の結果から，右半球優位の側性化が考えられるようになった。

幾何図形をいくつかに分割した状態で提示し，見えない条件で右手あるいは左手で3個の図形の中から元の幾何図形を選ばせる課題では，右手の成績が左手より悪い。また，円の一部にあたる円弧を左右どちらかの視野に瞬間提示して，自由視野に提示された円の中から該当する大きさの円を選ぶ課題でも，右視野（左半球）に円弧を提示した場合の方が，左視野（右半球）に提示した場合より成績が悪い。こうした結果は，健常者を対象とした研究や損傷研究の結果から明らかにされた部分・全体認知は右半球優位なことと一致している。

右あるいは左の視野に言語化が困難な図形を提示して，右手あるいは左手で数個の中から該当する刺激を選ぶ課題では，右視野―右手（左半球）の組み合わせの方が，左視野―左手（右半球）より成績が悪い。刺激として未知の顔を用いた場合も同様で，これは顔の認知が右半球優位なためなのか，顔が言語化困難のためなのかは明らかではない。

(2) 左右半球間の情報交換を必要とする課題の障害

左右の半球の連絡が絶たれた分離脳の状態では，左右の視野に提示された刺激，左右の手でそれぞれ触った物品，左右の身体の刺激された位置，左右の手にそれぞれ受動的に作られた形，左右の鼻孔に提示された匂い刺激などは，すべて異同判断ができない。また，左視野に提示された物品と同じ物を目隠しの状態で右手で選ぶなど，異なるモダリティ間の照合課題もできない。左半身の刺激された部位を右手で指差すことができず，受動的に作られた右手の形を左手で作ることもできない。これらの病態はすべて，入力と出力の半球が異なっていて，両半球間には連絡がないことによる。

右視野に提示された刺激の位置を右手で指差すことはできるが，左手で指差すことはできず，この病態は交叉性視覚失調と呼ぶが，これも同様である。

触覚迷路などを一方の手が学習しても，学習効果が他方の手に転移することはない。

(3) 脳梁離断に大脳皮質の損傷が随伴して起こる症状

脳梁離断に大脳皮質の損傷が加わると，離断された脳梁部位と損傷された皮質の部位によってそれぞれ特異な症状が起こるが，すでに述べた純粋失読，拮抗失行，他人の手徴候，道具の強迫的使用などがこれにあたる。

◀まとめ▶

☐ 左右大脳半球の間には，言語機能は左半球，空間性注意と構成行為は右半球といった機能分化があり，これを半球優位性という。
☐ 半球間離断は，一方の半球の出力に関して，優位ではない機能の障

害を起こす。
□ 半球間離断は，左右半球間の情報伝達が必要な課題の障害を起こす。

◀より進んだ学習のための読書案内▶

Springer, S. P. & Deutch, G. (1993). *Left Brain and Right Brain.* (4 th ed.) New York: Freeman. (福井国彦・河内十郎(監訳) (1997). 『左の脳と右の脳(第2版)』 医学書院)
☞左右大脳半球間の機能分化に関する古典的な文献にあたる。

Catani, M. & Mesulam, M. (2008). Brain Hodology–Revisiting disconnection Appraoches to Disorders of Cognitive Funcdtion. *Cortex*, **44**, No.8. Special Issue.
☞神経心理学で問題にされるさまざまな病態を離断の観点から論じた論文の集大成。

◀課題・問題▶

1. 半球間離断症候群にはどのようなものがあるか。
2. 半球優位性とはどのようなことか。

引用文献

[A]

Adriani, M., Maeder, P., Meuli, R., Thiran, A. B., Frischknecht, R., Villemure, J.-G., et al. (2003). Sound ricognition and localization in man: specialized cortical networks and effects of acute circumscribed lesions. *Experimental Brain Research*, **153**, 591-604.

Aggleton, J. P., & Brown, M. W. (1999). Episodic memory, amnesia, and the hippocampal-anterior thalamic axis. *Behavioral and Brain Sciences*, **22**, 425-489.

Aguirre, G. K., & D'Esposito, M. (1999). Topographical disorientation: a synthesis and taxonomy. *Brain*, **122**, 1613-1628.

Akelitis, A. J., Listeen, W. A., Herren, R. Y., & van Wagnen, W. P. (1942). Studies on the corpus callosum Ⅲ. A contribution to the study of dyspraxia following partial and complkete section of the corpus callosum. *Archives of Neurology and Psychiatry*, **47**, 971-1007.

Albert, M. L., & Bear, D. (1974). A case study of word deafness with reference to the role of time in auditory comprehension. *Brain*, **97**, 373-384.

Alexander, M. P., & Albert, M. L (1983). The anatomical basis of visual agnosia. In A. Kertesz (Ed.) *Localization in Neuropsychology*, New York: Academic Press, pp.393-414.

Alexander, M. P., Naeser, M. A., & Palumbo, C. L. (1987). Correlation of subcortical CT lesion sites and aphasia profiels. *Brain*, **110**, 961-991.

Amunts, K., Lenzen, M., Friederici, A. D., Schleicher, a., Moroson, P., Palomero-Gallagher, N., & Zilles, K. (2010). Broca's region: Novel organizational plinciples and multiple receptor mapping. *PLoSbiology*, **8**, e 1000489, 1-16.

Amunts, K., Schleicher, A., Burgel, U., Mohlberg, H., Hylings, H. B. M., & Zills, K. (1999). Broca's area revisited: Cytoarchitecture and intersubject variavility. *Journal of Comparative Neurology*, **412**, 319-341.

Amunts, K., Schleicher, A., Ditterich, A., & Zilles, K. (2003). Broca's region: Cytoarchitectic asymmetry and developmental change. *Journal of Comparative Neurology*, **465**, 72-89.

Amunts, K., Weiss, P. H., Mohlberg, H., Pieperhoff, P., Eichhoff, S., Gurd, J. M., Marshall, J. C., Shah, N. J., Fink, G. R., & Zilles, K. (2004). Analysis of neural mechanisms underlying verbal fluency in cytoarchitonic defined stereospace- The roles of Brodmann areas 44 and 45. *NeuroImage*, **22**, 42-56.

Anderson, J. M., Glimore, R., Roper, S., Crosson, B., Bauer, R. M., Nadeau, S. et al. (1999). Conduction aphasia and the arcuate fasciculus: a reexamination of the Wernicke-Geschwind model. *Brain and Language*, **70**, 1-12.

Ardila, A. (2010). A review of conduction aphasia. *Current Neurology and Neuroscience Report*, **10**, 499-503..

Ardila, A. (2010). A proposed reinterpretation and reclassification of aphasic syndromes. *Aphasiology*, **24**, 363-394.

Auerbach, S. H., Allard, T., Maesser, M., Alexander, M. P., & Albert (1982). Pure word deafness: Analysis of a case with bilateral lesions and defect at the prephonemic level. *Brain*, **105**, 271-300.

[B]

Baldo, J. V., Wilkins, D. P., Ogar, J., Willock, S., & Dronkers, N. F. (2011). Role of the precentral gyrus of the insula in complex articulation. *Cortex*, **47**, 800-807.

Balint, R. (1909). Seelenlahmung des "Schauens", optische Ataxie, raumliche Storung der Aufmerksamkeit. *Monatschrift fur Psychiatrie und Neurologie*, **25**, 51-81. (森岩　基・石黒健夫(訳) (1977). 精神医学, **19**, 743-755, 977-985.)

Bartolomeo, P., Bachoud-Levi, A.-C., Azuouvi, P., & Chokron, S. (2002). Time to image soace: a chronological exploration of representational neglect. *Neuropsychologia*, **43**, 1249-1257.

Bartolomeo, P., & Chokron, S. (2002). Orienting of attention in left unilateral neglect. *Neuroscience and Behavioral Review*, **26**, 217-234.

Baltolomeo, P., Thiebout de Schotten, M., & Dorricchi, F. (2007). Left unilateral neglect as a disconnection syncrome. *Cerebral Cortex*, **17**, 2479-2490.

Barton, J. J. S. (2008). Structure and function in acquired prosopagnosia: lessons from a series of ten patiens with brain damage. *Journal of Neuropsychology*, **2**, 197-225.

Basso, A., Lecours, A. R., Moraschini, S., & Vanier, M. (1985). Anatomoclinical correlations of the aphasia as defined through computerized tomography: Exceptions. *Brain and Language*, **26**, 201-229.

Bates, E. (1999). Plasticity, localization and language development. In S. H. Broman & J. M. Fletcher (Eds.) *The Changing Nervous System. Neurobihavioral Consequences of Early Brain Disorders*. New York: Oxford University Press. pp.213-253.

Battoro, A. M. (2000). *Half a Brain is Enough: The Story of Nico*. New Yoek: Cambridge University Press. (河内十郎(監訳)河内　薫(訳) (2008). 半分の脳：少年ニコの認知発達とピアジェ理論　医学書院)

Bauer, R. M. (1982). Visual hypoemotionality as a symptom of visual-limbic disconnection in man. *Archives of. Neurology*, **39**, 702-708.

Bauer, R. M. (1984). Autonomic recognition of names and faces in prosopagnosia: A Neuropsychological aplication of the Guilty Knowledge Test. *Neuropsychologia*, **22**, 457-469.

Bauer, R. M., & Zawacki, T. (2000). Auditory agnosia and amusia. In M. J., Farah & T. E. Feinberg (Eds.) *Patient-Based Approaches to Cognitive Neuroscience: Issues in Clinical and Cognitive Neuropsychology*. Cambridge, MA: MIT Press, pp.97-106.

Baxter, M. G. (2009). Involvment of medial temporal lobe structures in memory and perception. *Neuron*, **61**, 667-677.

引用文献

Bay, E. (1953). Disturbanses of visual perception and their examination. *Brain*, **76**, 515-550.

Beauchamp, M. S., Haxby, J. B., Jennings, J. E., & DeYoe, E. A. (1999). An fMRI version of the Farnsworth-Munsell 100-Hue test reveals multiple color-selective areasin human ventral occipitotemporal cortex. *Cerebral Cortex*, **9**, 257-263.

Beauvois, M. F., & Sailant, B. (1985). Optic aphasia for colours and colour agnosia: a distinction between visual and visuo-verbal inpairments in the processing of colours. *Cognitive Neuropsychology*, **2**, 1-48.

Beauvois, M. F., Sailant, B., Meininger, V., & Lhermitte, F. (1978). Bilateral tactile aphasia: a tacto-verbal dysfunction. *Brain*, **101**, 381-401.

Becker, E., & Karnath, H.-O. (2007). Incidence of visual extinction after left versus right hemisphere stroke. *Stroke*, **38**, 3172-3174.

Bedersdorf, D. Q., Ratclioffe, N. R., Rhodes, C. H., & Reeves, A. G. (1997). Pure alexia: Clinical-pathologic evidence for a alteralized visual languageassociation cortex. *Clinical Neuropathology*, **16**, 328-331.

Behermann, M., Nelson, J., & Sekuler, E. B. (1998). Visual complexity in letter-by letter reading: "Pure" alexia is not pure. *Neuropsychologia*, **36**, 1115-1132.

Bender, M. B. (1963). Disorders in visual Perception In L. Herpern (Ed.) *Problems of Dynamic Neurology*. Jerusalem: Hebrew University Press, pp.319-375

Bender, M. B., & Kahn, R. L. (1949). After-imagery in defective fieldsof vision. *Journal of Neurology, Neurosurgery, and Psdychiatry*, **12**, 196-204.

Bender, M. B., & Teuber, H.-L. (1946). Phenomena of fluctuation, extinction and completion in visual perception. *Archives of Neurology and Psychiatry*, **55**, 627-658.

Bender, M. B., & Teuber, H.-L. (1949). Disturbances in visual perception following cerebral lesions. *Jorunal of Psychology*, **28**, 223-233.

Benson, D. F. (1994). *The Neurology of Thinking*. New York: Oxford University Press.

Benson, D. F., & Greenberg, J. P. (1969). Visual form agnosia. A specific defect in visual perception. *Archives of Neurology*, **20**, 82-89.

Benson, D. F., Segarra, J., & Albert, M. L. (1974). Visual agnosia-prosopagnosia: A clinocopathologic cerelation. *Archives of Neurology*, **30**, 307-310.

Benson, D. F., Sheremata, W. A., Bouchard, R., Segarra, J. M., Price, D., & Geschwind, N. (1973). Conduction aphasia. Aclinicopathological study. *Archives of Neurology*, **28**, 339-346.

Benton, A. L., & Joynt, R. J. (1960). Early description of aphasia. *Archives of Neurology*, **3**, 205-222.

Benton, A. L., & Van Allen, M. (1968). Impairment of facial recognitionin patients with cerebral disease. *Cortex*, **4**, 344-358.

Benton, A. L., & Van Allen, M. W. (1972). Prosopagnosia in facial discrimination. *Journal of. Neurological Socience*, **15**, 167-172.

Bermal, B., & Altman, N. (2010). The connectivity of the superior longitudinal fasciculus: a tractography DTI study. *Magnetic Resonance Imaging*, **28**, 217-225.

Berryhill, M. E., Phuong, L., Picasso, L., Cabeza, R., & Olson, I. R. (2007). Parietal lobe and episodic memory: Bilateral damage causes impaired free recall of autographical memory. *The Journal of Neuroscience*, **27**, 14415–14423.

Berthier, M. L., Lambon, Ralph, M. A., Pujol, J. & Green, C. (2012). Arcuate fasciculus variability and repetition: The left sometimes can be right. *Cortex*, **48**, 133–143.

Berti, A., Allport, A., Driver, J., Dienes, Z., Oxbury, J., & Oxbury, S. (1992). Levels of processing for visual stimuli in an "Extinguished" field. *Neuropsychologia*, **30**, 403–415.

Berti, A., & Frassinetti, F. (2000). When far becomes near: Remapping fo space by tool use. *Journal of Cognitive Neuroscience*, **12**, 415–420.

Berti, A., & Rizzolatti, G. (1992). Visual processing without awareness: Evidence from unilateral neglect. *Journal of Cognitive Neuroscience*, **4**, 345–351.

Binder, J. R. (2003). Wernicke's aphasia: A disorder of central language processing. In D'Esposito (Ed.) *Neurological Foundations of Cognitive Neuroscience*. Camgridge: The MIT Press, pp.175–238.

Binder, J., Marshall, R., Lazar, R., Benjamin, J., & Mohr, J. P. (1992). Distinct syndromes of hemineglect. *Archivwes of Neurology*, **49**, 1187–1194.

Bishop, D. V. M. (1983). Linguistic impairment after left hemidicortication for infantile hemiplegia? A reappraisal. *Quarteley Journal of Experimental Psychology*, **35** A., 199–207.

Bisiach, E. & Luzzatti, C. (1978). Unilateral neglect of representational space. *Cortex*, **14**, 129–133.

Bisiach, E., & Rusconti, M. L. (1990). Break-down of perceptual awareness in unilateral meglect. *Cortex*, **26**, 643–649.

Blanke, O., Ortigue, S., & Landis, T. (1996). Colour neglect in an artist. *The Lancet*, **361**, 264.

Bodamer, J. (1947). Die Prosop–agnosie. *Archiv fur Psychiatrie und Nervenkrankheiten*, **179**, 6–53.

Bogen, J. E. (1985). The callosal syndrome. In K. M. Heilman & F. Valenstein (Eds.) *Clinical Neuropsychology*, (2nd ed.) Oxford: Oxford University Press, pp.295–338.

Bogen, J. E., & Bogen, G. M. (1976). Wernicke's region–where is it? *Annals of the New York Academy of Science*, **290**, 834–843.

Bonilha, L., & Fridriksson, J. (2009). Subcortical damage and white matter disconnection associated with non–fluent speech. *Brain*, **139**, 1–2.

Bornstein, B. (1963). Prosopagnosia. In L. Halpern (Ed.) *Problems of Dynamic Neurology*, Jerusalem: Hebrew University Press. pp.283–318.

Bornsdtein, B., Sroca, M., & Munitz, H. (1969). Prosopagnosia with animal face agnosia. *Cortex*, **5**, 164–169.

Bowles, R., Crupi, C., Misattari, S. M. et al. (2009). Impaired familiarity with preserved recollection after anterior temporal resection thal spares hippocampus. Proceedings of the National. *Academy of Science USA*, **104**, 16382–16387.

Brain, W. R. (1941). Visual disorientation with special reference to lesions of the right hemisphere. *Brain*, **64**, 244-272.

Brain, R. (1954). Loss of visualizatin. *Proceedings of the Royal Society of Medicine*, **47**, 288-290.

Brion, S., & Jedynak, C. P. (1972). Troubles du tranhsfert interhemispherique (callosal disconnection) a propos de 3 obsevations de tumeurs du corpus calleux. Le sign de la main etrangere. *Reviue Neurologique*, **126**, 257-266.

Broca, P. (1861). Remarques sur le siege de la faculte de la porole articulee. suives d'une observation d'aphemie (Perte de la parole). *Bulletins de la Societe Anatomique de Paris*, **36**, 330-357.

Brodmann, K. (1909). *Vergleihende Localisationslehre der Grosshirnrinde in iheren Prinzipien dargestellt auf Grunde des Zellenbaues*. Leipzig: Barth.

Bruyn, R. P. (1989). Thalamic aphasia: A conceptional critique. *Journal of Neurology*, **236**, 21-25.

Burgess, N., Trinkler, I., King, J., Kennedy, A., & Cipollotti, L. (2006). Impaired allocentric spatial memory underlying topographical disorientation. *Reviews in Neurosciences*, **17**, 239-251.

Buttler, S., & Norrsel, U. (1968). Vocalization possibly initiated by the minor hemisphere. *Nature*, **220**, 793-794.

[C]

Calresimo, G. A., Fedda, L., Turriziani, P. Tomaiuolo, F., & Caltagirone, C. (2001). Selective sparing of face learning in a global amnesic patient. *Journal of Neurology, Neurosurgery, and Psychiatry*, **71**, 340-346.

Campion, J., & Ratto, R. (1985). Apperceptive agnosia due to carbon monoxide poisoning. an interpritation based on critical band masking from disseminated lesions. *Behavioral Brain Research*, **15**, 227-240.

Campion, J., Ratto, R., & Smith, Y. M. (1983). Is blindsight an effect of scattered light, spared cortex, and near-threshold vision? *Behavioral and Brain Sciences*, **6**, 423-486.

Cappa, S. F. (1997). Subcortical aphasia: still a usuful concept? *Brain and Language*, **58**, 424-426.

Cappa, S. F., Cavalliotti, G., & Vignolo, L. A. (1981). Phonemic and lexical errors in fluent aphasia correlation with lesion site. *Neuropsychologia*, **19**, 171-177.

Caramazza, A., & Zurif, E. B. (1976). Dissociation of algorithmic and heuristic processes in language comprihension: evidence from aphasia. *Brain and Language*, **3**, 572-582

Catani, M., Jones, D. K., & ffyche, D. H. (2005). Perisylvian language networks of the human brain. *Annals of Neurology*, **57**, 8-16.

Catani, M., & Thiebout de Schatten, M. (2008). A diffusion tensor imaging tractography atlas for virtual in vivo dissection. *Cortex*, **44**, 1105-1132.

Catani, M., & Thiebaut de Schotten, M. (2012). *Atlas of Human Brain Connections*. Oxford: Oxford University Press.

Chechlacz, M., Rotshtein, P., Bickerton, W.-L., Hansen, P. C., Deb, S., & Humphreys, G. W. (2010). Separating neural correlates of allocentric and egocentric neglect: Distinct cortical sites and common white matter disconnection. *Cognitive Neuropsychology*, **27**, 277-303.

Chechlacz, M., Rotshtein, P., Hansen, P. C., Riddoch, J. M., Deb, S., & Humphreys, G. W. (2012). The neural underpinning of simultanagnosia: Attention network. *Journal of Cognitive Science*, **24**, 718-735.

Cipolotti, L., Husain, M., Crinion, J., Bird, C. M., Khan, S. S. Losseff, N., Howard, R. S., & Leff, A. F. (2008). The role of the thalamus in anmesia: A tractography, highlisolution MRI and neuropsycjhological study. *Neuropsychologia*, **48**, 2745-2758.

Claparede, E. (1951). Recognition and 'me-nesse' In E. Raraport (Ed.) *Organization and Pathology of Tthought*. New York: Columbia Univercity Press. pp.57-78.

Clarke, S., Bellman, A., de Ribaupierre, F., & Assal, G. (1996). Non-verbal auditory recognition in normal subjects and brain-damaged patients: Evidence for parallel processing. *Neuropsychologia*, **34**, 587-603.

Clarke S., & Miklossy J. (1990). Occipital cortex in man: organization of callosal connections, related myelo-and cytoarchitecture, and putative bounderies of functuional visual areas. *Journal of Comparative Neurology*, **298**, 188-214.

Cohen, L., Dehaene, S., Naccache, L., Lehericy, S., Dehaene-Lamberz, G. & Henaff, M. A. et al. (2000). The visual word form area: Spatial and temporal characterization of an initial stage of reading in normal subjects and posterior split-brain patients. *Brain*, **123**, 291-307.

Cole, M., & Perez-Cruet, J. (1964). Prosopagnosia. *Neuropsychologia*, **2**, 237-246.

Committeri, G., Pitzalis, S., Galati, G., Patria, F., et al. (2006). Neural bases of personal and extrapersonal neglect in humans. *Brain, 2006*, **130**, 431-441.

Corballis, M. C. (2009). Mirror neurons and the evolusion of language. *Brain and Language*.

Corkin, S. (1968). Acquisition of motor skill after bilateral medial temporal lobe escision. *Neuropsychologia*. **6**, 225-264.

Corkin, S. (2002). What's new with the amnesic patiente H. M.? *Nature Review Neruoscience*, **3**, 153-160.

Corkin, S., Amaral, D. G., Gonzalez, R. G., Johnson, K. A., & Hyman, B. T. (1997). H. M's medial temporal lesion: Findings from megnetic resonance imaging. *The Journal of Neuroscience*, **17**, 3964-3979.

Coslett, H. B., Bowers, D., Fitzpatrick, E., Haws, B. & Hailman, K. M. (1991). Directional hypokinesia and hemispatial inattention in neglect. *Brain*, **113**, 475-486.

Coslett, H. B., Brashezar, H. R., & Heilman, K. M. (1984). Pure word deafness after bilateral primary auditory cortex infarcts. *Neurology*, **34**, 347-352.

Coslett, H. B., & Lie, G. (2008). Simultanagnosia: When a rose is not red. *Journal of Cognitive Neuropsychology*, **20**, 36-48.

Cowey, A., Small, M., & Ellis, S. (1994). Left visuo-spatial neglect can be worth in far than in near space. *Neuropsychologia*, **32**, 1059-1066.

Critchley, M. (1953). *Parietl Lobes*. London: Edward Arnold.

Crosson, B. (1985). Subcortical function in language: a working model. *Brain and Language*, **25**, 257–292.

Cummings, J. L., Syndulko, K., Goldberg, Z. & Treiman, D. M. (1982). Palinopsia reconsidered. *Neurology*, **32**, 444–447.

Curtis S., & de Bode, S. (2003). How normal is grammatical development in the right hemisphere following hemispherectomy? the root infinitive stage and beyond. *Brain and Language*, **86**, 193–206.

[**D**]

Damasio, A. R., Damasio, H., Rizzo, M. et al. (1982). Aphasia with nonhemorrhagic lesions in the basal gannglia and internal capsule. *Archives of Neurology*, **39**, 15–24.

Damasio, A. R., Damasio, H., & van Hoesen, G. W. (1982). Prosopagnosia: Anatomic and behavioral mechanisms. *Neurology*, **32**, 331–341.

Damasio, A. R., Trannel, D., & Damasio, H. (1988). "Deep" prosopagnosia: A new form of acquired face recognition defect caused by left hemisphere damage. *Neurology*, **38** (Suppl 1), 72.

Damasio, A. R., Yamada, T., Damasio, H. Corbett, J., & McKee, J. (1980). Central achromatopsia: behavioral, anatomic and physiologic aspects. *Neurology*, **30**, 1064–1071.

D'Ausilio, A., Pulvermuller, F., Salmas, P., Bufalari, I., Begliomini, C., & Fadiga, L. (2009). The motor somatotopy of speech perception. *Current Biology*, **19**, 176–180.

Davis, C., Hillis, A., Bergey, G., & Ritzl, E. (2007). Who deeds Broca's area? Comparison from lesion and fMRI methods. *Brain and Language*, **103**, 14–15.

Decroix, J. P., Graveleau, P., Masson, M., & Cambier, J. (1986). Infarction in the territory of the anterior choroidal artery.: A clinical and computarized tomographic study. *Brain*, **109**, 1071–1086.

de Haan, B., Karnath, H.-O., & Driver, J. (2012). Mechanisms and anatomy of unilateral extinction after brain injury. *Neuropsychologia*, **50**, 1045–1053.

De Haan, E. H., Young, A., & Newcombe, F. (1987). Faces interfere with name classification in a prosopagnosic patient. *Cortex*, **23**, 309–316.

Dejerine, J. (1891). Sur un cas de cecite verbale avec agraphie suivi d'autopsie. *Memories de la Societe Biologique*, **3**. 197–201. (岩田 誠(訳)(1982). 失書を伴う語盲症とその剖検所見について. 秋元波留夫(他編) 神経心理学の源流, 失語編(上)創造出版, pp.46–56.)

Dejerine, J. (1892). Contribution a l'etude anatomo–pathologique et clinique des differentes varieties de cecite varbale. *C. R. Societe du. Biologie*, **4**, 61–90. (鳥居方策(訳)(1982). 異なる2種類の語盲に関する解剖病理学的ならびに臨床的研究への寄与. 秋元波留夫(他編) 神経心理学の源流, 失語編(上)創造出版, pp.46–56.)

Delay, J., Brion, S., Lemperiere, T., & Lechevallier, B. (1965). Cas anatomoclinique de syndrome de Korsakoff post comital apres corticotherapie pour asthme subintarant. *Reviue Neurologique*, **113**, 583–594.

Delvenne, J-. F., Seron, X., Coyette, F., & Rossion, B. (2004). Evidence for perceptual defects in associatioative visual (prosop) agnosia. *Neuropsychologia*, **42**, 597–612.

Dennis, M., & Kohn, B. Complihension of syntax in infantile hemiplegtics after cerebral hemidecortication: left hemisphere superiority. *Brain and Language*, **2**, 472–482.

Dennis, M., & Whitaker, H. B. (1976). Language acquisition following hemidecdortication: linguistic superiority of the left over right hemisphere. *Brain and Language*, **3**, 404–433.

De Renzi, E. (1986). Current issus on prosopagnosia. In H. D. Ellis, M. A. Jeeves, F. Neucombe, & A. Young. (Eds.) *Aspects of Face Processing*. Dordrecht, Martinus Nijhoff. pp.243–252.

De Renzi, E. (1999). Agnosia. In Denes, G., & Pizamiglio, L. (Eds.) *Handbook of Clinical and Experimantal Neuropsychology*. New York: Psychology Press, pp.371–407.

De Renzi, E., Faglioni, P., Grossi, D., & Nichelli, P. (1991). Apperceptive and associative forms of prosopagnosia. *Cortex*, **27**, 213–221.

De Renzi, E., Liotti, M., & Nitchell, P. (1987). Semantic amnesia with preservation of autographic memory. A case report. *Cortex*, **23**, 575–597.

De Renzi, E., Lucchelli, F., Muggia, S., & Spinller, H. (1997). Memory loss without anatomical damage tantamount to a psychogenic defeict? the case of pure retrograde amnesia. *Neuropsychologia*, **35**, 781–794.

De Renze, E., Motti, F., & Nichelli, P. (1980). Imitating gestures: A quantitative approche to ideomotor apraxia.. *Archives of Neurology*, **37**, 6–17.

De Renzi, E., & Saetti, M. C. (1997). Associative agnosia and optic aphasia: quolitative or quantitative difference? *Cortex*, **33**, 115–130.

De Vreese, L. P. (1991). Two systems for color–naming defects: Verbal disconnection versus colour imagery disorder. *Neuropsychologia*, **29**, 1–18.

De Witte, L., Brouns, R., Kavadias, D., Engelborghs, S., De Deyn, P. P., & Marien, P. (2011). Cognitive, affective and behavioral disturbances following vasculoar thalamic lesions: A review. *Cortex*, **47**, 273–319.

Diehl, B., Piano, Z., Tkach, J., Busch, R. M., LaPresto, E., Najm, I., Bingman, B., Duncan, J., & Luders, H. (2010). Cortical stimulation for language mapping in focal epilepsy: Correlations with tractography of the arcuate fasciculus. *Eplepsia*, **51**, 639–646.

Doricchi, F., Thiebaut de Schotten, M., Tomajouolo, F., & Baartolomeo, P. (2008). White matter (dis) connections and gray matter (Dys) functions in visual neglect: Gaining insight into the brain networks of spatial awareness. *Cortex*, **44**, 983–985.

Doricchi, F., & Tomaiuolo, F. (2003). The anatomy of neglect without hemianopia: a key role of parieto–frontaldisconnection. *NeuroReport*, **14**, 2239–2243.

Dronkers, N. F. (1996). A new brain region for coordinating speech articulation. *Nature*, **384**, 159-161.

Dronkers, N. F., Plaisant, O., Iba-zien, M. T., & Cabasnis, E. A. (2007). Paul Broca's historical cases: high resolusion MR imaging of the brains of Lebourgne and Lerong. *Brain*, **130**, 1432-1441.

Dronkers, N. F., Wilkins, D. P., Van Valin JR., R. D., Redfern, B. B., & Jaeger, J. J. (2004). Lesion analysis of the brain areas involved in language comprehension. *Cognition*, **92**, 145-177.

Dorrichi, F., Tiebaut de Schotten, M., Tomajuolo, F. & Barteolomeo, P. (2008). Whitematter (dis) connections and gray mater (dys) functions in viswual neglectr: Gaining insight into the brain networks of spatial awareness. *Cortex*, **44**, 983-995.

Duccmmun, C. Y., Mitchel, C. M., Clarke, S., Adriani, M., Seeck, M., Landis, T., & Blanke, O. (2004). *Neuron*, **43**, 765-777.

[**E**]

Eccles, J. (1965). *The Brain and Unity of Conscious Experience: The 19 th Arthur Stanley Eddington memorial Lecture*. Cambridge: Canbridge University Press.

Eckert, M. A., Leonard, C. M., Possing, E. T., & Binder, J. R. (2006). Uncoupled leftward asymmetries for planum molphology and functional language processing. *Brain and Language*, **98**, 102-111.

Efron, R. (1968). What is perception? *Boston Studies in Philosophy of Science*, **4**, 137-173.

Eichenbaum, H., Bonelinas, A. R., & Keane, M. M. (2007). The medial temporal lobe and recognition Annual. *Review of Neuroscience*, **20**, 123-152.

Eimas, P. D., Siqueland, E. R., Jusczyk, P., & Vigorito, J. (1971). Speech perception in infants. *Science*, **171**, 3-306.

Ellison, A., Schindler, I., Pattison, L. L., & Milner, A. D. (2004). An exploration of the role of the superior temporal gyrus in visual search and spatial perception using TMS. *Brain*, **127**, 2307-2315.

Endou, K., Miyasaka, M., Makishita, H., Yanagisawa, N., & Sugishita, M. (1992). Tactile agnosia and tactile aphasia: symptomatological and anatomical differences. *Cortex*, **28**, 445-469.

Epelbaum, S., Pinel, P., Gaillard, R., Delmaire, C., Perrin, M., Dupnt, S., Dehaene, S., & Cohen, L. (2008). Pure alexia as a disconnection syndrome: New diffusion imaging evidence for an old cencept. *Cortex*, **44**, 962-974.

Epstein, R., Harris, A., Stanley, D., & Kanwisher, D. (1999). The parahippocampal place area: recognition, navigation, or encoding. *Neuron*, **23**, 373-383.

Epstein-Peterson, Z., Vasconcellos, A., Mori, S., Hillis, A. G., & Tsapkini, K. (2012). Relatively normal repitition performance despite severe disruption of the left arcuate fasciculus. Neurocase, **18**, 521-531.

Eschenbeck, P., Vossel, S., Seiss, P. H., & Seliger, J. (2010). *Neuropsychologia*, **48**,

3488-3496.

Ettlinger, G. (1956). Sensory deficits in visual agnosia. *Journal of Neurology, Neurosurgery, and Psychiatry*, **19**, 297-308.

Evance, C., Milner, A. D., Humphreys, G. W., & Cavina-Pratesi, C. (2012). Optic ataxia affects the lower limbs: Evidence from a single case. *Cortex*, **48**.

Exner, S. (1881). *Untersuchungen uber die Lokalosation der Functionen in der Grosshirnride des Menschen*. Vienna, Whilhelm Braumuller.

[**F**]

Farnsworth, D. (1943). Farnsworth-Muncel 100-hue and dichotomous test for colour vision. *Journal of Optical Society of America*, **33**, 568-578.

Farah, M. J. (1988). Is visual imagery really visual? overlooked evidence from neuropsychology. *Psychological Review*, **95**, 307-317.

Farah, M. J. (1990). *Visual agnosia: Disorders of object recognition and what they tell as about normal vision*. Cambridge: MIT press. (河内十郎・福澤一吉 (訳) (1996). 視覚性失認 認知の障害から健常な視覚を考える 新興医学出版社)

Farah, M. J., & Wallace, M. (1991). Pure alexia as a visual impairment: a reconsideration. *Cognitive Neuropsychology*, **8**, 313-334.

Feinberg, T. E., Schindler, R. J., Ochoa, E., Kwan, P. C., & Farah, M. J. (1994). Associative visual agnosia and alexia without prosopagnosia. *Cortex*, **30**, 395-411.

Fery, P., & Morais, J. (2003). A case study of visual agnosia without perceptual processing or structural descriptions impairment. *Cognitive Neuropsychology*, **20**, 595-618.

Finkelnburg, F. C. (1870). Sitaung der Niederrheinische Gesellschaft in Bonn. Medizinische Section. *Berlin Klinische Wochenschaft*, **7**, 449-450, 460-462.

Fischer, C. M., & Adams, K, D. (1956). Transcient global amnesia. *Transactions of the American. Neurologucal Association*, **83**, 143-146.

Franklin, S. (1989). Dissociation in auditory word comprehension; evidence from nine fluent aphasic patients. *Aphasiology*, **3**, 189-207.

Fredrikson, J., Kartansson, O., Morgan, P. S., Hjaltason, H., Magnusdottir, S., Bonilha, S., & Rorden, C. (2010). Impaired speech repetition and left parietal lobe damage. *The Jpournal of Neuroscience*, **20**, 11057-11061.

Freud, J. (1891). *Zur Auffassung der Aphasie. eine kritische Studie*. Leipzig: Deuticke.

Freund, C. S. (1889). Uber optische Aphasie und Seelenblindheit. *Archives fur Psychiatrie und Nervenkrankheiten*, **20**, 276-297, 371-416.

Frey, S., Campbell, J. S. W., Pike, G. B., & Petrides, M. (2008). Dissociating the human languge pathways with high angular resolution diffusion fiber tractography. *The Journal of Neuroscience*, **28**, 11435-11444.

Fridiriksson, J., Kjartansson, O., Morgan, P. S., Hjaitason, H., Magnusdottir, S., Bonilha, I., & Rorde, C. (2010). Impaired speech repitition and left parietal lobe damage. *The Jourrnal of Neuroscience*, **30**, 11057-11061.

Fritsch, G., & Hitzig, E. (1870). Uber die electrische Erregbarkeit des Grosshirns. *Archiv fur die , Anatomie und Physiologie*, **37**, 300-332.

[**G**]

Gablieri, J. D. E., Cohen, L., & Corkin, S. (1988). The impaired learning semantic knowledge folloing bilateral medial temporal lobe resection. *Brain and Cognition*, **7**, 157-187.

Gablieri, J. D. E., Corkin, S., Mickel, S. F., & Growdan, J. H. (1993). Intact acquisition and long term retention of mirror tracing skill in Alzheimer's diseaase and in global amnesia. *Behavioral Neuroscience*, **107**, 899-910.

Gaillard, R., Naccache, L., Pinel, P., Clemenseau, S., Volle, E., Hasboun, E. et al. (2006). Direct intracranial, fMRI, and lesion evidence for the causal role of left inferotemporal cortex in reading. *Neuron*, **50**, 191-204.

Galaburda, A. M., Sanides, F., & Geschwind, N. (1978). Human brain. cytoarchitectonic left-right asymmetries in temporal speech region. *Archives of Neurology*, **35**, 812-817.

Gallantucci, B., Fowler, C. A., & Turvey, M. T. (2006). The motor theory of speech perception. revgiewed. *Psychonomics Bulletin Review*, **13**, 361-377.

Garcin, R., Rondot, P., & de Recondo, J. (1967). Ataxie optique:localisee aux deux hemichamps visuels homonymes gauches. (Etude clinique avec presentation d'un film. *Review Neurologique*, **116**, 707-714.

Garde, M. M., & Coway, A. (2000). "Deaf Hearing": unacknowledged detection of auditory stimuli in a patient with dcerebral deafness. *Cortex*, **36**, 71-80.

Gassel, M. M. (1969). Occipital lobe syndromes (Excluding hemianopia). In Vinken, P. J. & Bryden G. W. (Eds.) *Clinical Neurology*, vol.2. Amsterdam, pp.640-679.

Gauthier, I., Tarr, M. J., Moylan, J., Akudlaski, P., Gore, J. C. & Anderson, A. W. (2000). The fusiform "face" area is part of a network that processes faces at the individual level. *Journal of Cognitive Neuroscience*, **12**, 495-504.

Gazzaniga, M. S. (1983). Right hemisphere language following brain bisection: A 20 years perspective. *American Psychologist*, **38**, 525-537.

Gazzaniga M. S., & Hillyard, W. (1971). A language and speech capacitiy of the right hemisphere. *Neuropsychologia*, **9**, 273-280.

Gazzaniga, M. S., Volpe, V. T., Smylie, C. S., Wilson, D. H. & Le Doux, J. (1979). Plasticity in speech organization following commissurotomy. *Brain*, **102**, 8050815.

Gerstmann, J. (1924). Fingeragnosie: Eine umschriebene Storung der Orientierung am eigenen Korper. *Wien Klin. Wschr*, **37**, 101-102.

Gerstmann, J. (1930). Zur Symptomatologie der Hirnlasionen im Ubergansgebier der unteren Parietal-und mittleren Occipital-windung. Das Syndrom: Fingeragnosie, Rechts-Links-Storung, Agraphie, Akalkulie. *Nervenarzt*, **3**, 691-695.

Geschwind, M., Porutois, G., Schwartz, S., Van De Wille, D., & Vuilleumier, P. (2012). White-matter connectivity between face-responsive regions in the human brain. *Cerebral Cortex*, **22**, 1564-1576.

Geschwind, N. (1962). The anatomy of acquired disorders of reading. In J. Money

(Ed.) *Reading Disability*. Baltimore: John Hopkins Pres pp.115-129.
Geschwind, N. (1965). Disconnection syndromes in animals and man. Part I and Part II. *Brain*, **88**, 237-294, 585-645.（河内十郎（訳）(1984). 高次脳機能の基礎—動物と人間における離断症候群，新曜社）
Geschwind, N. (1967). Wernicke's contribution to the study of aphasia. *Cortex*, **3**, 449-463.
Geschiwnd, N. (1972). Language and the brain. *Scientific American*, **226**, 76-83.
Geschwind, N. (1975). The apraxias: Neural mechanisms of disorders of learned movements. *American Scientist*, **63**, 188-195.
Geschwind, N., & Fusillo, M. (1966). Coloru naming defects in association with alexia. *Archives of Neurology*, **15**, 137-146.
Geschwind, N., & Levitsky, W. (1968). Human brain: Left-right asymmetries in temporal speech. region. *Science*, **161**, 186-187.
Glasser, M. F., & Rilling, J. K. (2008). DTI tractography of human brain's language pathway. *Cerebral Cortex*, **18**, 2471-2482.
Gloning I., Gloning K., & Hoff H. (1968). *Neuropsychological Symptoms and Syndromes in Lesion of the Occipital Lobe and the Adjasent Areas*. Paris: Gauthier-Villars.
Golay, L., Schnider, A., & Ptak, R. (2008). Cortical and subcortical anatomy of chronic spatial neglect following vasucular damage. *Behavioral and Brain Functions*, **4**, 1-10.
Goldenberg, G. (1992). Loss of mental imagery and loss of visual knowledge. -A case study. *Neuropsychologia*, **30**, 1081-1099.
Goldenberg, G. (2007). Pantomime of tool use depends on integrity of left inferior frontal cortex. *Cerebral Cortex*, **17**, 2769-2776.
Goldenberg, G. (2008). Apraxia. In G. Goldenberg & B. I. Miller (Eds.) *Handbook of Clinical Neurology*, Vol.88, (3rd Series), *Neuropsychology and Behabioral Neurology*, Chap.16. Edinburgh: Elsevier, pp. 323-338.
Goldenberg, G. (2009). Apraxia and parietal lobes. *Neuropsychologia*, **47**, 1449-1459.
Goldenberg, G., & Spatt, I. (2009). The Neural basis of tool use. *Brain*, **132**, 1645-1655.
Goldstein, K. (1939). *The Organism*. New York: Am. Book Co.
Goldstein, K. (1948). *Language and Language Disturbance*. New York: Grune & Stratton.
Goldstein, K., & Gelb, A. (1918). Psychologische Analysen hirnpathologisher Falle auf Grund von Untersuchungen Hirnverlezter. *Zeitschrift fur die Gesamte Neurologie und Psychiatrie*, **41**, 1-142.
Golno-Tempini, M. L., Dronkers, N. F., Pankin, K. P., Ogar,, M. S. et al. (2004). Cognition and anatomy in three variants of primary progressive aphasia. *Annalus of Neurology*, **55**, 335-346.
Goodglass, H., & Butter, N. (1988). Psychobiology of cognitive process. In R. C. Atkins et al. (Eds.) *Stevens' Handbook of Experimental Psychology*. (2nd. ed.)

Vl.2, Chap 13. New York: John Wiley, pp.863-952.

Gorno-Tempini, M. L., Hillis, A. E., Weintraub, S., Kertesz, A., Mendez, M. et al. (2011). Cllasification of primary progressive aphasia and its variants. *Neurology*, **71**, 1227-1234.

Graham, K. S., Barense, M. D., & Lee, A. C, H. (2010). Going beyond LTM in the MTL: A synthesis of neuropsychological and neuroimaging findings on the role of the medial temporal lobe in memory and perception. *Neuropsychologia*, **48**, 831-853.

Greenblatt, S. H. (1976). Subangular alexia without agraphia or hemianopia. *Brain and Language*, **3**, 229-245.

Grismen, C., Hiderbrandt, H., & Fahle, M. (2008). Dissociation of egocentric and allocentric coding of space in visual search after right middle cerebral artery stroke. *Neuropsychologia*, **46**, 902-914.

Gvion, A., & Friedmann, N. (2010). Letter position dysgraphia. *Cortex*, **46**, 1100-1113.

[H]

Halligan. P. W., & Marshall, J. C. (1991). Left neglect for near but not far space in man. *Nature*, **350**, 498-500.

Halligan, P. W., Marshall, J. C., & Wade, D. T. (1990). Do visual field defects exacerbate visuo-spatial neglct? *Journal of Neurology, Neurosurgery and Psychiatry*, **53**, 487-491.

Harris, I. M., Harris, J. A., & Caine, D. (2001). Object orientatiuon agnosia: A failure to find the Axis? *Jorunal of Cognitive Neurospychology*, **13**, 800-812.

Hartman, J. A., Wolz, W. A., Roeltgen, D. P., & Loverso, F. L. (1991). Denial of visual perception. *Brain and Cognition*. **16**, 29-40.

Harvey, M., Milner A. D., & Roberts, R. C. (1995). An investigation of hemispatial neglect using the landmark task. *Brain and Cognition*, **27**, 59-78.

Hasegawa, C., Hirono, N., & Yamadori, A. (2011). Discrepancy in unilateral spatial neglect between daily living and neuropsychological test sitsuation: A single case study. *Neurocase*, **17**, 518-526.

波多野和夫・淺野紀美子・森宗 勤・濱中淑彦・大橋博司 (1986-87). 一部の伝導失語症例にみられた「錯文法性作語」と言うべき言語症状について. 失語症研究, **6**, 1048-1055.

Head, H. (1926). *Aphasia and Kindred Disorders of Speech*. London: Cambridge University Press.

Hecaen, H. (1976). Acquired aphasia in children and the ontogenesis of hemispheric functional specialization. *Brain and Language*, **3**, 114-134.

Heilman, K., & Valenstein, E. (1972). Auditory neglect in man. *Archives of Neurology*, **22**, 660-664.

Heilman, K., & Valenstein, E. (1972). Frontal lobe neglect in man. *Neurology*, **22**, 660-664.

Heilman, K. M., & Valenstein, E. (1979). Mechanisms underlying hemispatial neglect.

Annals of Neurology, **5**, 166-170.

Henson, R. N. A., Rugg, N. D., Shallice, T., Josephs, O., & Dolan, R. J. (1999). Recollection and familiarity in recognition memory: An event-related functional magnetic resonance imaging study. *The Jour of Neuroscience*, **19**, 3962-3978.

Heretz-Pannier, L., Chiron, C., Jambaqué, I. et al., (2002). Late prasticity for language in a child's non-diminant hemisphere. *Brain*, **125**, 361-375.

Heutink, J., Brouwer, W. H., Kums, E., Young, A., & Bouma, A. (2012). When family look satrange and strangers look normal: A case of impaired face percetion and recognition after stroke. *Neurocase*, **18**, 39-49.

Heys, C. (2010). Where do mirror neurons come from? *Neuroscience and Behavioral Reviews*, **34**, 575-583.

Heys, T. L., & Lewis, D. A. (1993). Hemispheric differences in layer Ⅲ pyramidal neurons of the anterior language area. *Archives of Neurology*, **50**, 501-505.

Heywood, C. A., Coway, A., & Newcomb, F. (1991). Chromatic disctimination in a cortically colour blind observer. *Europian Journal of Neuroscience*, **7**, 2601-2617.

Hickok, G. (2009). Eight problems for the mirror neuron theory of action understanding in nonkeys and humans. *Journal of Cognitive Neuroscience*, **21**, 1229-1243.

Hickok, G. (2010). Role of mirror neurons in speech and language processing. *Brain and Language*, **112**, 1-2.

Hickok, G., Okada, K., Barr, W., Pa, J., Rogalsky, C., Donnelly, K. et. al. (2008). Bilateral capacity for speech sound processing in auditory comprehension: Evidence from WADA procedure. *Brain and Language*, **107**, 179-184.

Hickok, G., Okada, K., & Serencs, J. T. (2009). Area Spt in the human pulanume temporale supports sensory-motor integration for speech processing. *Journal of Neurophysiology*, **101**, 2725-2732.

Hillis, A. E., Baker, P. B. Wityk, R. J., Aldrich, A. M., Restrepo, L., Breese E. L. et al. (2004). Variability in subcortical aphasia is due to variable sites of cortical pypoperfusion. *Brain and Language*, **89**, 524-530.

Hillis, A. E., Newhart, M., Heidlaer, J., Barker, P. B., Herskovits, E. H., & Degaonkar, M. (2005). Anatomy of spatial attention: insights from perfusion imaging and hemispatial neglect in acute strok. *The Journal of Neuroscience*, **25**, 3161-3167.

Hillis, A. E., Wityk, R. J., Barker, P. B., Beauchamp. N. J., Gailloud, P., Murphy, K., Cooper, O., & Metter, E. J. (2002). Subcortical aphasia and neglect in acute stroke:the role of cortical hypoperfusion. *Brain*, **125**, 1094-1104.

Hillis, A. E., Work, M., Barker, P. H., Jacobs, M. A., Breese, E. L., & Maurer, K. (2004). Re-examining the brain regions crucial for orchestrating speech articulation. *Brain*, **127**, 1479-1487.

平山惠造・当間　忍・檜山幸孝・北　耕平・河村　満　(1983). 視覚性運動失調 (Ataxie optique)―症候学的検討と考察. 臨床神経, **23**, 605-612.

Holmes. G. (1918). Disturbance of visual orientation. *Britisch Journal of Opthalo-*

mology, **2**, 449–468.

Holmes, G., & Horrax, G. (1919). Disturbance of spatial orientation and visual attentiuon with loss of stereoscoptic vision. *Archives of Neurology and. Psychiatrry*, **1**, 385–487.

Horel, J. A. (1978). The neuroanatomy of amnesia. A Critique of the hippocampal memory hypothesis. *Brain*, **101**, 403–445.

Humphreys, G. W., & Riddock, M. J. (1987). *Too see but not to see: a case study of visual agnosia*. London: Lawrence Erlbaum. (河内十郎・能智正博(訳)(1992). 見えているのにみえない？在視覚失認症者の世界　新曜社)

Hutsler, J. J. (2003). The specialized structure of human language cortex: Pyramidal cell size asymmetries within auditory and language–associated regions of the temporal lobes. *Brain and Language*, **86**, 236–242.

[**I**]

井村恒郎 (1943). 失語—日本語に於ける特性. 精神神経学雑誌, **47**, 196–218.

Iwata, M. (1986). Neural mechanisms of reading and writing in Japanese. *Functional Neurology*, **1**, 43–52.

[**J**]

Janowsky, J. S., Shimamura, A. P., & Squire, L. R. (1989). Source memory impairment in patients with frontal lobe lesions. *Neuropsychologia*, **27**, 1043–1056.

Jansen, A., Liuzzi, G., Deppe, M., Kanowski, M., Olschlager, C., Albers, J. M., Schlaug, G., & Knecht, S. (2010). Structual correlates of functional language dominance: A voxel–based morphometry. *Journal of Neuroimaging*, **20**, 148–156.

Jeeves, M. A. (1998). Visual integration in callosal agenesis. In A. D. Milner (Ed.) *Comparative Neuropsychology*. New York: Oxford Univesity Press. pp.143–166.

Johnson–Frey, S. H., Neuman Norhund, R., & Grafton S. T. (2005). A distributed left hemisphere network active during plannning of every day tool use skills. *Cerebral Cortex*, **15**, 681–695.

[**K**]

Kanwisher, N., McDermott, J., & Chun, M. (1997). The fusiform face area: A module in human extrastriate cortex specialized for face perception. *The Journal of Neuroscience*, **17**, 4302–4311.

鹿島晴雄・加藤元一郎 (1995). 前頭連合野と文脈記憶. *Brain Medical*, **7**, 251–258.

Kapur, N., Ellison, D., Smith, M. P. McLellan, D. L., & Burrows, E. H. (1992). Focal retrograde amnesia following bilateral tempral lobe pathology. *Brain*, **115**, 73–85..

Karnath, H.–O. (2001). New insights into the function of the superior temporal cortex. *Nature. Review Neuroscience 2001*, **2**, 568–576.

Karnath, H.–O., Berger, M. F., Kuker, W., & Rorden, C. (2004). The anatomy of spatial neglect based on voxelwise statistical analysis: A study of 140 patients. *Cerebral Cortex*, **14**, 1164–1172.

Karnath, H.-O., Ferber, S., & Bulthoff, H. H.(2000). Neuronal reprezentaion of object orientation. *Neuropsychologia*, **38**, 1235–1241.

Karnath, H.-O., Ferber, S., & Himmelbach, M.(2001). Spatial awareness is a function of the emporal not posterior parietal lobe. *Nature*, **411**, 950–953.

Karnath, H.-O., Himmelbach, M., & Rorden, C.(2002). The subcortical anatomy of human spatial negledct: putamen, caudate nucleus and pulvinar. *Brain*, **125**, 350–360.

Karnath, H.-O., Zopf, R., Johannsen, L., Berger, M. F., Nagele, T., & Klose, U.(2005). Normalized pefusion MRI to identify common areas of dysfunction: patients with basal ganglia neglect. *Brain*, **128**, 2462–2469.

河内十郎 (1981). 言語. 平野俊二(編) 行動の生物学的基礎 東京大学出版会, pp.241–285.

河内十郎 (1982). 見えない視覚. 鳥居修晃(編) 知覚Ⅱ 東京大学出版会, pp.233–256.

河内十郎 (1984 a). 認知の障害―特に失認症について. 大山 正・東 洋(編) 認知心理学講座1 認知と心理学 東京大学出版会, pp.179–197.

河内十郎 (1984 b). 高次脳機能の基礎―動物と人間に於ける離断症候群 新曜社.

河内十郎 (2005). ゴールドシュタイン―脳損傷研究に基づく"人間"の考察. 河合隼雄・木下富雄・中島 誠(編)心理学の群像 アカデミア出版, pp.95–115.

河内十郎 (2012 a). 脳の構造と機能. 竹内愛子・河内十郎(編)脳卒中後のコミュニケーション 共同医書出版社, pp.148–177.

河内十郎 (2012 b). 言語と脳の働き. 竹内愛子・河内十郎(編)脳卒中後のコミュニケーション 共同医書出版社, pp.192–209.

河村 満 (2002). ヒトの地理感覚の新しい理解―街並みの記憶と道順の記憶. 宇野 彰・波多野和夫(編)高次神経機能障害の臨床はここまで変わった 医学書院, pp.53–66.

Kawamura, M., Hirayama, K., Hasegawa, K. Et al.,(1987). Alexia with agraphia of kanji (Japanese morphogrms). *Journal of Neurology, Neurosurgery, and Psychiatry*, **50**, 1125–1129.

河村 満・伊藤直樹・平山惠造 (1981). 右同名性半盲を伴わない一酸化炭素中毒による非古典型純粋失読. 臨床神経, **21**, 626–636.

Kensinger, E. A., Ulman, M. T., & Corkin, S.(2001). Bilateral medial temporal lobe damage does not affect lexical or grammatical processing: Evidence from amnesic patient HM. *HIPPOCAMPUS*, **11**, 347–369.

Kertesz, A.(1982). *Westan Aphasia Battery*. New York: Gurune & Stratton.

Kleist, K.(1922). Krieksverletzungen des Gehirns. In O. Schjerning (Ed.) *Handbuch der arztlichen Erharungen im Weltkriege*. Raipzig: Barth. pp.343–370.

Kinsbourne, M., & Warrington, E. K.(1963). A study of visual perseveration. *Journal of Neurology, Neurosurgery and Psychiatry*, **26**, 467–475.

Kinsbourne, M., & Warrington, E. K.(1962). A disorder of samultaneous form perception. *Brain*, **85**, 461–486.

Kirk, A., & Kertesz, A.(1994). Cortical and subcortical aphasia compared. *Aphasiology*, **8**, 65–82.

Kirwan, C. B., Wixted, J. T., & Squire, L. R. (2010). A demonstration that the hippocampus supports both recollection and familiarity. *Proceedings of the National Academy of Sciences of the United States of America*, **107**, 344-348.

Kleist, K. (1922). *Handbuuch der argblichen Erfahrungen*. Leipzig: Barth.

Kolmel, H. W. (1984). *Visuelle halluzinationen und hemianopen Fields bei homonimous Hemianopsia*. Belrin: Splinger.

Kolmel, H. W. (1985). Complex visual hallucination in the hemianopic field. *Journal of Neurology, Neurosurgery, and Psychiatry*, **48**, 29-38.

Kolmel, H. W. (1988). Pure homonymous hemiachromatopsia: finding with neuro-opthalmologic examination and imaging procedures. Eurpian. Archives of Psychiatrie and Neurological. *Science*, **237**, 237-243.

Kondo, M., Mori, T., Makino, K., Okazaki, T., & Hachisuke, K. (2012). Failure to paint the left quater of waterdcolor and noerror in a line drawing: A case report of an art teacher with unilateral spatial neglect. *Neurocase*, **18**, 212-216.

[L]

Landis, T., Greaves, G. Benson, D. F., & Heeben. (1982). Visual recognition through kinaesthtic mediation. *Psychological Medicine*, **12**, 515-531.

Laplane, D., & Degos, J. D. (1983). Motor neglect. *Journal of Neurology, Neurosurgery, and Psychiatry*. **46**, 152-158.

Lecours, A. R., & Lhermitte, F. The "pure form" of the phonetic disintegration syndrome (pure anarthria): Anatomo-clinical report of a historical case. *Brain and Language*, **3**, 88-113.

Lee, A. C., Bussey, T. J., Murray, E. A., SAksida, L. M., Epstein, E. A., Kapur, N., Hodges, J. R., & Graham, K. S. (2005). Perceptual deficits in amnesia: Challeging the medial temporal lobe "munemonic" view. *Neuropscyhologia*, **43**.1-11.

Lenneberg, E. H. (1962). Understadig language without ability to speak: A case report. *Jpournal of Abnormal Social Psychology*, **65**, 419-425.

Lenneberg, E. H. (1967). *Biological Foundation of Language*. New York: John Wiley.

Levine, D. N., Warach, J., & Farah, M. (1985). Two visual systems in mental imagery: Dissociation of 'what' and 'where' in imagery disorders due to bilateral posterior cerebral lesions. *Neurology*, **35**, 1010-1018.

Lezak, M. D. (1995). Executive function and motor performance. In M. D. Rezak (Ed.) *Neurop-sychological Assesment*. (3rd ed.) pp.650-685. (三村　將・村松太郎(監訳)　(2003). レザック神経心理学検査集成　創造出版.)

Lhermitte, F., & Beauvois, M. F. (1973). A visual-speech disconnection syndrome: Report of a case with optic aphasia, agnosic alexia and colour agnosia. *Brain*, **96**, 695-714.

Libermann, A. M., Cooper, F. S., Shankweiler, D. P., & Studdert-Kennedy, M. (1967). Perception of the speech code. *Psychological Review*, **74**, 431-461.

Lichiheim, L. (1885). On aphasia. *Brain*, **7**, 433-484.

Liegeois, F., Connelly, A., Cross, J. H., Boyd, S. G., Gacian, D. G., Vargha-Khadam, F.,

& Baldeweg, T. (2006). Language reorganization in children with early-onset lesions of the left heisphere : an fMR study. *Brain*, **127**, 1229-1236.

Liegeois, F., Morgan, A. T., Stewart, L. H., Gross, J. H., Vogel, A. P., & Vargha-Khadem, F. (2010). Speech and oral motor profile after childfood hemispherectomy. *Brain and Language*, **114**, 126-134.

Liepmann, H. (1900). Das Krankheitsbild der Apraxie ("Motorischen Asymbolie") auf Grund eines Falles von einseitinger Apraxie. *Monatschrift fur Psychiatrie und Neurologie*, **8**, 15-44, 102-132, 182-197.

Liepmann, H. (1920). Apraxie. *Ergebnisse der gesamten Medizin*, **1**, 516-543.

Linebarger, M. C., Schwartz, M. F., & Saffran, E. M. (1983). Sensitivity to grammatical structure in so-called agrammatic aphasia. *Cognition*, **13**, 361-392.

Lissauer, H. (1890). Ein Fall von Seelenblindheit nebst einem Beitrage zur Theorie derselben. *Archiv fur Psychiatrie und Nervenkrankheiten*, **21**, 222-270.

Luria, A. R. (1966). *Higher Cortical Function*. New York: Basic Books.

Luria, A. R. (1966). *Human Brain and Psychological Process*. New York: Harper & Row.

[M]

MacKay, D. G., James, L. E., Hadley, C. B., & Fogler, K. A. (2011). Speech errors of amnesic H. M.: Unlike everyday slips-of-the tongue. *Cortex*, **47**, 377-408.

MacKay, D. G., Stewart, R., & Burke, D. M. (1998). HM revisited: relations between language, comprehansion, memory, and the hippocampal system. *Journal of Cognitive Neuroscience*, **10**, 377-394.

Macrae, D., & Troile, E. (1965). The defect of function in visual agnosia. *Brain*, **79**, 94-110.

Maguire, E. A., Frith, C. D., Rudge, P., & Cipolotti, E. (2005). The effect of adult-acquired hippocampal damage on memory retrieval: An fMRI study. *NeuroImage*, **27**, 146-152.

Maguire, E. A., Vargha-Khadam, F., & Mishkin, M. (2001). The effects of bilateral hippocampal damage on fMRI regional activations and interactions during memory retrieval. *Brain*, **124**, 1156-1170.

Mahoudeau, D., Lemoyen, J., Dubrisay, J., & Caraes, J. (1956). Sur un cas dagnosie suditive. *Review Neurologique*, **95**, 57.

Makris, N., Kennedy, D. N., McInerney, S., Sorensen, A. G., Wang, R., Caviness, V. S. Jr., & Pandya, D. N. (2005). Segmentation of subcomponents withen the superior longitudinal fascicle in humans: a quantitative in vivo DTI-MRI study. *Cerebral Cortex*, **15**, 854-869.

Makris, N., & Pandya, D. N. (2009). The extreme capsule in humans and rethinking of the language circuitry. *Brain Structure and Function*. **213**, 343-358.

Makris, N., Papadimitrion, G. M., Kaiser, J. R., Sorg, S., Kennedy, D. N., & Pandya, D. N. (2009). Deliniatiuon of the middle longitudinal fasciculus in humans: A quantitative, invivo, DT-MRI study. *Cerebral Cortex*, **19**, 777-785.

Malangolo, P., Martin, D., & Piras, F. (2008). Dissociation between nonpropositional and propositional speech: A Single case study. *Neurocase*, **14**, 317-328.

Marcel, A. J. (1998). Blindsight and shape perception: deficit of conscious or of visual function? *Brain*, **121**, 1565-1588.

Markovistch, H. J., Weber-Luxemburger, G., Ewald, K., Kessler, J., & Heiss, W.-D. (1997). Patients with heart attacks are not valid models for medial temporal lobe amnesia. A neuropsychological and FDG-PETstudy with consequences for memory research. *Europian Journal of Neurology*, **4**, 178-184.

Marsh, E. B., & Hillis, A. E. (2008). Dissociation between egocentric and allocentric visuospatial neglect and tactile neglect in acute stroke. *Cortex*, **44**, 1215-1220.

Marshall, J. C., & Halligan, P. W. (1995). Seeing the forest but only half the trees? *Nature*, **373**, 521-523.

Martino, J., De Witt Hamer, P. C., Berger, M. S., Lawton, M. T., Arnold, C. M., Marco de Lucas, E., & Duffau, H. (2012). Analysis of the subcomponents and cortical termination of the perisylvian superior longitudinal fasciculus: a fiber dissection and DTI tractography. *Brain Structure and Function*. Published online.

Martinou, O., Pouliquen, D., Gerardin, E., Loubeyre, M., Hirsbein, D., Hannequin, D., & Cohen, L. (2012). Visual agnosia and posterior cerebral artery infarcts: An anatomical-clinical study. *PLoSONE*, **7**, Issue 1, 1-14.

Meadows, J. C., & Munro, S. S. F. (1977). Plinopsia. *Journal of Neurology, Neurosugery and Psychiatry*, **40**, 5-8.

Mendez, M. F.,& Geehan, G. R. Jr. (1988). Ccortical auditory disorders: clinical and psychoacoustic features. *Journal of Neurology, Neurosurgery and Psychiatry*, **51**, 1-9.

Menjot de Champfleur, N., Lima Maldonado, I., Moritz-Gasser, S., Mmarchi. P., Le Bars, E., Bonafe, A., & Duffau, H. (2012). Middle longitudinal fasciculus deliniation within language pathways: by diffusion tensor imaging study in man. *Europian Journal of Radiology*, **82**, 151-157.

Mennemeier, M., Wertman, E., & Heilman, K. (1992). Neglect near peripheral space. *Brain*, **115**, 37-50.

Mesulam, M.-M. (1981). cortical network for directed attention and unilateral neglect. *Archives of Neurology*, **10**, 309-326.

Mesulam, M.-M. (1982). Slowley progressive aphasia without generalized dementia. *Annals of Neurology*, **11**, 592-598

Mesulam M.-M. (1987). Primary progressive aphasia-differentiation from Alzheimer's disease. *Annals of Neurology*, **22**, 533-534.

Mesulam M.-M. (1998). Fron sensation to cognition. *Brain*, **121**, 1013-1052.

Mesulam, M.-M. (1999). Spatial attention and neglect: parietal, frontal and cingulate contributions to the mental reprezentation and attentional targetting of salient extrapersonal ivents Philosophical Transaction of Roial Society of Lond. B. Biological. *Science*, **354**, 1325-1346.

Mesulam, M.-M. (2007). Primary progressive aphasia. A 25-year retrospective. *Alzheimer Disease and Associated Disorders*, **21**, S 8-S 11.

Michel, E. M., & Troost, B. T. (1980). Palinopsia: cerebral localization with computed

tomography. *Neurology*, **30**, 887-889.
Miller, G. A. (1956). The marginal number seven, plus or minus two.: some limits on our capacity forprocessing information. *Psychological Review*, **63**, 81-97.
Milner, A. D., & Goodale, M. A. (1995). *The Visual Brain in Action*. Oxford: Oxford University Press.
Milner, A. D., & Goodale, M. A. (2008). Two visual systems re-viewd. *Neuropsycjhologia*, **46**, 774-785.
Milner, B. (2005). The medial temporal-lobe amnesic syndrome. *Psychiatr. Clin. N. Am*, **28**, 599-611.
Milner, B., & Penfield, W. (1955). The effect of hippocampal lesions on recent memory. *Transactions of the American Neurological Association*, **980**, 42-48.
Mishkin, M. (1978). Memory in monkeys severely impaired by combined but not by separate removal of amygdala and hippocampus. *Nature*, **273**, 297-298.
Mishkin, M., Ungerleider, L. G., & Macko, K. A. (1983). Object vision and spatial vision: two cortical pathways. *Trends in Neuroscience*, **6**, 414-417.
Michel, E. M., & Troost, B. T. (1980). Palinopsia: Cerebral localization with computed tomography. *Neurology*, **20**, 887-889.
Miwa, H., & Kondo, T. (2007). Metamorphopsia restrictedto the right side of the face associated with right temporal lobe lesion. *Journal of Neurology*, **254**, 1765-1767.
Mohr, J. P. (1976). Broca's area and Broca aphasia. In Whitaker, H. & Whitaker, H. A. (Eds.) *Studies in Neurolinguistics*. Vol.1. New York: Academic Press, pp.201-235.
Molko, N., Cohen, L., Mangin, J. F., Chochon, F., Lehericy, S., & Le Bihan, D. et al. (2002). Visualizing the neural bases of disconnection syndrome with diffusion tensor imaging. *Journal of Cognitive Neuroscience*, **14**, 629-8636.
Mori, S., Wakana, S., Nagae-Poetscher, L. M., & Van Zijl, P. C. M. (2005). *MRI Attas of Human Whitematter*. Amsterdam: Elsevier.（森進（訳）（2007）．拡散テンソル法によるヒト脳白質のMRIアトラス　講談社）
Morlaas, J. (1928). *Contribution a l'Etude de l'Apraxie*. Paris: Amedee Legrand.
Morosan, P., Schleicher, A., & Zilles, K. (2005). Multimodal architectonic mapping of human superior temporal gyrus. *Anatomical Embryology*, **210**, 401-406.
Mort, D. J., Malhotra, R. D., Mannan, S. K., Dorden, C., Pambakian, A., Kennard, C. et al. (2003). The anatomy of visual neglect. *Brain*, **126**, 1986-1997.
Moruzzi, G., & Magoun, H. W. (1949). Brainstem reticular formation and activtion of the EEG. *Electroencephalography and Clinical Neurpophysiology*, **1**, 455-473.
Moscovitch, M., Winocour, G., & Behrmann, M. (1997). What is special about face recognition? Nineteen experiments on a person with visual object agnosia and dyslexia. *Journal of Cognitive Neuroscience*, **9**, 955-604.
Motomura, N., & Yamadori, A. (1994). A case of ideational apraxia with impairment of object use and presaveration of object pantomime. *Cortex*, **30**, 167-170.
Munk, H. (1881). Uber die Functionen der Grosshirnrinde. *Gesammelte Mittenlun-*

gen aus den Yaren. Belrin: Hirshwwald, pp.1877–1880.
Myers, R. E., & Sperry, R. W. (1958). Interhemispheric communication through the corpus callosum.: Mnemonic carry-over between the hemispheres. *Archives of Neurology and Psychiatry*, **80**, 298–303.

[**N**]

Nadal, L., & Moscovitch, M. (1997). Memory consoridation, retrograde amnesia and the hippocampal comnplex. *Current Opinion in Neurobiology*, **7**, 217–227.
Nadeau, S. E. (2008). Subcortical language mechanisms. In B. Stemmer & H. A. Whitaker (Eds.) *Handobook of the Neuroscience of Language*. New York: Elsevier, pp.329–340.
Nadeau, S. E., & Crosson, B. (1997). Subcortical aphasia. *Brain and Language*, **58**, 355–402.
Naesser, N. A., Palumbo, C. L., Helm-Estabrooks, N., Stiassny-Eder, D., & Albert, M. (1989). Severe nonfluency in aphasia: Role of the medial subcallosal fisciculus and other white mater pathways in recovery of of spontaneous speech. *Brain*, **112**, 1–38.
Nakagawa, Y., Tanabe, H., Kazui, H., Kato, A., Yoshimi, T., Yamada, K. & Hayakawa, T. (1998). Motor Neglect following damage to the supplementary motor area. *Neurocase*, **4**, 55–63.
Nauta, W. J. (1962). Neural associations of the amygdaloid complex in the monkey. *Brain*, **85**, 505–520.
Nebes, R. D. (1979). Direct exsamination of cognitive function in the right and left hemispheres. In M. Kinborune (Ed.) *Assymmetrical Function of the Brain*. Cambridge: Cambridge University Press, pp.99–137.
Nijboer, T. C. W., Nys, G. M. S., van der Smagt, M. J., & de Haan, E. H. F. (2009). A selective deficit in the appreciation and recognition of brightness: Brightness agnosia. *Cortex, 2009*, **45**, 816–824.
Nijboer, T. C. J., Ruis, C., van der Worp, H. B., & De Haan, E. H. F. (2008). The role of Functionswandel in metamorphopsia. *Journal of Neuropsychology*, **2**, 287–300.
西尾慶之・森悦郎 (2011). 左右前頭葉の機能的差異. *Brain Medical*, **23**, 155–162.

[**O**]

Ochipa, C., Rothi, L. J. G., & Heilman, K. M. (1992). Conceptualo apraxia in Alzheimer's disease. *Brain*, **115**, 1061–1071.
大東祥孝 (2005). 「アナルトリーの責任病巣」再考. 神経心理学, **21**, 146–156.
Oizzamiglio, L., Cappa. S., Vallar, G., Zoccolotti, G. et al. (1989). Visual neglect for far and near extra-personal space. *Cortex*, **25**, 471–477.
Ojeman, G. A. (1983). Brain organization for language from the perspective of electrical stimulation mapping. *The Behavioral and Brain Science*, **6**, 189–203.
Ojemann, G. A., Ojemann, J., & Lettichi, B. A. E. (1989). Cortical language localization in left dominant hemisphere: An electrical stimulation mapping investigation

in 117 patients. *Journal of Neurosurgery*, **71**, 316-326.

O'kone, G., Kensinger, E. K., & Corkin, S. (2004). Evidence for semantic learning in profound amnesia: An investigatio n with patient H. M. *HIPPOCAMPUS*, **14**, 417-425.

Oliveri, M., & Vallar, G. (2009). Parietal versus temporal lobe components in spatial cognition: Setting the mid-point of a horizontal line. *Journal of Neuropsychology*, **3**, 201-211.

Olsen, T. S., Bruhn, P., & Oberg, R. G. (1986). Cortical hypoperfusion as a possible cause of subcortical aphasia. *Brain*, **109**, 393-410.

Olson, I. R., & Berryhill, M. (2009). Some sprizing findings on the involvement of the parietal lobe in human memnory. *Nerobiology of Learning and Memory*, **91**, 155-165.

Ono, M., Kubik, S., & Abernathey, C. D. (1990). *Atlas of the Cerebral Sulci*. Stuttgart: Thieme.

Ortigue, S., Megevand, P., Perren, F., Landis, T., & Blanke, O. (2006). Double dissociation between representational personal and extrapersonal neglect. *Neurology*, **66**, 1414-1417.

Ortigue, S., Viaud-Delmon, I., Michel, C. M., Blanke, O., Annoni, J. M., Pegna, A., Mayer, E., Spinelli, I., & Landis, T. (2003). Pure imagery hemi-neglect of far space. *Neurology*, **60**, 2000-2002.

Ota, H., Fujii, T., Fukuda, R., & Yamadori, A. (2001). Dissociation of body-centered and stimulus-centered representations in unilateral neglect. *Neurology*, **57**, 2064-2069.

大槻美佳 (2005). Anarthrieの症候学. 神経心理学, **21**, 172-182.

大槻美佳 (2006). 失語. 神経内科, **65**, 249-258.

Otsuki, M., Soma, A., Koyama, A. et. al. (1998). Transcortical sensory aphasia following left frontal infarction. *Journal of Neurology*, **245**, 69-76.

大橋博司・濱中淑彦(編) (1985). Broca領野のエニグマ(謎) 金剛出版.

[**P**]

Pallis, C. A. (1955). Impaired identification of faces and places with agnosia for colours. *Journal of Neurology, Neurosurgery and Psychiatry*, **18**, 218-224.

Papez, J. W. (1937). A prososed mechanisms of emotion. *Archives of Neurology and Psychiatry*, **38**, 725-743.

Park, K. C., Jeong, Y., Lee, B. H., Kim, E.-J., Kim, G. M., Heilman, K. M., & Na, D. L. (2005). Left hemispatial visual neglect associated with combined right occiipital and splenial lesion. Another disconnecdtion syndrome. *Neurocase*, **11**, 316-318.

Paterson, A., & Zangwill, O. L. (1944). Disorders of visual space perception associated with lesions of the right cerebral hemisphere. *Brain*, **67**, 331-358.

Pearlman, A. L., Birch, J., & Meadows, J. C. (1979). Cerebral color blindness: an acquired defect in hue discrimination. *Annals of Neurology*, **5**, 253-261.

Pegna, A. J., Perit, L., Caldara-Schnezer, A.-S., Khareb, A., Annoni, J.-M. Szrajzel, R., & Landis, T (2001). So near yet so far: Neglect in far or near space depends on tool use. *Annals of Neurology*, **50**, 820-822.

Pellepiter, I., Paquette, N. et al. (2011). Language lateralization in individuals woth callosal agenesis: A fMRI study. *Neuropsychologia*, **49**, 1987-1995.

Penfield, W., & Perrot, P. (1963). The Brain's record of auditory and visual experience. A final summary and discussion. *Brain*, **86**, 595-696.

Penfield, W., & Roberts, L. (1959). *Speech and the Brain Mechanisms*. Princton University Press.

Penfield, W., & Rusmussenn T. (1952). *The Cerebral Cortex of Man*. New York: Mcmillan.

Perenin, M. T., & Jeannerod, M. (1975). Residual vision in cortically blind hemifields. *Neuropsychologia*, **13**, 1-7.

Peretz, I., Ayotte, J., Zatore, R. J., Mehler, J. et al. (2002). Congenital amusia: a disorder of fine grained pitch discrimination. *Neuron*, **33**, 185-191.

Petrides, M., Cadoret, G., & Mackey, S. (2005). Orofacial somatomotor responses in the macaqaue monkey homologue of Broca's area. *Nature*, **435**, 1235-1238.

Petrides, M., & Pandya, D. N. (2009). Distinct parietal and temporal pathways to the homologue of Broca's area in the monkey. *Plos Bioology*, **7**, e 1000170.

Pevzner, S., Bornstein, B., & Loewenthal, M. (1962). Prosopagnosia. *Journal of Neurology, Neurosurgery, and Psychiatry*, **25**, 336-338.

Piccirrilli, M., Sciarma, T., & Luzzi, S. (2000). Modularity of music: evidence from a case of pure amusia. *Journal of Neurology, Neurosurgery and Psychiatry*, **69**, 541-545.

Piercy, M. (1964). The effects of cerebral lesions on inttelectual function.; a review of current research trends. *Britisch Journal of Psychiatry*, **110**, 310-352.

Pick, A. (1913). *Die agrammatischen Sprachstorungen*. Berlin: Springer.

Pitcher, D., Walsh, V., & Duchaine, B. (2011). The role of the occipital face area in the cortical face perception. *Experimetal Brain Research*, **209**, 481-493.

Poeck, K. (1986). The clinical examination for motor apraxia. *Neuropsychologia*, **24**, 129-134.

Poppel, E., Held, R., & Frost D. (1973). Residual visual function after brain wounds involving the central visual pathways in man. *Nature*, **243**, 295-296.

Powell, H. W., Parker, G. I., Alexander, D. C., Symms, M. R., Boulby, P. A., Wheeler-Kingshott, C. A., Barker, G. I. Noppeny, U. Koepp, M. I., & Duncan, J. S. (2006). Hemispheric asymmetries in language-related pathways.: a combined functional MRI and tractography study. *NeuroImage*, **32**, 388-399.

Price, C. J., Gorno-Tempini, M. I., Graham, K. S., Biggio, N., Mechelli, A., Patterson, K., & Noppeny, U. (2003). Normal and pathological reading: Converging deta from lesion and imaging studies. *NeuroImage*, **20**(Suppl 1), 30-41.

Prifits, K., Rusconi, E., Umilta, C., & Zorzi, M. (2003). Pure agnosia for mirror stimuli after right inferior parietal lesion. *Brain*, **126**, 908-919.

Pujol, J. et al. (1999). Cerebral lateralizaion of language in normal left-handed people studiedby functional MRI. *Neurology*, **52**, 1038-1043.

[Q]

Quigg M., Geldmacher, D. S., & Elias, W. J. (2006). Conduction aphasia as a fucntion of the dominant posterior perisylvian cortex. *Jounal of Neurosurgery*, **104**, 845–848.

[R]

Ramayya, A. G., Glasser, M. F., & Rilling, J. K. (2010). A DTI investigation of neural substrates suppor tool use. *Cerebral Cortex*, **20**, 507–516.

Ranganth, C., & Blumenfeld, R. S. (2005). Doubts about double dissociations between short-term and long-term memory. *Trends in Cogntive Science*, **9**, 374–480.

Raush, R. A., & Jinkins, J. R. (1994). Magnetic resonance imaging of corpus callosum dysgenesis. In M. Lassond & M. A. Jeeves. (Eds.) *Callosal Agenesis: a Aatural Split Brain*. New York: Plenum Press. pp.83–95.

Rauschecker, A. M., Deutch, G. K., Ben-Shachar, M., Schwartzman, A. Perry, L. M., & Dougherty, R. F. (2009). Reading impairment in a patient with missing arcuate fasciculus. *Neuropsychologia*, **47**, 180–194.

Ricker, A., Ackerman, H., Schmitz, B., Kassubeck, J., Hernberger, B., & Steinbrink, C. (2007). Bilateral language function in callosal agenesis. An fMRI and DTI study. *Journal of Neurology*, **254**, 528–530.

Riddoch G. (1917). Dissociations of visual perception due to occipital injuries, with special reference to appreciation of movement. *Brain*, **40**, 15–57.

Riddoch, M. J. (1990). Loss of mental imagery: a generation deficit. *Cognitive Neuropsychology*, **7**, 249–273.

Riddoch, M. J., Humphery, G. W., Luckhurst, L. Burroughs, E., & Bateman, A. (1995). "Paradoxical Neglect": Spatial representation, hemisphere–specific activation, and spatial cueing. *Cognitive Neuropsychology*, **12**, 569–604.

Rilling, J. K., Glasser, M. F., Preuss, T. M., Xiangyang, M. A., Zhao, T., & Hu, X. (2008). The evolution of the arcuate fasciculus revealed with comparative DTI. *Nature Neuroscience*, **11**, 426–428.

Rinaldi, M. C., Piras, F., & Pizzamiglio, L. (2010). Lack of awareness for spatial and verbal constructive apraxia. *Neuropsychologia*, **48**, 1574–1587.

Rizzoratti, G., & Craighero, L. (2004). The mirror-neuron system. *Annual Review of Neuroscience*, **27**, 169–192.

Rizzolatti, G., & Matelli, M. (2005). Two different streams from the dorsal visual system: anatomy and function. *Experimental Brain Research*, **153**, 146–157.

Robinson, T. W., & Watt A. C. (1947). Hallucinations of rememberd scenes as an epileptic aura. *Brain*, **20**, 440–448.

Rorden, C., Hajaltson, H., Fillmore, P., Fridirikson, J., Kjartausson, O., Maguusalotier, S., & Karnath, H.-O. (2012). Allocentric neglect strongly associated with egocentric neglect. *Neuopsychologia*, **50**, 1151–1157.

Rossi, S., Pasqualetti, P., Zito, G., Vecchio, F., Cappa, S. F., Miniussi, C. et al. (2006). Prefrontal and parietal cortex in human episodic memory: An interference study

by repititive transcranial magnetic stimulation. *Europian Journal of Neuroscience*, **23**, 793-800.
Rossion, B., Galdara, R., Seghier, M., Schuller, A. M., Lazeyras, F., & Mayer, E. (2003). A network of occipito-temporal face-sensitive areas besides thr right middle fusiform gyrus is necessary for normal face processing. *Brain*, **126**, 2381-2395.
Rothi, L. J. G., Ochipa, C., & Heilman, K. M. (1991). A cognitive neuropsychological model of limb praxis. *Cognitive Neuropsychology*, **8**, 443-458.
Rubens, A. B., & Benson, D. F. (1971). Associative visual agnosia. *Archives of Neurology*, **24**, 305-316.
Rusconi, E., Pinel, P., LeBihan, D., Thironb, B., Dehaene, S., & Kleinschmit, A. (2009). A disconnection account of Gerstmann sybdrome: functional neuroanatomy evidence. *Annals of Neurology*, **66**, 654-662.
Russell, W. R., & Whitty, Ch. W. M. (1955). Studies in traumatic epilepsy. Ⅲ. Visual fit. *Journal of Neurology, Neurosurgery and Psychiatry*, **18**, 79-96.

[**S**]

Sacks, O., & Wasswermann, R. (1987). The Case of the Corlorblind Painter. *New York Revie of Books*, **34**, 25-34.
Sakai, K., Watanabe, E., Onodera, Y., Uchida, I., Kato, H. Yamamoto, E., Koizumi, H., & Miyashita, Y. (1995). Functional mapping of the human colour centre with echo-planar magnetic resonance imaging. *Proceedings of the Roiyal Society London, Biology*, **261**, 89-98.
Sakurai, H., Sakai, K., Sakuta, M. et al. (1994). Naming difficulties if alexia with agraphia for kanji after a left posterior inferior temporal lesion. *Journal of Neurology, Neurosugery, and Psychiatry*, **57**, 609-613.
櫻井靖久 (2005). 健常成人に於ける漢字単語・仮名単語の処理. 笹沼澄子(編)言語コミュニケーション障害の新しい視点と介入理論 医学書院, pp.305-319.
櫻井靖久 (2007). 読字の神経機構. 岩田 誠・河村満(編)神経文字学 医学書院, pp.93-112.
Schmahmann, J. D., & Pandya, D. N. (2006). *Fiber Pathways of the Brain*. New York: Oxford Unbivesity Press.
Schmahmann, J. D., Pandya, D. N., Wand, R., Dai, G., D'Arceuil. H. E., de Crespigny, A. J., & Wedeen, V. J (2007). Association fiberpathways of the brain: parallel observations from diffusion spectrum imaging and autoradiography. *Brain*, **130**, 630-653.
Schnider, A., Benson, D. F., & Scharre, D. W. (1994). Visual agnosia and optic aphasia: are they anatomically distinct? *Cortex*, **30**, 445-457.
Scoville, W. B. (1954). The limbic lobe in man. *Journal of Neurosurgery*, **11**, 64-66.
Scoville, W. B., & Milner, B. (1957). Loss of recent memory after hippocampal lesions. *Journal of Neurology, Neurosurgery, and Psychiatry*, **20**, 11-20.
Selnes, O. A., van Zijl, P. C. M. Baker, P. B., Hillis, A. E., & Mori, S. (2002). MR diffusion tenser imaging docuymented arcuate fasciculus lesion in a patient with normal repitition performance. *Physiology*, **16**, 897-901.

Sergent, J., & Poncet, M. (1990). From covert to overt recognition of faces in a prosopagnosic patient. *Brain*, **113**, 989–1004.

Shallice, T., & Warrington, E. K. (1977). Auditory-verbal short-term mempory impairment and conduction aphasia. *Brain and Language*, **4**, 479–491.

Shelton, P. A., Bowers, D., & Heilman, K. (1990). Peripersonal and vertical neglect. *Brain*, **113**, 191–205.

Shipp, S., de Jong, B. M., Zihl, J. et al. (1994). The brain activity related to residual motion vision in a patient with bilateral lesions of V 5. *Brain*, **117**, 1023–1038.

Shuren, J. E., Schefft, B. K., Yeh, H.-S., Privitera, M. D., Cahhhhhill, W. T., & Huston, W. (1995). Repititon and the arcuate fasciculus. *Journal of Neurology*, **242**, 596–598.

Shurren J. E., Brott T. J., Scheft B. K., & Houston W. (1996). Preserved colour imagery in an achromatopsic. *Neuropsychologia*, **34**, 485–489.

Shurren, J. E., Shefft, B. K., Yea, H.-S., Privitera, M. D., Cahill, W. T. & Houston, W., (1995). Repetition and the arcuate fasciculus. *Journal of Neurology*, **242**, 596–598.

Simon, J. S., & Mayes, A. R. (2008). What is the parietal lobe contribution to human memory. *Neuropsychologia*, **46**, 1739–1742.

Simon, J. S., Peers, P. V., Hwang, D. Y., Ally, B. A., Fletcher, P. C., & Budson, A. E. (2008). Is the parietal lobe necessary for recollection in humans? *Neuropsychologia*, **46**, 1185–1191.

Smith, A. (1966). Speech and other functions after left (dominant) hemispherectomy. *Journal of Neurology, Neurosurgery, and Psychiatry*. **29**, 467–471.

Smith, C. N., Frascino, J. C., Kripe, D. L. McHugh, P. R. Treisman, G. J., & Squire, L. R. (2010). Losing memories overnight: A unique form of human amnesia. *Neuropsychologia*, **48**, 2833–2840.

Solms, M., Kaplan-Solms, K., Saling, M. et al. (1988). Inverted vision after frontal lobe disease. *Cortex*, 24, 499–509.

Sperry, R. W. (1964). The great cerebral commissure. *Scientific American*, **210**, 358–368.

Splinger, S. P., & Deutsch, G. (1993). *Left Brain, Right Brain*. New York: Freeman.

Squire, L. R. (1987). *Memory and Brain*. New York: Oxford University Press. (河内十郎(訳) (1989). 記憶と脳―心理学と神経科学の統合　医学書院)

Squire, L. R. (2009). Memory and brain systems:1969–2009. *The Journal of Neuroscience*, **29**, 12711–12716.

Squire, L. R., & Zola-Morgan, S. (1991). The medial temporal lobe memory system. *Science*, **253**, 1380–1386.

Stark, M., Coslett, B., & Saffran, E. M. (1996). Impairment of an egocentric map of location: Implications for perception and action. *Cognitive Neuropsychology*, **13**, 481–423.

Stefanatos, G. A., Gershkoff, A., & Madigan, S. (2005). On pure word deafness. temporal processing, and the left hemispohere. *Journal of the Intenational Neuropsychological Society*, **11**, 459–470.

Steinthal, H. (1881). *Abriss der Sprachwissenschaft*. (2nd ed.) Berlin: Ferd, Dummlers Verlagsbuchhandlung harrwita und Grossmann.

Stensaas, S. S. (1974). The topography and variability of the primary visual cortex in man. *Journal of Neurosurgery*, **40**, 747-755.

Stiles, J. (2000). Neural plasticity and cognitive development. *Developmental Neuropsychology*, **18**, 237-272.

Streifler, M., & Hofman, S. (1976). Sinistrad mirror writing and reading after brain cuncussion in a by-systemic (Oriento-Occidental) polyglot. *Cortex*, **12**, 356-354.

Suchan, J., & Karnath, H.-O. (2011). Spatial orienting but left hemispohere language areas: a relict from tha past? *Brain*, **134**, 3059-3070.

鈴木匡子 (2003). 言語の半球有意の決定法. 神経進歩, **47**, 771-780.

Suzuki, W. A. (2009). Perception and the medial temporal lobe: evalutating the current evidence. *Neuron*, **61**, 657-666.

Suzuki, W. A., & Baxter, M. G. (2009). Memory, perception, and the medial temporal lobe: a sy-thesis of opinion. *Neuron*, **61**, 678-679.

[**T**]

Takahashi, N., Kawamura, M., Shiota, J., Kasahata, N., & Hirayama, K. (1997). Pure topographic disorientation due to right retrosprenial lesion. *Neurology*, **49**, 464-469.

Takahashi, N., Kawamura, M., Shinotou, H., Hyrayama, K., Kaga, K., & shindo, M. (1992). Pure word deafness due to ft hemispohere damage. *Cortex*, **28**, 295-303.

Talailach, J., & Tournoux, P. (1988). *Co-Planar Stereotaxic Atlas of the HumanBbrain*. New York: Thime.

Tanabe, H., Hashikawa, H., Nakagawa, Y. Ikeda, M., Yamamoto, H., Harado, K., Tsumoto, T., Nishimura, T., Shiraishi, J., & Kimura, K. (1991). Memory loss due to transient hypoperfusion in the medialtenporal lobe including hippocampus. *Acta Neurologica Scandinavica*, **84**, 22-27.

田邊敬貴・池田　学・中川賀嗣・山本晴子・池尻義隆・数井裕光・橋川一雄・原田貢士 (1992). 語義失語と意味記憶障害. 失語症研究, **12**, 153-167.

Tanabe, H., Sawada, T., Inoue, N., Ogawa, M., Kuriyama, Y., & Shiraishi, J. (1987). Conduction aphasia and arcuate fasciculus. *Acta Neurologica Scaninavica*, **76**, 422-427.

田中康文・吉田あつ子・橋本律夫・宮沢保春 (1994). 拮抗失行と脳梁失行. 神経進歩, **38**, 606-624.

Tegner, R., & Levander, M. (1991). Through a lokking glass. A new technique to demonstrate derectional hypokinesia in unilateral neglect. *Brain*, **114**, 1943-1951.

Teichmann, M., Gaura, V., Demonet, J.-F., Supiot, F. et al. (2008). Language processing within the striatum: evidence from a PET correlaqtion study in Huntington's disease. *Brain*, **131**, 1046-1056.

Ter Braak, J. W. G. Schenk, V. W. D., & Van Viet, A. G. M. (1971). Visual reaction in a case of long-lasting cortical blindness. *Journal of Neurology, Neurosurgery and Psychiatry*, **34**, 140-147.

Teuber, L.-H. (1968). Alteration of perception and memory in man. In L. Weiskrantz (Ed.) *Analysis of Behavioral Change*. New York: Harper and Fow.

Tippett, L. J., Miller, L. A., & Farah, M. J. (2000). Prosopagnosia: a selective impairment in face learning. *Cognitive Neuropsychology*, **17**, 241-255.

Tramo, M. J., Bharucha, J. J., & Musiek, F. J. (1990). Music perception and cognition following bilateral lesions of auditory cortex. *Journal of Cognitive Neuroscience*, **2**, 159-212.

Tranell, D., & Damasio, A. D. (1985). Knowledge without awareness: an autonomic index of facial recognition. *Science*, **228**, 1453-1454.

Tulving, E. (1972). Episodic and semantic memory. In E. Tulving & W. Donaldson (Eds.) *Organization of Memory*. New York: Academic Press, pp 381-403.

Turnbull, O. H., Beschin, N., & Della Salla, S. (1997). Agnosia for object orientation: Implications for theories of object recognition. *Neuropsychologia*, **35**, 153-163.

Turnbull, O. H., & McCarthy, R. A. (1995). Object recognition without knowledge of object orientation. *Cortex*, **31**, 387-395.

Turnbull, O. H., & McCarthy, R. A. (1996). Failure to discriminate between mirror-image objects: A case of view point-independent object recognition? *Neurocase*, **2**, 63-72.

Turken, A. U., & Dronkers, N. F. (2011). The neural architecture of the language comprehension network: converging evidence from lesion and connectivity analysis. *fronties in SYSTEMS NEUROSCIENCE*, **10**, 1-20.

[U]

Ullmasn, M. T. (2006). Is Broca's area part of a basalganglia thalamocortical circuit? *Cortex*, **42**, 460-465.

Umarova, R. M., Saur, D., Keller, C. P., Vry, M-S., Glauche, V., Mader, I., Henning, J., & Weiller, C. (2011). Acute visual neglect and extinction: distinct functional state of the visuospatial attention system. *Brain*, **134**, 3310-3325.

Uncapher, M. R., & Wagner, A. D. (2009). Posterior parietal cortex and episodic encoding: Insight from MRI subsezuent memory effecdts and dual-attention theory. *Learning and Memory*, **91**, 139-154.

Ungerleider, L. G., & Mishkin, M. (1982). Two cortical visual systems. In D. J. Ingel, M. A. Goodale & R. J. W. Mansfield (Eds.) *Anasysis of Visual Behavior*. Kembridge: MIT Press, pp.549-586.

[V]

Van Lancker, D. R., Kraiman, J., & Cummings, J. (1989). Voice perception deficits: neuroanatomical correlates of phoneagnosia. *Journal Clinical Experimental Neuropsychology*, **11**, 665-674.

Van Wagenen, W. P., & Herren, R. Y. (1940). Surgical division of commissure pathways in the corpus callosum. *Archives of Neurology and Psychiatry*, **44**, 740–749.

Vargha-Khadem, F., Gadian, D. G., Watkins, K. E. Connelly, A., Van Paesschen, W., & Mishkin, M. (1997). Differential effects of early hippocampal pathology on episodic and semantic memory. *Science*, **277**, 376–380.

Vargha-Khadem, F., Isaacs, E., & Mishkin, M. (1994). Agnosia, alexia and a remarkable form of amnesia in an adolescent. *Brain*, **117**, 683–703.

Varley, R. et al. (1999). Apraxia of speech as a disruption of word-level schemata: Some durational evidence. *Journal of Medical Speech Language Pathology*, **7**, 127–132.

Verdon, V., Schwartz, S., Lovblad, K.-O., Hauert, C.-A., & Vuilleumier, P. (2010). Neuroanatomy of hemispatial neglect and its functional components: a study using voxel-based lesion-sympton mapping. *Brain*, **133**, 880–899.

Vernooij., M. W., Smit, M., Wielopolski, P. A., Huston, G. C. M., Krestin, G. P., & van der Lugt, A. (2007). Fiver density asymmetry of the arcuate fasciculus in relation tofunctional hemispheric laguage lateralization in both right-and left-handed healthy subjects: A combined fMRIand DTI study. *NeuroImage*, **35**, 1064–1078.

Viaud-Delman, I., Brugger, P., & Landis, T. (2007). Hemineglect: Take a look at the back space. *Annals of Neurology*, **62**, 418–422.

Vignolo, L. A. (1969). Auditory agnosia: A review and report of recent evidence. In A. L. Benton (Ed.) *Contribution to Clinical Neuropsychology*. Chicago: Aldine Publishing. pp.172–208.

Voets, N. L., Adcock, L. E., Flitney, D. E., Behrens, T. E. J., Hart, Y., Scacey, R., Carpenter, K., & Mathews, P. M. (2006). Distinct right frontal lobe activation in language processing following left hemisphere injury. *Brain*, **129**, 754–766.

Vogel, A. C., Mizen, F. M., Peetersen, S. E., & Schlagger, S. (2012). The putative visual word form area is functionally connected to dorsal attenshin network. *Cerebral Cortex*, **22**, 537–549.

Volpe, B. T., Ledux, J. E., & Gazzaniga, M. S. (1979). Information processing in an "extinguished" visual field. *Nature*, **282**, 722–724.

von Economo, C. (1927). *Zellaufbau der Grosshirnrinde des Menschen*. Berlin: Springer.

Vuilleumier, P., Mohr, C., Valenza, N., Wetzel, C., & Landis, T. (2003). Hyperfamiliarity for unknowen faces for left lateral temporo-occipital venous infarction: A double dissociation with prosopagnosia. *Brain*, **126**, 889–907.

[**W**]

Wada, J. A., Clark, R., & Hamm, A. (1975). Cerebral hemispheric asymmetry in humans. Cortical speech zones in 100 adults amd 100 infants brains. *Archives of Neurology*, **32**, 329–246.

Wahl, M., Marzninzik, F., Friederici, A. D., Hahne, A., Kupsch, A. et al. (2008). The human thalamus processing syntactic and semantic language violations. *Neuron*,

59, 695-707.

Wais, P., Wixted, J. P., Hopkins, R. O., & Squire, L. R. (2006). The hippocampus supports both the recollection and the familiarity components of recognition memory. *Neuron*, **49**, 459-468.

Wang, Y., Fenabdez-Miranda, J. C., Verstynen, T., Pathak, S., Schneider, W., & Yeh, F. C. (2012). Rethinking the role of the middle longitudinal fasciculus in language and auditory pathwauy. *CerebralCortex*, **22**.

Ward, J., & Jones, L. (2003). Inapropriate association of semantics and context to novel stimuli can give rize to the false recognition of unfamiliar peopele. *Neuropsychologia*, **41**, 538-549.

Warington, E. K. (1962). The completion of visual forms across hemianopic field defect. *Journal of Neurology, Neurosurgery and Psychiatry*, **25**,208-217.

Warrington, E. K. (1969). Constructional Apraxia. In. P. J. Vinken & G. W. Bruyn (Eds.) *Handbook of Clinical Neurology*. Amsterdam: Elsevier. pp.67-83.

Warrington, E. K., & James, M. (1988). Visual apperceptive agnosia: a clinoico-anatomical studiof three cases. *Cortex*, **24**, 13-32.

Warrington, E. K., & Shallice, T. (1969). The selective impairment of auditory verbal short-term memory. *Brain*, **92**, 885-896.

Watson, R. T., & Heilman, K. (1979). Thalamic neglect. *Neurology*, **29**, 690-694.

Watson, R. T., Miller, B. D., & Heilman, K. M. (1978). Nonsensory neglect. *Annals of Neurology*, **3**, 505-508.

Weber, B., Wellmer, J., Reuber, M., Mormann, F., Weis, S., Urbach, H., Ruhlmann, J., Elger, C. E., & Fernandez. (2006). Left hippocampal pathology is associated with atipical language lateralization in patients with focal epilepsy. *Brain*, **129**, 346-351.

Weiskrants, L. (1986). *Blindsight A Case Study and Implications*. Oxford: Oxford University Press.

Weiskrantz, L. (1987). Residual vision in a scotoma: follo-up study of form discrimination. *Brain*, **110**,77-92.

Weiskrantz, L., Warrington, E.. K., Sanders, M. D., & Marshall, J. (1974). Visual capacity in the hemianopic fields following restricted occipital ablation. *Brain*, **97**, 709-728.

Wernicke, K. (1874). *Der Aphasische Symptomenkomplex*. Breslau: Cohn & Welgart.

Wernick, E. C., (1906). *Grundniss der Psychiatrie*. Leiptiz: Verlag von George Thieme.

Whitaker, H. A., & Ettlinger, S. C. (1993). Theodor Meynert's contribution to classical 19 th century aphasia studies. *Brain and Language*, **45**, 560-571.

Whiteley, A. M., & Warrington, E. K. (1978). Selective impairment of topographical mempory: a single case study. *Journal of Neurology, Neurosugery, and Psychiatry*, **41**, 575-578.

Wilkinson, D., Ko, P., Milberg, W., & McGlinchey, R. (2008). Impaired search for orientation but not color in hemi-spatial neglect. *Cortex*, **44**, 68-78.

Wilson, B. A., Alderman, N., Burgess, P. W. et al. (1996). *Behavioral Assesment of the Dysexecutive Syndrome*. Thieme: Thames Valley Test Campany. (鹿島晴雄 (監訳) (2003). 遂行機能症候群の行動評価 新興医学出版社)

Wise, R. J. S., Green, J., Buchel, C., & Scott, S. K. (1999). Brain region involved in articulation. *Lancet*, **353**, 1057-1061.

Woods, R. T., & Teuber, H.-L. (1978). Changing patterns of childhood aphasia. *Annals of Neurology*, **3**, 273-380.

Worpert, I. (1924). Die Simultanagnosie: Storungen der Gesamtauffassung. *Zeischrift fur Gesamte Neurologie und Psychiatrie*, **93**, 397-413.

[Y]

Yakovlev, P. I. (1948). Motility, behavior, and the brain. *Journal of Nervous and Mental Diseas*, **107**, 313-335.

山鳥 重 (1984). 神経心理学入門 医学書院.

山鳥 重 (1994). 観念失行—使用失行のメカニズム—. 神経進歩, **38**, 540-546.

山鳥 重 (2002). 記憶の神経心理学 医学書院.

Yamadori, A., Mori, E., Tabuchi, M. et. al. (1986). Hypergraphia: a right hemisphere syndrome. *Journal of Neurology, Neurosurgery, and Psychiatry*, **49**, 1160-1164.

Yeatman, J. D., & Feldman, H. M. (1913). Neural plasticity after pre-linguistic jinjury to the arcuate and superior longitudinal fasciculus. *Cortex*, **49**, 301-311.

Yonelinas, A., Otten, I., Shaw, K., & Rugg, M. (2005). Separating the brain regions involved in recollection and familiarity in recognition memory. *The Journal of Neuroscience*, **25**, 3002-2008

Young, A. W., de Haan, E. H. F., Newcombe, F., & Hay, D. C. (1990). Facial neglect. *Neuropsychologia*, **28**, 391-415.

Yukie, M., & Iwai, E. (1981). Direct projections from the dorsal lateral geniculate neuclues to the prestriate cortex in macaque monkyes. *Journal of Comparative Neurology*, **201**, 81-97.

[Z]

Zaidel, E. (1976). Auditory vocabulary of the right hemisphere. *Cortex*, **12**, 191-212.

Zaidel, E. (1983). Response to Gazzaniga: Language inthe right hemisohere. *American Psychologist*, **38**, 342-346.

Zidel, E. (1990). Language functions in the two hemispoheres following complete cerebral hemisoherectomy. In E. Boller & J. Grafman (Eds.) *Handbook of Neuropsychology*. Vol.4. Amsterdam: Elsevier. pp.115-150.

Zangwill, O. L. (1967). Speech and the minor hemisphere. *Acta Neurologica et Psychiatrica Belgica*, **67**, 1013-1020.

Zeki, S. (1993). *The Vision of the Brain*. Oxford: Blackwell. (河内十郎(訳) (1995). 脳のヴィジョン 医学書院)

Zeki, S., & Bartlets, (1999). The clinical and functional measurement of cortical (in-) activity in the visual brain, with special reference to the two subdivisions

(V 4 and V 4 α) of the human colour center. *Philosophical Transaction of Roiyal Socetry in Lond,* **B 354**, 1371–1382.

Zihl, J., Cramon, D., von Mai, N. (1983). Selective distrubance of movement vision after bilateral brain damage. *Brain*, **106**, 313–340.

Zihl, J., Cramon D., von Mai, N. Schmid Ch. (1991). Disturbance of movement vision after bilateral posterior brain damage: Further evidence and follow up observation. *Brain*, **114**, 2235–2252.

Zola-Morgan, S., & Squire, L. R. (1984). Preserved learning in monkeys with medial temporal lesions: Sparing of motor and cognitive skills. *The Journal of Neuroscience*, **4**, 1072–1085.

Zola-Morgan, S., Squire, L. R., & Amaral, D. (1986). Human amnesia and the medial temporal regions: enduring memory impairment following a bilateral lesion limited to the CA 1 field of the hippocampus. *The Journal of Neuroscience*, **6**, 2950–2967.

Zola-Morgan, S., Squire, L. R., Amaral, D., & Suzuki, W. A. (1989). Lesions of peririhinal and parahippcampal cortex that spare amygdala and hippicampal formation produce severe impairment. *The Journal of Neuroscience*, **9**, 4355–4370.

索　引

人名索引

アグルトン(Aggleton, J. P.)　235, 239
アケライティス(Akelaitis, A. J.)　21, 209
アーディラ(Ardila, A.)　121
アムンツ(Amunts, K.)　34, 145
井村恒郎　130
ヴァラー(Vallar, G.)　184
ヴァーレイ(Varley, R.)　109
ヴェルドン(Verdon, V.)　185
ウェルニッケ(Wernicke, C.)　12, 14, 21, 62
ヴユーヴォア(Beauvois, M. F.)　69
ウルマン(Ullman, M. T.)　126
エトリンジャー(Ettlinger, G.)　63
エフロン　65
大槻美佳　110
オービュルタン(Auburtin, E.)　6, 7
ガイラード(Gaillard, R.)　83
ガザニガ(Gazzaniga, M. S.)　136
カタニ(Catani, M.)　156
ガル(Gall, F. J.)　4, 5
ガルサン(Garcin, P.)　193
カルナス(Karnath, H.-O.)　183, 188
河村　満　193
ギャラバーダ(Galaburda, A. M.)　144
ギュスタヴ・ダックス(Gustave Dax)　11
グッドグラス(Goodglass, H.)　21

クライスト(Kleist, K.)　204
グリーンバーグ(Greenberg, J. P.)　64
グリーンブラット(Greenblatt, M. N.)　81
グレイザー(Glasser, M.)　158
クロッソン(Crosson, B.)　127
ゲシュヴィンド(Geschwind, N.)　2, 21, 64, 143, 198
ゲルプ(Gelb, A.)　226
ゴールデンバーグ(Goldenberg, G.)　56, 201, 202
ゴールドシュタイン(Goldstein, K.)　2, 18, 150, 210, 226
ザイデル(Zaidel, E.)　136
ジャクソン(Jackson, J. H.)　18
シャルコー(Charcot, P. M.)　11
ジャンセン(Jansen, A.)　140, 145
スクワイヤ(Squire, L. R.)　230
スコヴィル(Scoville, W. B.)　223
スズキ(Suzuki, W. A.)　237
スペリー(Sperry, R. W.)　3, 21, 72, 246
高橋伸佳　191
ダッコムン(Ducommun, C. Y.)　100
ダマジオ(Damasio, A. R.)　52, 77, 124
タルヴィング(Tulving, E.)　231
デ・レンジ(De Renzi, E.)　72, 91, 200

ディレイン（Delay, J.） 222
デクロワ（Decroix, J. P.） 125
デジュリン（Dejerine, J.） 16, 80
デニス（Dennis, M.） 140
トイバー（Teuber, H.-L.） 61, 137
ドリッチ（Doricchi, F.） 183, 186
ドロンカース（Dronkers, N. F.） 110, 146
ナドー（Nadeau, S. E.） 125, 127
バイ（Bay, E.） 63
ハイルマン（Heilman, K. M.） 200
パーペッツ（Papez, J. W.） 222
ハリガン（Halligan, P. W.） 180
バルトロメオ（Bartolomeo, P.） 186
パンディア（Pandya, D. N.） 150, 154
ハンフリー（Humphreys, G. W.） 67
ビジアック（Bisiach, E.） 181
ビッショップ（Bishop, D. V. M.） 141
ビンダー（Binder, J.） 184
ファインバーグ（Feinberg, T. E.） 72
ファラ（Farah, M.） 74, 90, 91
ブイヨ（Bouillaud, J. B.） 5, 6, 10
フィンケルンバーグ（Finkelnburg, R.） 196
ブラウン（Brown, N. M.） 239
フレイ（Frey, S.） 155
フロインド（Freund, C. S.） 70
ブローカ（Broca, P.） 2, 4, 7, 9, 10
ブロードマン（Brodmann, K.） 19, 32
ベイ（Bay, E.） 226
ヘイズ（Hayes, T. L.） 145
ペヴツナー（Pevzner, S.） 76
ペック（Poeck, K.） 200
ペトライヅ（Petrides, M.） 154
ベルティ（Berti, A.） 88

ヘンシェン（Henschen, S. E.） 149
ベンソン（Benson, D. F.） 64, 66
ペンフィールド（Penfield, W.） 20, 28, 224
ホレル（Horel, J. A.） 229
ボーンシュタイン（Bornstein, B.） 76
マイエス（Mayes, A. R.） 240
マイネルト（Meynert, T. H.） 12
マクリス（Makris, N.） 150, 154, 156
マグーン（Magoun, M. H.） 19
マーシャル（Marshall, J. C.） 180
マッカイ（MacKay, D. G.） 238
マリー（Marie, P.） 17
マルク・ダックス（Marc Dax） 11
ミシュキン（Mishkin, M.） 229
ミルナー（Milner, B.） 224
ムンク（Munk, H.） 61
メスラム（Mesulam, M.-M.） 128, 183
モスコヴィッチ（Moscovitch, M.） 92
モナコフ（von Monakow, C.） 30
モーラース（Morlaas, J.） 200
モロサン（Morosan, P.） 151
ヤコヴレフ（Yakovlev, P. I.） 222
山鳥 重 200
ヤング（Young, A. W.） 180
リッサウエル（Lissauer, H.） 16, 61, 64
リドック（Riddoch, G.） 41, 53
リドック（Riddoch, M. J.） 67, 182
リバーマン（Liberman, A. M.） 160
リヒトハイム（Lichtheim, L.） 15
リープマン（Liepmann, H.） 16, 196
リリング（Rilling, J.） 158
ルザッティ（Luzzatti, C.） 181
レヴィツキー（Levistsky, W.） 143

レヴィン(Levine, D. N.) 191
レーミッテ(Lhermitte, F.) 69
ワグナー(Wagner, A. D.) 241
ワリントン(Warrington, E. K.) 43, 68, 73
ワール(Wahl, M.) 126

事項索引

◆ 数字・欧文
ADS 212
AO 193
aphemie 110
Ataxie Otique 193
CT 24
DTI 25, 154
dyslexia 80
ED 192
FFA 78
HD 192
MEG 28
MRI 223
MTSP 161
NIRS 28
OA 193
OFA 78
Optische Ataxie 193
PT 145, 158
ROI 36
V 4 52
V 4 α 52
V 5 53
VBM 25
Voxel 25
VWFA 83

◆ あ 行
明るさ失認 85
肢節運動失行 197
アフェミー 10, 11
暗点 39
アントン症候群 41

一過性全健忘 220
意味記憶 217, 231, 232, 234
意味性錯語 113
ウェルニッケ失語 12, 119
ウェルニッケ野 30, 117, 121, 149, 156
ウェルニッケ-リヒトハイムの失語図式 149
迂回操作 112
迂言 112
運動維持困難 210
運動覚性促通 82
運動視の喪失 52
運動視の中枢 53
運動性失語 10, 108, 111
運動性失象徴 196
運動無視 103, 189
運動盲 52, 55
H. M.の意味記憶 234
H. M.の短期記憶 226
H. M.の手続き記憶 228
エクスナー中枢 171
X線コンピュータ断層撮影法 24
エピソード記憶 217, 219, 231
遠位空間 177
遠隔記憶 216
遠隔機能障害 30
遠隔視 48
嚥下失行 207
黄斑回避 40
奥行き知覚の喪失 53
音韻性錯語 113, 114, 123
音韻性錯書 165, 166

音韻性錯読　166
音韻性失書　173
音韻性失読　173
音声失認　98
音声知覚の運動理論　160

◆か　行
開眼失行　207
外膝状体有線野系　42
外人様アクセント症候群　115
回想記憶　218
回想性　238
概念失行　201
海馬　139, 231
灰白質レベル指数　34
海馬傍回場所領域　85, 94
拡散強調画像法　25
拡散テンソル白質描画法　25
獲得性失語　108
獲得性難読症　80
カプグラ症候群　221
顆粒皮質　147
感覚性失語　14
感覚性失語症　12
眼球運動失行　207
環境依存症候群　209
環境失認　84
喚語困難　112
観察者中心空間　179
感受性期　142
緩徐進行性失語　128
観念運動性失行　197, 200
観念性失行　196, 200
間脳性健忘　235
灌流強調画像法　25
記憶回路　222, 235
記憶錯誤　221
記憶障害　218
既視感　50

拮抗失行　209
機能的磁気共鳴画像法　27
機能の側性化　245
逆向性健忘　216, 219
逆転視　48
弓状束　121, 152, 158
鏡映像知覚の喪失　54
共感覚　51
強制把握　207
強制模索　207
鏡像書字　168
鏡像動作　208
局在論　15
局所順応時間　63
近時記憶　216
近赤外分光法　28
空間性失書　167
経験性複合幻視　46
傾斜視　48
系列語　111
ゲルストマン症候群　104
言語欠乏　129
言語新作　114
言語性聴覚性失認　97
言語の聴覚心像　15
言語の脳モデル　13
言語の半球優位　11, 131, 139, 151
言語野　6
言語野孤立症候群　122
顕在記憶　217
幻視　45
幻肢　105
原発性進行性失語　128
健忘症　21
健忘症候群　218
語唖　108, 111, 116
語彙性失書　173
語彙性失読　173
行為解体症候群　211

構音障害　109
構音不能　109
構音不能症　10
後言語野(ウェルニッケ野)　155
交叉性視覚失調　251
交叉性手がかり　134
高次脳機能障害学　1
構成失行　203
構成失書　167
構成障害　204, 206
口舌顔面失行　206
後頭顔面野　78
語間代　115
語義失語　130
語義聾　116
語形聾　116
語健忘　112
呼称障害　112
語性錯語　113
語想起障害　112
骨相学　4, 5
古典型失行　197
語盲　79
コルサコフ症候群　221
語漏　114
混合型超皮質性失語　121

◆さ　行
再帰性発話　111
再生記憶　218
再生法　218
再認記憶　218, 238
再認法　218
細胞構築　31, 33, 34
作業記憶　216
錯語　113
錯書　113
錯読　113
錯文法　115

作話　41
作動記憶　216
左右見当識障害　104
三角部　145, 148
残語　111
残像　43, 44
視覚イメージ　41, 51
　—の喪失　55
視覚性アロエステジー　48
視覚性運動失調　73, 193
視覚性失語　69, 70, 72
視覚性失認　60, 69, 89, 90
視覚性情動低下　89
視覚性注意障害　73
視覚単語形態領域　82, 94
視覚保続　44
磁気共鳴画像法　25
色彩視の中枢　52
視空間認知障害　193
刺激の定位の喪失　55
自己身体部位失認　104
自己像幻視　46
自己中心的見当識障害　191
視床性失語　127
字性錯語　113
磁性反応　207
肢節運動失行　201
肢節失行　198
失韻律　115
失行性失書　167
失計算　104
失語(交叉性失語)　247
失構音　109
実行機能　212
失行症　195, 204
失行論　16
失語症　11, 107, 111, 118, 126
　—のタイプ　13
失語の古典論　16, 17

失語の知性論　18
実在語再帰性発話　111
失書　104
　——を伴わない失読　79, 81
失象徴　196
失読失書　80, 169
失認　196
失認症　59, 90
失認論　16, 62
失文法　115
失名辞　112
失名辞失語　69, 122
自伝的記憶　217
自動的／意図的乖離　198
自動的発話　111
視野欠損　39, 187
ジャーゴン　114
熟知性　218
熟練行為の解放現象　211
出典健忘　219
受容性失音楽　99
受容体構築　148
純粋空間無視　183
純粋語唖　10
純粋語聾　97, 116
純粋失書　171
純粋失読　79, 82, 91
消去　43, 74, 187
使用行動　208
小視症　48
小字症　168
使用失行　200
上縦束　154
常同語　111
小動物幻視　45
小児失語症　108
小ブローカ失語　119
書字過多　168
触覚性幻覚　102

触覚性失語　103
触覚性失認　60, 102
触覚性消去　101
触覚性保続　102
触覚性無視　182, 186
シルヴィウス裂周辺領域　11
神経心理学　1
新造語　114
深層性失書　173
深層性失読　173
深層性相貌失認　77
身体失認　103
身体部位失認　104
身体物品化　197
遂行機能　212
遂行機能障害　212
髄鞘構築　34
数唱　216
スプラスパン学習　226
静止画像法　27
精神性注視麻痺　73
精神盲　61
接近視　48
前言語野（ブローカ野）　155
宣言的記憶　217
前向性健忘　219
潜在記憶　218
潜在認知　85, 86, 89
全失語　122
全生活史健忘　220
全体論　4
全般性聴覚性失認　96
線分二等分テスト　176
早期左半球特殊化説　139
相貌健忘　94
相貌失認　60, 75, 86, 91
相貌変形視　76, 93
即時記憶　216
側性化指数　132

索　引

側頭狭部　229
側頭平面　144, 151
側頭葉後下部性失読失書　170
損傷研究　27, 30

◆ た 行

対座法　188
第3前頭回　10
大視症　48
対象中心空間　179
対象の定位知覚の喪失　54
対象の認知の障害　59
第二視覚系　42
大脳基底核　126
大脳基底核損傷　124
大脳性眼精疲労　43
大脳性色盲　50, 55
大脳半盲　40
大脳皮質　32
　　—の細胞構築学的区分　19
多視症　49
他人の手症候群　210
タライラックの脳図譜　34
単一光子放出型コンピュータ断層撮影法　28
段階的接近　70
単眼複視　49
短期記憶　215
単語性意味聾　98, 116
遅延非見本合わせ　229
遅延見本合わせ　229
知覚抗争　102
知覚性無視　189
知覚対側転位　101
逐次読み　75, 82
地誌的記憶喪失　84
地誌的見当識障害　84
地誌の障害　190
着衣失行　206

中縦束　157
中枢性視覚障害　39
中枢性錯視　47
中枢性体性感覚障害　101
中枢性聴覚障害　96
聴覚異常　97
聴覚性失認　60
聴覚性短期記憶　117
　　—の障害　121
聴覚ポインティングテスト　116
長期記憶　215
聴空間知覚障害　100
超皮質性運動性失語　119, 122
超皮質性感覚性失語　119, 121
重複記憶錯誤　221
長連合線維　159
陳述記憶　217
ディレイ・ブリオン回路　222
手続き記憶　217, 230
手指失認　104
伝導性失語　121, 152
電文体発話　115
展望の記憶　218
統覚　62
統覚型視覚性失認　64
統覚型相貌失認　78
統覚型聴覚性失認　98
等価説　139, 141
道具の強迫的使用　208
統合型視覚性失認　68
統語理解の障害　117
同時失認　72, 73
頭頂葉性純粋失書　172
同名性半盲　40
読字障害　79
何処径路　58, 157

◆ な 行

内側側頭葉　236

内側側頭葉記憶システム　236, 238
長連合線維　152
何径路　58
難読症　79
二重乖離　56
認知神経心理学　26
認知心理学　26
脳磁図　28, 30, 32
脳定位固定装置　19
脳のモジュール性　91, 95
脳波　19
脳梁失行　209
脳梁損傷　22
脳梁無形成症　141
脳梁離断症候群　248

◆ は　行
背側径路　58, 59, 145
背側性同時失認　74
発語運動の運動表象　15
発語失行　10, 109, 207
発生源記憶障害　219
発声失行　207
発達性失語　108
発動性障害　119
パリノプシア　44
バリント症候群　73, 193
半球間離断症候群　248
半球間再体制化　139
半球間抑制　72, 137
半球間離断　22
半球内再体制化　139
半球優位性　245
反響言語　114
半視野色盲　50
半側空間無視　21, 175, 190
半側視野検査　132
半側視野法　142
半側身体失認　103

反知性論　18
パントマイム失行　201
反復言語　115
半盲　39, 187
光トポグラフィ　28
非言語性聴覚性失認　99
被験者効果　226
皮質下言語中枢説　19, 21
皮質下性失語　124
皮質機能局在論　4, 22
非失語性読み書き障害　166
皮質性運動聾　101
皮質性感覚性失語　119
皮質性構音障害　10
皮質性症候群　22
皮質保存線維解剖　156
皮質盲　40
皮質連合説　22, 81
皮質聾　96, 97
左空間無視　87
左半球切除　135
非陳述記憶　217, 228
標準脳　33
表層性失書　173
表層性失読　173
非流暢性発話　109
賦活研究　27
複雑型幻視　46
複視　49
腹側経路　58
腹側視覚系路　96
腹側性同時失認　75
不全顆粒皮質　147
不全非流暢　129
ブローカ失語　119
ブローカ野　30, 119, 121, 146, 148
ブローカ領域　156
プロソディー　115
ブロードマンの脳地図　34

分離脳　23, 72, 134, 246, 248
分離脳患者　133
閉眼失行　207
弁蓋部　145, 148
変換型失認　68
変形視　47
変色視　49
ベントン顔知覚テスト　90
片麻痺否認　105
片麻痺無関心　105
片麻痺無認知　105
方位見当識障害　190
方向性運動低下　189
紡錘状回顔面野　77, 94
補完現象　115
補充　43
本能性把握反応　208

◆ ま 行
街並失認　84, 190
抹消テスト　176
右半球の言語機能　133
未視感　50
道順障害　190
道順発見困難　84, 190
未来記憶　218
ミラーニューロン　161
無意味語再帰性発話　111
無関連錯語　113
無視性失読　167
無動無言症　108
命題記憶　231
メタアナリシス　34
盲視　42, 86
網様体　19
網様体賦活系　19
文字数効果　82
モジュール機構　92

物に関するイメージの障害　56
模倣行動　208

◆ や 行
誘発電位法　28
陽性暗点　45
要素的幻視　46
陽電子断層撮影法　27
抑制発達説　142
余剰幻肢　105
予定記憶　218
45野　126, 145, 148
44野　126, 145, 148
1/4盲　39

◆ ら行・わ
ランドマークテスト　176
力動性失語　119
離断症候群　22, 24, 186
離断症状　104
離断説　81
立体覚消失　102
立体視の喪失　53
リドック現象　41
リヒトハイムの失語図式　15
リープマンの3類型　199
流暢性失語　121
流暢性テスト　113, 213
両耳分離聴検査　132
両半球優位　131
臨界期　142
類音的錯書　131
類音的錯読　131
連合型視覚性失認　65, 72, 90
連合説　64
聾聴　97
WADAテスト　161
和田法　132

著者略歴

河 内 十 郎
(かわ ち じゅう ろう)

1968年 東京大学大学院人文科学研究科
　　　 単位取得満期退学
1982年 文学博士
1988年 東京大学教養学部教授
1999年 東京大学名誉教授

主な著訳書

脳卒中後のコミュニケーション障害
(編著, 協同医書出版社)

高次脳機能の基礎―動物と人間における離断
症候群(訳, 新曜社)

脳のヴィジョン(訳, 医学書院)

芸術的才能と脳の不思議(訳, 医学書院)

Ⓒ 河内十郎 2013

2013年10月24日　初 版 発 行

心理学の世界　専門編　17

神 経 心 理 学
高次脳機能研究の現状と問題点

著　者　河内十郎
発行者　山本　格

発行所　株式会社　培 風 館

東京都千代田区九段南4-3-12・郵便番号102-8260
電　話(03)3262-5256(代表)・振　替00140-7-44725

東港出版印刷・牧　製本

PRINTED IN JAPAN

ISBN 978-4-563-05896-8　C3311